GESTÃO CONTEMPORÂNEA, CULTURA ORGANIZACIONAL E INFORMATIZAÇÃO
UMA ANÁLISE PSICODINÂMICA DO TRABALHO

Editora Appris Ltda.
1.ª Edição - Copyright© 2024 da autora
Direitos de Edição Reservados à Editora Appris Ltda.

Nenhuma parte desta obra poderá ser utilizada indevidamente, sem estar de acordo com a Lei nº 9.610/98. Se incorreções forem encontradas, serão de exclusiva responsabilidade de seus organizadores. Foi realizado o Depósito Legal na Fundação Biblioteca Nacional, de acordo com as Leis nos 10.994, de 14/12/2004, e 12.192, de 14/01/2010.

Catalogação na Fonte
Elaborado por: Dayanne Leal Souza
Bibliotecária CRB 9/2162

C331g 2024	Carvalho, Carolina Martins dos Santos Gestão contemporânea, cultura organizacional e informatização: uma análise psicodinâmica do trabalho / Carolina Martins dos Santos Carvalho. – 1. ed. – Curitiba: Appris, 2024. 279 p. : il. color. ; 23 cm. – (Coleção Multidisciplinaridade em Saúde e Humanidades). Inclui referências. ISBN 978-65-250-6439-0 1. Psicodinâmica do trabalho. 2. Estratégias de enfrentamento (Psicologia). 3. Trabalho. 4. Cultura organizacional. 5. Informatização. I. Carvalho, Carolina Martins dos Santos. II. Título. III. Série. CDD – 158.7

Livro de acordo com a normalização técnica da ABNT

Appris editora

Editora e Livraria Appris Ltda.
Av. Manoel Ribas, 2265 – Mercês
Curitiba/PR – CEP: 80810-002
Tel. (41) 3156 - 4731
www.editoraappris.com.br

Printed in Brazil
Impresso no Brasil

Carolina Martins dos Santos Carvalho

GESTÃO CONTEMPORÂNEA, CULTURA ORGANIZACIONAL E INFORMATIZAÇÃO

UMA ANÁLISE PSICODINÂMICA DO TRABALHO

Appris editora

Curitiba, PR
2024

FICHA TÉCNICA

EDITORIAL	Augusto Coelho
	Sara C. de Andrade Coelho
COMITÊ EDITORIAL	Ana El Achkar (Universo/RJ)
	Andréa Barbosa Gouveia (UFPR)
	Antonio Evangelista de Souza Netto (PUC-SP)
	Belinda Cunha (UFPB)
	Délton Winter de Carvalho (FMP)
	Edson da Silva (UFVJM)
	Eliete Correia dos Santos (UEPB)
	Erineu Foerste (UFES)
	Erineu Foerste (Ufes)
	Fabiano Santos (UERJ-IESP)
	Francinete Fernandes de Sousa (UEPB)
	Francisco Carlos Duarte (PUCPR)
	Francisco de Assis (Fiam-Faam-SP-Brasil)
	Gláucia Figueiredo (UNIPAMPA/ UDELAR)
	Jacques de Lima Ferreira (UNOESC)
	Jean Carlos Gonçalves (UFPR)
	José Wálter Nunes (UnB)
	Junia de Vilhena (PUC-RIO)
	Lucas Mesquita (UNILA)
	Márcia Gonçalves (Unitau)
	Maria Aparecida Barbosa (USP)
	Maria Margarida de Andrade (Umack)
	Marilda A. Behrens (PUCPR)
	Marília Andrade Torales Campos (UFPR)
	Marli Caetano
	Patrícia L. Torres (PUCPR)
	Paula Costa Mosca Macedo (UNIFESP)
	Ramon Blanco (UNILA)
	Roberta Ecleide Kelly (NEPE)
	Roque Ismael da Costa Güllich (UFFS)
	Sergio Gomes (UFRJ)
	Tiago Gagliano Pinto Alberto (PUCPR)
	Toni Reis (UP)
	Valdomiro de Oliveira (UFPR)
SUPERVISOR DA PRODUÇÃO	Renata Cristina Lopes Miccelli
PRODUÇÃO EDITORIAL	Adrielli de Almeida
REVISÃO	Ana Carolina de Carvalho Lacerda
DIAGRAMAÇÃO	Andrezza Libel
CAPA	Lucielli Trevizan
REVISÃO DE PROVA	Jibril Keddeh

COMITÊ CIENTÍFICO DA COLEÇÃO MULTIDISCIPLINARIDADES EM SAÚDE E HUMANIDADES

DIREÇÃO CIENTÍFICA Dr.ª Márcia Gonçalves (Unitau)

CONSULTORES Lilian Dias Bernardo (IFRJ)

Taiuani Marquine Raymundo (UFPR)

Tatiana Barcelos Pontes (UNB)

Janaína Doria Líbano Soares (IFRJ)

Rubens Reimao (USP)

Edson Marques (Unioeste)

Maria Cristina Marcucci Ribeiro (Unian-SP)

Maria Helena Zamora (PUC-Rio)

Aidecivaldo Fernandes de Jesus (FEPI)

Zaida Aurora Geraldes (Famerp)

*Dedico este livro ao meu pai, Amilto Carvalho,
pelo apoio, força, incentivo, companheirismo e amizade.*

AGRADECIMENTOS

Meu primeiro agradecimento é a Deus, pela oportunidade de escrever este livro, por me amparar nos momentos difíceis, me dar força interior para superar as dificuldades, mostrar os caminhos nas horas incertas e me suprir em todas as minhas necessidades.

Em especial, à Dr.ª Kátia Barbosa Macêdo, a quem admiro imensamente por seu caráter, profissionalismo e por ser uma pessoa que me inspira. Obrigada por me propiciar a oportunidade de contribuir com suas pesquisas e, por meio delas, mobilizar minha subjetividade pelas lentes da Clínica Psicodinâmica do Trabalho.

À minha analista, Adriana, que me ajudou em muitos aspectos, sobretudo na realização deste sonho.

A todos os colegas, professores e grupos de pesquisa do Mestrado e Doutorado em Psicologia, pelo convívio e aprendizado.

Aos Gestores que, voluntariamente, colaboraram na mobilização de suas subjetividades, como também ao campo de pesquisa, o que tornou possível a efetivação desta obra.

Ao meu marido, Carlos Diego Tetu, por todo apoio, incentivo, companheirismo, amor e carinho, pois sem estes não seria possível a conclusão deste sonho.

Muito obrigada! A todos, meus agradecimentos e grande estima.

"Na realidade, não é o progresso tecnológico que determina a transformação das relações sociais, mas a transformação das relações de dominação que abre o caminho a novas tecnologias."

APRESENTAÇÃO

O crescente desenvolvimento da tecnologia tem sido um dos fatores que legitima a mudança no mundo do trabalho, e não apenas de forma quantitativa. Com os sistemas on-line e o desenvolvimento em constante transformação dos microcomputadores com potência e recursos inimagináveis, os usuários ficam à mercê da coordenação dos computadores centrais. Em relação ao controle do trabalho, este produz um efeito grave do ponto de vista psíquico.

O ser humano desenvolveu, por meio de milhões de anos de evolução, indicadores precisos de esforços físicos. Com a concentração e a intensificação do esforço psíquico que o trabalho impõe, o trabalhador corre o perigo de sofrer descompensações psíquicas ou psicofísicas (somatizações) por não possuir esses indicadores.

Esta obra apresenta como a mobilização subjetiva acontece diante da organização do trabalho informatizado e como ela interfere na saúde mental do gestor. Alinhado à preocupação dos estudiosos na área, por meio da Psicodinâmica do Trabalho evidencia um espaço promovido para discussões coletivas sobre as vivências de prazer e sofrimento dos gestores em relação à informatização de processos da organização, de modo a ampliar a percepção sobre a mobilização dessa categoria de trabalhadores.

Isso possibilita tornar visível o trabalho real e o desvelar das estratégias defensivas que alienam o trabalhador e que podem contribuir para a distorção comunicacional e a mentira instituída nas organizações, que enfraquecem a identidade do sujeito, favorecendo as descompensações psíquicas ocasionadas pela organização do trabalho.

A nova condição de produção tecnológica permite revelar a sensação dos usuários de perda dos seus limites e contornos, requisitos essenciais para a constituição e a manutenção da identidade pessoal. Desse modo, o trabalhador é isolado e constantemente vigiado. A informática, com sua tendência ao esvaziamento do trabalhador de seu ser vital, pode levá-lo ao enrijecimento e ao não vivido.

A renovação tecnológica, o trabalho, a satisfação e a saúde do trabalhador se estabelecem como uma forma de subjetivação, que incide na proporção da autonomia e do domínio que o sujeito consegue imprimir ao seu trabalho, bem como no grau de realização que a partir disso decorre para a sua realização profissional.

Uma pessoa pode trabalhar intensamente horas e horas e, no fim, sentir-se vazia e com um sentimento de que nada fez. Esse novo tipo de controle sobre a produção produz um efeito de fragilização e insegurança sobre o usuário. O usuário é submetido ao tempo da máquina, que lhe é exterior e ao qual não controla. A lógica do tempo social e coletivo é suspensa e a tecnologia ganha vida própria, passando a regê-la.

Dois exemplos ajudam a compreender esse problema: a) às vezes, o tempo de espera (intervalos de tempo) é absolutamente curto, muitas vezes de segundos, mas é vivido como insuportavelmente longo; b) em outras situações, ao contrário, o tempo é vivido de forma angustiosamente breve, ou seja, a tecnologia impõe uma ordem e o trabalhador deve imediatamente realizar determinada operação. A dilatação do tempo de espera é consequência da intensificação/condensação do trabalho e, nesse processo, o consumo de energia psíquica do trabalhador tende a aumentar de modo considerável. Todos esses efeitos podem levar a problemas graves do ponto de vista psíquico e existencial: a perda global do significado do trabalho. No Brasil, o aumento da incidência dos transtornos mentais relacionados ao trabalho tem apresentado estatísticas preocupantes.

Por meio das lentes da Psicodinâmica do Trabalho, que se baseia na relação dinâmica entre trabalho e saúde, pretende-se responder aos seguintes questionamentos: na percepção dos gestores, o que causa vivências de sofrimento-prazer no trabalho após a informatização de processos na Instituição? Quais são as estratégias de enfrentamento adotadas para lidar com o sofrimento decorrente do conflito entre a sua subjetividade e a organização do trabalho informatizado?

Serão apresentados nesta obra elementos que possam configurar, de forma suficientemente inteligível, um dos possíveis caminhos na investigação da relação entre organização de trabalho informatizado e o sofrimento psíquico. Retrata uma análise e discute como é organizado o trabalho e quais condições o profissional dispõe para realizá-lo em uma Instituição de Ensino do Sistema S no estado de Goiás, no Brasil, expondo os resultado em relação à informatização de seus processos.

O livro está dividido em duas partes. Na parte 1, intitulada "Tecnologia, cultura e organizações: a contribuição da Psicodinâmica do trabalho", são apresentados os capítulos que abordam teoricamente os temas ligados ao processo de informatização, a Psicodinâmica do Trabalho e a cultura organizacional. Na parte 2, intitulada "A informatização de uma instituição: as vivências dos trabalhadores", são apresentados o percurso metodológico da pesquisa e os resultados alcançados. Em seguida, as considerações finais.

PREFÁCIO

É com alegria que recebi o convite para prefacear esta obra, resultado de anos de dedicação em um estudo cuidadoso, realizado pela Carolina.

Este livro apresenta os resultados de uma pesquisa realizada como base para a elaboração de uma dissertação de mestrado em Psicologia na Pontifícia Universidade Católica de Goiás, a qual pude acompanhar em todas as etapas de sua construção como orientadora.

Quando foi elaborada a pesquisa, o tema do impacto da introdução das novas tecnologias nas organizações já era importante. Desde então, principalmente após a pandemia da Covid-19, o que era uma tendência de médio a longo prazo se tornou uma condição inquestionável. Com o isolamento, impôs-se o trabalho e o ensino remoto e todo o processo de uberização via plataformas cresceu geometricamente.

Desde a primeira Revolução Industrial, as alterações na tecnologia impactaram os trabalhadores. Estamos agora diante de uma nova realidade ao nos depararmos com a Inteligência Artificial (IA). As tecnologias de IA são classificadas por sua capacidade de imitar características humanas, e chegou ao terceiro estágio quando foi lançado pela Microsoft o ChatGPT, que em apenas algumas semanas alcançou a maior adesão de usuários da internet (100 milhões), segundo dados da BBC. Nessa nova configuração, as máquinas dotadas de inteligência artificial já podem desenvolver soluções criativas e até superar a capacidade humana de memória e criatividade.

Temos observado cotidianamente a substituição de postos antes ocupados por trabalhadores, agora, pelas máquinas. Se a promessa idealizada de termos máquinas para fazer o trabalho parecia interessante em um primeiro momento (como na série *Os Jetsons*, da década de 1970), ao assistir aos resultados desse processo de informatização, agora as consequências parecem não ser tão promissoras. Estaríamos agora iniciando nossa entrada em um cenário mais assustador, como o previsto por Aldous Huxley (*Admirável Mundo Novo*) ou George Orwell (na obra *1984*), em que as máquinas dotadas de IA dominariam o mundo e as pessoas se tornariam instrumentos para manter o sistema? Isso me faz lembrar também da trilogia Matrix, que, quando lançada, gerou muita discussão. Ainda era ficção, e agora, com o lançamento do Metaverso e dos óculos com realidade alterada Vision Pro, nos remete a muitas reflexões. O que até há pouco tempo era considerado ficção, como os conteúdos dos episódios da série Black Mirror, já é uma realidade.

A princípio parece ser mais uma etapa da evolução tecnológica, porém o próprio Geoffrey Hinton, considerado o padrinho da inteligência artificial, pediu demissão da Google, alertando sobre os crescentes perigos da IA, e em entrevista ao *The New York Times*, afirmou que agora se arrepende do seu trabalho, ressaltando que o uso dessa tecnologia em mãos erradas pode acarretar o fim da humanidade. Em consequência, já foram convocados cientistas para depor no Congresso Americano, e o próprio Sam Altman, da empresa que criou o ChatGPT, apoiou a regulamentação governamental da Inteligência Artificial no mundo.

São evidentes as consequências que a informatização gerou na produção material e no cotidiano, na esfera entre o público e o privado. Na sociedade contemporânea, observam-se: um elevado nível de desenvolvimento econômico, associado a uma forte degradação do mercado de trabalho; a grande fragilidade dos vínculos sociais, em particular no que se refere à sociabilidade familiar e às redes de auxílio privado; o aumento do desemprego estrutural; e o surgimento de novas formas de relações de trabalho precarizadas, em que o trabalhador, para ser incluído no mercado de trabalho, muitas vezes tem de abrir mão de direitos trabalhistas conquistados a duras penas por séculos (MACÊDO, 2016).

Se antes da IA as relações de trabalho já vinham sofrendo mudanças que colocavam em risco a saúde dos trabalhadores, agora a ameaça aumenta. O avanço do uso de tecnologias e o emprego intermediado pelas plataformas digitais, somado ao desemprego estrutural e à desigualdade de distribuição de renda, são alguns dos fatores que contribuem para o aumento da precarização das relações de trabalho, do adoecimento e da violência social, resultantes do contexto social globalizado.

Desejo que a leitura desta obra suscite nos leitores uma sensibilização sobre a importância de se realizar um trabalho de preparação psicológica, treinamento, acompanhamento e suporte técnico e emocional para os trabalhadores que se veem diante de novas tecnologias, muitas vezes com muita angústia e sofrimento. A Psicologia pode fazer, e tem feito, toda a diferença nesses processos de mudança organizacional.

Parabéns, Carolina, por trazer esta obra para ampla divulgação e conhecimento dos seus resultados.

Kátia Barbosa Macêdo

É graduada em Psicologia pela Pontifícia Universidade Católica de Goiás (PUC-Goiás) (1985), concluiu o mestrado em Master en Psicología Aplicada a Las Organizaciones – Escuela de Administración de Barcelona (1988); é mestre em Educação pela Universidade Federal de Goiás (UFG) (1994) e concluiu o doutorado em Psicologia (Psicologia Social) pela Pontifícia Universidade Católica de São Paulo (PUC-SP) (1999). Concluiu o pós-doutorado em Educação pela Universidade Estadual de Campinas (Unicamp) e pelo Conservatoire national des arts et métiers (CNAM – França). É psicanalista formada pela Sociedade de Psicanálise de Brasília, ligada à Intenational Psychoanalitic Association (IPA). É professora titular da PUC-Goiás.

LISTA DE SIGLAS

ABMES	Associação Brasileira de Mantenedoras de Ensino Superior
ABMES	Associação Brasileira de Mantenedoras de Ensino Superior
Anpepp	Associação Nacional de Pós-graduação e Pesquisa em Psicologia
APL	Arranjos Produtivos Locais
APPD	Associação dos Profissionais de Processamento de Dados
Capes	Coordenação de Aperfeiçoamento de Pessoal de Nível Superior
CFP	Centro de Formação Profissional
CGU	Controladoria Geral da União
CLT	Consolidação das Leis do Trabalho
CPD	Centro de Processamento de Dados
CRM	*Customer relationship management*
DRT/SP	Delegacia Regional do Trabalho de São Paulo
Enanpad	Encontro Nacional de Pós-Graduação e Pesquisa em Administração
EP	Educação Profissional
ERP	*Enterprise resource planning*
Fiesp	Federação das Indústrias do Estado de São Paulo
Gepots	Grupo de Estudos em Psicologia Organizacional, do Trabalho e Saúde
GERHC	Gerência de Recursos Humanos e Conhecimento
Getin	Gerência de Tecnologia da Informação
Idort	Instituto de Organização Racional do Trabalho
Ipea	Instituto de Pesquisa Econômica Aplicada
JIT	*Just in time*
LDB	Lei de Diretrizes e Bases
LER	Lesão por Esforços Repetitivos

MEG	Modelo de Excelência da Gestão
MIT	Massachusetts Institute of Technology
MRC	Matriz de responsabilidades e competências
MRP	*Materials requirements planning*
NR	Norma Regulamentadora
OMS	Organização Mundial da Saúde
OPT	*Optimized production technology*
PCCS	Plano de Cargos, Carreira e Salários
PDI	Plano Diretor de Informática
PSAI	Programa de Ações Inclusivas
SAD	Sistemas de Apoio à Decisão
SCM	*Supply chain management*
SEG	Sistema de Gestão Escolar
SI	Sistemas Informatizados
SIG	Sistemas de Informações Gerenciais
Sige	Sistemas Integrados de Gestão Empresarial
SINDPD/SP	Sindicato dos Empregados em Empresa de Processamento de Dados no Estado de São Paulo
SPT	Sistemas de processamento de transações
STT	Serviços técnicos e tecnológicos
TCU	Tribunal de Contas da União
TI	Tecnologia da Informação
TIC	Tecnologia da Informação e Comunicação

SUMÁRIO

PARTE 1

TECNOLOGIA, CULTURA E ORGANIZAÇÕES: A CONTRIBUIÇÃO DA PSICODINÂMICA DO TRABALHO

CAPÍTULO 1
A TECNOLOGIA DA INFORMAÇÃO NO CONTEXTO DE TRABALHO GLOBALIZADO 25
1.1 A TECNOLOGIA NO CONTEXTO ATUAL, A SERVIÇO DE QUEM? 33
1.2 O USO DA TECNOLOGIA E SUAS IMPLICAÇÕES 36
1.3 AS ORGANIZAÇÕES E OS IMPACTOS DAS TECNOLOGIAS 38
1.4 AJUSTES NECESSÁRIOS NA GESTÃO 39
1.5 A TECNOLOGIA DE INFORMAÇÃO COMO SUPORTE PARA A TOMADA DE DECISÕES 52
1.6 PRINCIPAIS SOFTWARES DE APOIO À GESTÃO ORGANIZACIONAL 53
   1.6.1 *Just in time* 53
   1.6.2 *Kanban* 54
   1.6.3 *Enterprise resource planning* (ERP) 54
   1.6.4 *Materials requirements planning* (MRP) 54
   1.6.5 *Optimized production technology* (OPT) 55
   1.6.6 *Supply chain management* (SCM) 56
   1.6.7 *Customer relationship management* (CRM) 56
1.7 REENGENHARIA DE SOFTWARE E O PROCESSO 57
1.8 ADOÇÃO DE NOVAS TECNOLOGIAS E SUAS CONSEQUÊNCIAS 59

CAPÍTULO 2
A INFLUÊNCIA DA CULTURA NAS ORGANIZAÇÕES INFORMATIZADAS 65
2.1 CONCEITUANDO A CULTURA 66
2.2 A CULTURA ORGANIZACIONAL 68
   2.2.1 O processo de socialização 73
2.3 CONCEITOS EM CULTURA ORGANIZACIONAL 75

2.3.1 Conceitos em cultura organizacional de Schein – abordagem sistêmica fechada..........76

2.3.2 Conceitos em cultura organizacional de Hofstede – abordagem sistêmica aberta..........79

2.4 CARACTERÍSTICAS DA CULTURA NO BRASIL: ESTUDOS E PESQUISAS 80

2.5 INFLUÊNCIAS DA TECNOLOGIA DA INFORMAÇÃO: REMODELAMENTO NA CULTURA..........83

2.5.1 A inserção de sistemas infomatizados e seus impactos..........84

2.5.2 Adequação na cultura organizacional..........85

CAPÍTULO 3
A CONTRIBUIÇÃO DA PSICODINÂMICA DO TRABALHO NO ESTUDO DAS ORGANIZAÇÕES..........93

3.1 BREVE HISTÓRICO DAS CLÍNICAS..........94

3.2 DA PSICOPATOLOGIA À PSICODINÂMICA DO TRABALHO..........96

3.3 A CONSTITUIÇÃO DA PSICODINÂMICA DO TRABALHO..........99

3.4 O CONCEITO DE TRABALHO PARA DEJOURS..........101

3.5 DIMENSÕES PARA ANÁLISE DA PSICODINÂMICA DO TRABALHO.....103

3.5.1 Dimensão Organização do Trabalho..........104

3.5.2 A dimensão mobilização subjetiva do trabalhador..........109

3.5.2.1 Vivências de prazer no trabalho..........110

3.5.2.2 Vivência de sofrimento no trabalho (sobrecarga e falta de reconhecimento)....112

3.5.2.3 Estratégias de enfrentamento ao sofrimento advindo do trabalho individuais e coletivas..........115

3.5.3 Tipos de sofrimento no trabalho..........118

3.5.3.1 Patologias e doenças ocupacionais: o adoecimento decorrente do trabalho. 119

3.6 PSICODINÂMICA DO TRABALHO NO BRASIL..........125

3.6.1 Estudos recentes em PDT no Brasil..........129

3.7 ETAPAS PROPOSTAS PELA PSICODINÂMICA DO TRABALHO..........132

3.7.1 Etapa 1 – a pré-pesquisa..........132

3.7.2 Etapa 2 – a pesquisa propriamente dita..........133

3.7.2.1 A análise clínica do trabalho..........138

3.7.2.2 Validação dos dados..........138

3.7.2.3 Devolutiva..........139

3.7.2.4 Validação ampliada..........139

PARTE 2

A INFORMATIZAÇÃO DE UMA INSTITUIÇÃO: AS VIVÊNCIAS DOS TRABALHADORES

CAPÍTULO 4
PERCURSO DE PESQUISA 143
4.1 ESTUDO I – 1ª FASE – ANÁLISE DOCUMENTAL........................144
4.1.1 Análise da gestão: administração regional e unidades 144
4.1.2 Análise do trabalho prescrito do gestor em uma Instituição de Ensino no Estado de Goiás 146
4.1.3 Análise da informatização na Instituição analisada...................149
4.1.4 Análise do processo de planejamento estratégico e a gestão tecnológica 152
4.1.5 2ª fase – entrevistas individuais – análise da dinâmica organizacional 161
4.2 ESTUDO II – ESPAÇO DE DISCUSSÃO COLETIVA – UMA ANÁLISE PSICODINÂMICA DO TRABALHO 161

CAPÍTULO 5
A ORGANIZAÇÃO DO TRABALHO DO GESTOR NO CONTEXTO INFORMATIZADO 165

CAPÍTULO 6
A MOBILIZAÇÃO SUBJETIVA DOS GESTORES DIANTE A INFORMATIZAÇÃO DOS PROCESSOS INSTITUCIONAIS 185
6.1 VIVÊNCIAS DE PRAZER...185
6.2 VIVÊNCIAS DE SOFRIMENTO...191

CAPÍTULO 7
QUAIS AS ESTRATÉGIAS DE ENFRENTAMENTO ADOTADAS PELOS GESTORES PARA LIDAR COM O SOFRIMENTO DECORRENTE DO CONFLITO ENTRE A SUBJETIVIDADE E A ORGANIZAÇÃO DO TRABALHO INFORMATIZADO?...209
7.1 COOPERAÇÃO...211
7.2 INTELIGÊNCIA PRÁTICA...213

CAPÍTULO 8
QUANDO AS ESTRATÉGIAS DE ENFRENTAMENTO FALHAM:
ADOECIMENTOS E PATOLOGIAS IDENTIFICADAS NOS GESTORES
MEDIANTE A ORGANIZAÇÃO DE TRABALHO INFORMATIZADA..215

CAPÍTULO 9
A IMPLANTAÇÃO DE NOVAS TECNOLOGIAS EM UMA
ORGANIZAÇÃO PODE GERAR ESTRESSE, ANSIEDADE OU FADIGA? 223

CAPÍTULO 10
A INFLUÊNCIA DA TECNOLOGIA DA INFORMAÇÃO NA GESTÃO
CONTEMPORÂNEA – UMA SÍNTESE 245
REFLEXÕES FINAIS 253
REFERÊNCIAS 259

PARTE 1

TECNOLOGIA, CULTURA E ORGANIZAÇÕES: A CONTRIBUIÇÃO DA PSICODINÂMICA DO TRABALHO

CAPÍTULO 1

A TECNOLOGIA DA INFORMAÇÃO NO CONTEXTO DE TRABALHO GLOBALIZADO

As mudanças produtivas, tecnológicas e estruturais impactam claramente os processos de trabalho e tanto são resultantes como reproduzem o aumento da produtividade e da competitividade. O que é conhecido como fenômeno da globalização coincide com a adoção de novas tecnologias, técnicas produtivas flexíveis, desregulamentação dos direitos trabalhistas, queda dos níveis de emprego formal e outras ocorrências que provocam a exclusão de larga margem de trabalhadores do mercado formal.

O aumento da produtividade, na lógica imperativa do "produzir mais com menos", acentua as sobrecargas, os desgastes e a perda de saúde e de qualidade de vida do trabalhador. A exclusão de parcela dos trabalhadores com vínculo formal acaba por sobrecarregar os que permanecem trabalhando. Crescem as atividades informais e são reduzidas as retribuições pelas qualificações para o exercício das tarefas. A exclusão de milhões de pessoas dos postos formais ou de condições dignas afeta a sociedade, seja pelo empobrecimento e adoecimento de grandes contingentes, seja pela violência em todos os níveis, em escala assustadora (MADALOZZO; ZANELLI, 2016).

No atual mundo capitalista, de economia globalizada, a tecnologia constitui "um meio para se atingirem fins, como a ciência aplicada em ferramentas para aumentar a eficácia na produção de bens e serviços" (NOVAES; DAGNINO, 2004, p. 192). A separação da característica dos meios de produção e da força de trabalho, com o início do capitalismo, concebeu uma verdadeira revolução econômica e desencadeou o processo de acumulação do capital, que exige novas técnicas, cada vez mais eficientes, a fim de maximizar os lucros e minimizar os custos.

O quadro de globalização decorre da evolução do capitalismo, desde o período manufatureiro aos dias atuais. As áreas cultural e social, política e jurídica foram influenciadas pela abertura do comércio mundial, integração do sistema financeiro, informacional e racionalização dos sistemas produtivos. A reestruturação produtiva tem intensificado mudanças na natureza do trabalho, no conteúdo, no significado e nas relações deste, que provocam insegurança nos empregados e expansão real do desemprego (MADALOZZO; ZANELLI, 2016).

As economias capitalistas estão em meio a uma mudança estrutural, marcada pela intensificação dos fluxos de comércio e investimentos externos, reorganização dos mercados, acirramento da competição e consolidação do poderio econômico do Japão e da Comunidade Europeia em desafio à hegemonia americana. Uma das faces de tal mudança é a impressionante aceleração do progresso técnico, já popularizada como revolução tecnológica. Tal aceleração é resultado do salto nos investimentos dos países de industrialização avançada em atividades científicas e tecnológicas, visando ao aproveitamento de oportunidades abertas pelo progresso científico para o desenvolvimento de novas tecnologias (CARVALHO, 1993).

Entre os vários aspectos da transformação social associada a esses fenômenos, um dos mais interessantes, talvez verdadeiramente revolucionário, é a mudança da natureza do trabalho e a percepção de seu papel pelos gestores, sobretudo do trabalho produtivo na indústria e nos serviços. Muitos autores no campo da Economia e da Sociologia, que basearam suas análises na realidade dos países mais desenvolvidos, têm enfatizado a existência de uma radical revisão do papel do trabalho nas estratégias de produção das empresas.

O trabalho tem deixado de ser percebido – e utilizado – exclusivamente como um componente de custos para tornar-se, adicionalmente, fonte de recursos. A difusão das novas tecnologias de produção, das novas técnicas de gestão a elas associadas e da progressiva sofisticação tecnológica dos produtos exigiriam a recuperação da **inteligência da produção**, vista como ruído indesejável no dogma taylorista até então dominante.

As implicações dessa mudança para a quantidade e a qualidade do trabalho, bem como para as práticas de gestão do trabalho das organizações, mostram-se profundas. Entre elas, destacam-se a tendência à reprofissionalização do trabalho industrial, o aumento do grau de qualificação médio da força de trabalho, o aumento significativo do nível de escolaridade dos trabalhadores e o desenvolvimento de estratégias de gestão do trabalho que visam, sobretudo pela estabilização do vínculo de emprego, a obter a cooperação dos trabalhadores (CARVALHO, 1993).

O cenário atual cogita a busca crescente por melhores resultados de produtividade, com consequentes mudanças nas organizações e forte impacto nas relações de trabalho, em razão da inserção da tecnologia na sociedade e nas organizações. Dessa forma, para se tornarem competitivas no mercado, as organizações se apoiam na inovação. Assim, as novas formas de organização do trabalho passam a ser demandas para suportar os novos processos produtivos que emergem nas organizações modernas, a fim de manterem elevada produtividade (GUIMARÃES JUNIOR; MACÊDO, 2015). A nova ordem da economia mundial, instaurada nas sociedades capitalistas neoliberais, tem sido marcada pela intensa competição entre as organizações e apoiada no uso expressivo de novas tecnologias de produção em constantes transformações, criando ambiente mutável e de grande instabilidade nas organizações modernas.

Para melhor compreensão do impacto das tecnologias nas relações de trabalho, é necessário considerar a evolução das condições de vida e de trabalho ao longo da história. No Quadro 1, apresenta-se a classificação adotada por Singer (1998) quanto à evolução das Revoluções Industriais.

Quadro 1 – Evolução das Revoluções Industriais

Revolução Industrial		
1°	2°	3°
Início no século XIX.	Início no fim do século XIX, tendo se consolidado no início do século XX.	Início na década de 1970.
Introdução da máquina a vapor.	Cientificação da produção com a implementação do fordismo e do taylorismo.	Avanço da tecnologia de informação.

Fonte: elaborado pela autora com base nos estudos de Singer (1998)

Alguns anos após a Revolução Francesa formaram-se as condições necessárias para a Primeira Revolução Industrial, que incorporava ao processo produtivo as primeiras máquinas capazes de executar tarefas antes atribuídas exclusivamente ao homem, acarretando o aumento da produtividade (SINGER, 1998). Com essa revolução, a apropriação da força de trabalho se completou com a transferência do domínio humano sobre os processos produtivos para as máquinas.

Dejours (1992, p. 39) considera que "[...] o homem no trabalho, artesão, desapareceu para dar a luz a um aborto: um corpo instrumentalizado, operário de massa despoluído de seu equipamento intelectual e de seu aparelho mental [...]". A visão do corpo instrumentalizado teve origem na Revolução Industrial, na qual não só a força de trabalho como também os corpos eram vendidos, tamanha a falta de condições de se exercer uma atividade laboral. O trabalho do homem se concentrava no funcionamento da máquina ao exigir ritmo e maiores jornada de trabalho. Dessa forma, a máquina se tornou foco no processo produtivo (MOTTA; VASCONCELOS, 2006).

A utilização da ciência como técnica produtiva sustentou a Segunda Revolução Industrial, no início do século XX. Ao contrário da primeira, caracterizada pela adoção da máquina a vapor, dessa vez não houve a adoção de uma nova tecnologia, mas de um conjunto de alterações técnico-científicas decorrentes da agregação do conhecimento científico pelo capital (SINGER, 1998).

Nesse contexto, Frederick Taylor, no fim do século XIX, concebeu a denominada organização científica do trabalho, ou seja, a racionalização do trabalho baseada na separação entre a concepção – realizada por engenheiros e técnicos – e a execução – feita pelos operários –, que constituiu a base de toda forma de gestão de trabalho desde então.

Taylor propunha a racionalização das tarefas dos operários ao combater o desperdício de tempo. Uma das formas de racionalização, com o objetivo de eliminar os movimentos inúteis e diminuir o tempo na execução das tarefas, é o parcelamento destas: cada operário faz apenas um determinado número, diga-se limitado, de gestos iguais, repetidos durante sua jornada de trabalho (SINGER, 1998).

Apenas uma pequena parte do processo produtivo é responsável por essa ação, não necessitando, para isso, de qualificação específica. Para Dejours (1992), a proposta de Taylor de separar radicalmente o trabalho intelectual do trabalho manual neutraliza a atividade mental dos operários, com a cisão entre o intelectual e o mecânico.

O sistema taylorista, uma modalidade de organização de trabalho que continua a ganhar espaço nas organizações, principalmente no setor terciário, repercutiu diretamente na saúde do corpo dos indivíduos. Nesse sistema são privilegiadas novas tecnologias de submissão e de disciplina do corpo, que geram novas exigências de tempo e ritmo de trabalho.

Na sequência, e com a mesma lógica, surgiu o fordismo, que foi uma nova organização da produção concebida por Henry Ford, proprietário da indústria automobilística que levou seu nome, como estratégia de organização da produção, utilizando os métodos tayloristas de gerenciamento. Para responder ao aumento da demanda na indústria, utilizou a produção em massa, o que reduziu o custo de produção e, em decorrência, o preço de venda do automóvel.

Enquanto o taylorismo decompõe as tarefas, o fordismo as recompõe por meio da linha de montagem. Ford, ainda, padroniza as peças, com a intenção de reduzir o tempo de adaptação dos componentes ao automóvel, no combate ao desperdício.

Com as linhas automatizadas, o tempo de produção do veículo era reduzido ainda mais, obtendo ganhos inimagináveis com os novos métodos de produção. Nesse contexto, as empresas concorrentes foram obrigadas a seguir o novo modelo, sob pena de serem expulsas do mercado. Após essas transformações no plano organizacional, nas quais Ford introduziu novas tecnologias, o fordismo se tornou dominante e acirrou a competitividade desumana.

Quando todas as empresas adotam um novo sistema, isso deixa de ser um fator diferencial, a competição se torna mais acirrada e elas já não podem destinar recursos à melhoria das condições de trabalho. Ao contrário, conquista maiores fatias do mercado quem impõe custos mais baixos de produção, ao incluir a remuneração dos trabalhadores. Os trabalhadores, desse modo, são submetidos a condições degradantes, desencadeando, nos anos 1970, a crise do fordismo (GOUNET, 1999).

A concepção do computador como ferramenta aconteceu simultaneamente à sua necessidade, ao servir como instrumento de desenvolvimento técnico, aliado ao atendimento de uma demanda. Nesse sentido, o computador, concebido como ferramenta, significa um utensílio dotado de função e utilidade, usado como recurso para alcançar um ou mais objetivos, criado em um contexto histórico específico. Ainda, sua definição como máquina está baseada no fato de esse aparelho complexo ser capaz de executar ações ou trabalhos de acordo com sua finalidade, ao transformar as relações entre as propriedades que são atravessadas por ele (NOVO, 2004).

Com equipamentos mais acessíveis, menores e potentes, a década de 1980 foi marcada pela expansão da computação e da informática. Durante esse período, o computador passou a ser, também, uma grande fonte de informação, conhecimento e entretenimento (GUIZZO, 1999). Desde então, ocorreu uma significativa transformação na sua fabricação e uma grande popularização do seu uso.

A partir da década de 1980, alguns fatores, de ordem política e econômica, alteraram a cena mundial: o advento da "sociedade informacional", como decorrência dos avanços na microeletrônica, na robótica, na telemática; a globalização econômica; e a disseminação do neoliberalismo, impulsionado pelas mudanças políticas internacionais desencadeadas com o desaparecimento, no fim dessa década, do bloco comunista, minando a ameaça socialista. Tais fatores contribuíram para desencadear a Terceira Revolução Industrial, que, novamente, ocasionou mudanças no mundo do trabalho. Esta, no entanto, sob diversos aspectos, difere das anteriores (SINGER, 1998).

A partir da Terceira Revolução Industrial se origina um acelerado aumento da produtividade do trabalho, tanto da indústria como em numerosos serviços, sobretudo dos que recolhem, processam, transmitem e arquivam informações. Houve uma crescente transferência de várias operações das mãos de funcionários para o computador, ocasionando uma substituição do trabalho humano pelo da máquina.

Por esse motivo, os processos de trabalho foram afetados profundamente, causando uma exclusão do emprego de milhões de pessoas que antes cumpriam tarefas rotineiras, que exigiam um repertório limitado de conhecimentos e, sobretudo, que não exigiam necessidade de improvisar em face de situações imprevistas (SINGER, 1998).

As mudanças tecnológicas "invadiram o universo fabril, inserindo-se e desenvolvendo-se nas relações de trabalho e de produção do capital". Com o emprego da ciência como técnica produtiva, novas formas de organização produtiva surgiram. Dentre as experiências mais expressivas, pode-se citar o "toyotismo" ou "modelo japonês" ou "pós- fordismo" (ANTUNES, 1999, p. 15).

Diferentemente do modelo fordista, em que ocorre uma integração vertical na linha de produção, com a aquisição das empresas que fabricam as peças, no toyotismo há uma integração horizontal, com redução do âmbito de produção da montadora, ao repassar às subcontratadas a produção das peças necessárias à confecção do produto final. Esse novo sistema de organização da produção intensifica a exploração do trabalho, uma vez que exige bem mais do trabalhador do que o sistema fordista.

Trata-se de uma nova forma de organização, possibilitada por dois desenvolvimentos paralelos: de um lado, o das informações precisas e atualizadas como mercadorias altamente valorizadas, de outro, o da completa reorganização do sistema financeiro global e do imenso poder que a coordenação financeira vai adquirir nas relações capitalistas (UCHIDA, 1996).

Tal fato significa que a obtenção das informações em tempo real passou a ser indispensável e o lugar de proeminência que a tecnologia assume é compreensível nesse novo contexto. Com a introdução da informática, a Geografia dos locais de trabalho foi modificada e novas funções passaram a coexistir com habilidades e hábitos sedimentados, os quais foi preciso rapidamente substituir, incrementar, mobilizar ou adequar (GOMES; GOMES; ALMEIDA, 2002). Não se trata mais de uma mudança qualquer, é uma revolução nos modos de ser e de trabalhar, estabelecidos e/ou modificados pela informática, em um estágio hegemônico da globalização.

Depois da "abertura das fronteiras", na época de governo de Fernando Collor de Mello (1990-1992), o Brasil começou a acompanhar as mudanças tecnológicas do setor, embora com atraso. A política econômica do governo de Fernando Henrique Cardoso (1995-1998 e 1999-2003) traz uma mudança no processo de produção, substituindo o modelo fordista/taylorista pelo toyotista. Isso trouxe uma otimização dos custos com mão de obra e, também, na produção, pois a realiza de acordo com a necessidade do mercado.

Esse período traz consigo exigências e valores específicos, uma vez que a queda do estável modelo fordista demandou o surgimento de um sujeito criativo, inovador, flexível, adaptável e resiliente. Nessa perspectiva, para obter vantagens competitivas e agregar valores à empresa, deve-se valorizar um novo perfil psicológico do trabalhador, composto por características como criatividade, pró-atividade, sensibilidade, maturidade pessoal, capacidade de interação interpessoal, liderança, entre outros. Marcada por reestruturações produtivas, a era da acumulação flexível do capital trouxe algumas implicações para as empresas. Tal fato provocou a criação de empresas flexíveis e ágeis, que trouxessem resultados no tempo imposto pela nova lógica de acumulação (LANCMAN; UCHIDA 2003).

Para a consecução dessa reestruturação organizacional são utilizadas, também, novas formas de tecnologia – tecnologia de informação (TI), automação e robótica. As principais características da economia na sociedade contemporânea são: informacional, global, interdependente, politizada, regionalizada, variável, assimétrica, seletiva, excludente e focada na competitividade (LIMA; PINTO; LAIA, 2002). Essas características se inter-relacionam de forma dinâmica. A informação, rapidamente incorporada aos processos de trabalho pela rede global, permite às empresas operar em tempo real ao transcenderem fronteiras políticas e geográficas.

A TI trouxe grandes benefícios, tais como agilidade e precisão na área empresarial. A utilização de tecnologias informacionais permitiu a integração e a aproximação das relações entre as empresas, seja pela interligação de tarefas e pessoas, seja pela articulação interempresarial, com o objetivo de reunir esforços cooperativos de desenvolvimento tecnológico.

Contudo, os impactos negativos ou positivos aparecem dependendo da gestão desses recursos tecnológicos, que surgiram para facilitar a vida humana, mas, por causa de uns, ou por falta de conhecimento, causam grandes males. O certo é que a TI veio como um meteoro e modificou a vida deste planeta (LIMA; PINTO; LAIA, 2002).

Nessa perspectiva, Zuboff (1988) teve por objeto de pesquisa a informatização, vinculada a um conjunto de questões referentes à gestão, à sociabilidade e à qualidade da comunicação existente em empresas que haviam implantado sistemas informatizados. Em seus estudos, a autora considerou a importância da dinâmica do reconhecimento e da dimensão ética nesse processo. Suas colocações coincidem com as que Dejours veio a publicar nos anos seguintes (DEJOURS, 1993, 1995; DEJOURS; ABDOUCHELI; JAYET, 1994), em estudos centrados na questão da mobilização subjetiva nas situações de trabalho.

Ao investigar os sentidos atribuídos às novas tecnologias no trabalho em uma perspectiva socioconstrucionista, Tonelli (2000) analisou sentidos ambíguos que os trabalhadores concediam aos computadores utilizados em seu cotidiano de trabalho. Os sentidos produzidos por esses sujeitos foram agrupados em três grandes categorias: as máquinas corporificadas (com se fizessem parte do corpo humano), as máquinas encantadas (um objeto quase mágico, recoberto de afeto), e as máquinas vistas como instrumentais (parte indispensável do trabalho, sem as quais este não seria possível). As tecnologias nomeadas pela autora como corporificadas, ao ter como exemplo o computador e o relógio, seriam descritas como uma extensão do corpo dos sujeitos. Percebem-se, por esse fato, modificações significativas na concepção subjetiva do sujeito.

São evidentes as consequências que a informatização gerou na produção material e no cotidiano, na esfera entre o público e o privado (MACÊDO *et al.*, 2016). Na sociedade contemporânea, observa-se um elevado nível de desenvolvimento econômico, associado a uma forte degradação do mercado de trabalho; a grande fragilidade dos vínculos sociais, em particular no que se refere à sociabilidade familiar e às redes de auxílio privado; o aumento do desemprego estrutural e o surgimento de novas formas de relações de trabalho precarizadas, em que o trabalhador, para ser incluído no mercado de trabalho, muitas vezes tem de "abrir mão" de direitos trabalhistas conquistados a duras penas por séculos (MACÊDO, 2006, 2010).

As transformações tecnológicas nem sempre ocorrem de acordo com o planejado pelas organizações, uma vez que outros atores sociais estão envolvidos nessa complexa realidade, além da implantação de um novo sistema, também depende da participação de trabalhadores e usuários (COUTINHO, 2006). Portanto, é preciso compreender como ocorrem efetivamente (nas situações concretas) essas transformações e os respectivos sentidos produzidos pelos trabalhadores no atual contexto de utilização dos programas de computadores.

1.1 A TECNOLOGIA NO CONTEXTO ATUAL, A SERVIÇO DE QUEM?

Existem questões que merecem destaque no atual contexto organizacional em decorrência das contingências que envolvem o trabalho. De um lado, tem-se cada vez mais um aumento no nível de exigência das organizações em relação ao trabalho e ao trabalhador, o que culmina com constantes ameaças de demissão e diminuição das ofertas de emprego. Por outro lado, as pressões por produtividade crescem assustadoramente, o que provoca medo, insatisfação e ansiedade nos trabalhadores.

Há, também, as perspectivas futuras da administração, que exigem mudanças rápidas e inesperadas no mundo dos negócios, nos campos do conhecimento e da explosão populacional, no próprio crescimento e expansão das organizações, que se tornam complexas e globalizadas. Por fim, exige-se que trabalhadores tenham competências diversas e especializadas e atualização periódica em função das rápidas e constantes mudanças.

No fim da década de 1960 e início de 1970, as ideias e pressuposições, até então irrestritamente favoráveis aos benefícios sociais decorrentes do desenvolvimento tecnológico, começaram a ser questionadas nos países desenvolvidos como reação aos reflexos negativos da tecnologia sobre a natureza (ACOSTA-HOYOS; GUTIERREZ, 1985).

As reflexões e análises – que raramente ocorrem – baseiam-se, em geral, na inadequação da tecnologia, em vez de analisar as questões sociais e políticas que envolvem tanto sua escolha quanto sua incorporação (MERLO, 1999). Não se trata de ver a tecnologia apenas como negativa e dela prescindir, mas sim de discutir a validade de tomá-la como algo absoluto, de compreender que não existe neutralidade nas inovações tecnológicas, que elas podem ser utilizadas para o bem e para o mal, a favor ou contra o homem.

Toda descoberta é preparada de antemão para favorecer certos interesses sociais e que algumas pessoas inevitavelmente recebem mais do que outras. Cientes desse fato, os cientistas preocupam-se com a aplicação dada a suas descobertas e teorias, devendo manter-se alerta para a utilização que será dada a elas, pois é evidente que as tecnologias podem ser utilizadas de maneira a aumentar o poder, a autoridade e o privilégio de uns sobre os outros.

Mais além dos projetos, teoricamente incorporados por uma tecnologia, que a fazem apropriada para uma ou outra forma de vida, estão as redes reais de interesses sociais, nas quais a tecnologia em questão já nasce ligada (SANMARTÍN, 1990).

A tecnologia se mostra um instrumento mais adequado para impor uma dominação e controle sobre a natureza e sobre a sociedade. O progresso tecnológico, de certo modo, se constitui em estratégia do desenvolvimento capitalista, não necessariamente vinculado às necessidades básicas da população. Isso consiste em um fator ideológico pelo fato de irradiar a ideia de que ele representa o caminho do bem-estar social para todos os segmentos sociais (ZARTH, 1998).

Entende-se que o foco do problema não está na inexorabilidade do progresso que diferentes países do mundo têm formulado para a tecnologia. Esta não pode ser direcionada para servir de base para a promoção dos interesses de poucos. A sua ênfase precisa convergir para a promoção humana, expressa em termos de qualidade de vida. As influências da tecnologia na vida das pessoas pode ser compreendido no Quadro 2:

Quadro 2 – Influências da tecnologia na vida das pessoas

INFLUÊNCIAS DA TECNOLOGIA NA VIDA DAS PESSOAS
Levou a um aumento da expectativa de vida, a um mundo interligado/globalizado e ao acesso à informação de forma veloz.
Associou-se culturalmente à civilização e ao progresso, induzindo a adoção de novos padrões sociais.
Transcendeu a natureza, submetendo-a a constantes agressões e utilizações indevidas – recursos não renováveis requeridos por gerações futuras são extraídos e rapidamente consumidos, confiando em que, de alguma maneira, 'o mercado' produzirá um fornecimento inesgotável.
Alterou o perfil profissional, exigindo dos trabalhadores a busca por uma atualização constante.
Gerou a diminuição do emprego estrutural e contribuiu para a migração ao mercado informal.
Aumentou a desigualdade social, na qual o não acesso por parte de toda a população acentua a exclusão social – modernidade para poucos e falta de educação, saneamento, habitação, saúde e lazer para muitos.
Influenciou os meios de comunicação na conformação pela introdução de novas tecnologias e na aceitação natural, no conformismo, levando os seres a pensar que não há outras possibilidades que não se sentar e observar o desenrolar desse processo inevitável.

Fonte: elaborado pela autora com base nos estudos de Winner (1987)

Esses aspectos apresentados no Quadro 2 mostram a interferência e a magnificência da tecnologia frente ao desenvolvimento humano, estando evidentes no lema que abria o roteiro da Exposição Universal de Chicago, em 1933 (SANMARTÍN, 1990, p. 28): "a ciência descobre, a indústria aplica, o homem se ajusta", situação que ainda hoje constata-se na maioria dos casos.

O demagógico desse ajustar-se não está no controle pretendido por determinadas sociedades dominantes quando da venda de produtos sob a promessa de que vão conceder um paraíso tecnológico, mas essencialmente na crença da população nessa promessa.

Há grandes transformações na estrutura de nosso mundo comum sem levar em conta o que implica essas alterações. Os hábitos, as próprias percepções, os conceitos, as ideias de espaço e tempo, as relações sociais e os limites morais, políticos e individuais, estão sendo poderosamente reestruturados no decorrer do desenvolvimento tecnológico moderno. O crescimento de certas tecnologias tem levado a um reconhecimento de seus limites e que muitas pessoas estão dispostas a considerar a possibilidade de limitá-las, dado que sua aplicação/utilização ameaça a saúde e a segurança pública, bem como esgotar alguma fonte vital; degrada a qualidade do meio (ar, terra e água); prejudica as espécies naturais e os territórios virgens, que devem ser preservados; e causa tensões sociais e esforço exagerado (WINNER, 1987).

No reconhecimento dos limites do progresso tecnológico, o que se sobressai é, na verdade, a necessidade de uma ética da tecnologia. Isso implica um amplo questionamento moral da tecnologia científica e a intenção geral em adaptar a tecnologia como um todo, não somente frente às questões ambientais, nucleares, de armamentos, da biotecnologia, mas na inclusão de questões mais amplas relacionadas à sociedade (MITCHAM, 1996).

A interferência da tecnologia na vida do ser humano é incontestável, tanto positiva quanto negativamente. Não basta utilizar bem as tecnologias, faz-se necessário recriá-las, assumir a produção e a condução tecnológica, de modo a refletir sobre a sua ação na vida dos indivíduos. Essa dinâmica social, pautada no desenvolvimento tecnológico, não questionado e desprovido de reflexão, somente acentua a exclusão e aumenta ainda mais a desigualdade social.

1.2 O USO DA TECNOLOGIA E SUAS IMPLICAÇÕES

Os ensaios existentes, as análises e as reflexões escritas sobre o tema "impactos sociais dos avanços tecnológicos na sociedade brasileira" são tímidos e isolados, emergindo a necessidade de questionar, no tocante ao futuro da humanidade, a criação de uma cultura de socialização dos benefícios e de diminuição dos malefícios sociais causados pelas inovações tecnológicas. A contribuição de alguns autores que, de uma forma ou de outra, apontam suas opções como possibilidade de modificar a situação atual pode ser de fundamental importância.

Winner (1987) propõe que se reflita sobre a possibilidade ou não de a sociedade estabelecer formas e limites para a mudança tecnológica, que surjam de uma ideia articulada positivamente do que a sociedade deveria ser. Tal fato significa que, embora importante, não se deve ater-se somente à fabricação de instrumentos e processos físicos, mas também à produção de condições psicológicas, sociais e políticas como parte de qualquer mudança técnica significativa. Desse modo, ele propõe a filosofia da tecnologia, que tem a tarefa fundamental de examinar, de forma crítica, a natureza e o significado das contribuições artificiais para a atividade humana.

Sanmartín (1990), com a mesma preocupação de refletir sobre as implicações sociais dos avanços da tecnologia na vida do ser humano, propõe uma valoração global da tecnologia, que denomina de "avaliação filosófica". Afirma que é importante avaliá-la filosoficamente, pois essa avaliação permite esclarecer a trama de especulações que podem se encontrar na própria base de uma intervenção tecnológica cientificamente recomendada. Ainda, destaca que essa análise global deva ser complementada com valorações específicas das distintas aplicações particulares das tecnologias de que se trate, para conhecer os impactos e os riscos ambientais e sociais mais imediatos.

Bazzo (1998) defende que é preciso caminhar na perspectiva de uma mudança cultural, em que o desenvolvimento científico-tecnológico venha sobreposto ao de toda a sociedade. Para tanto, propõe que se adote uma nova abordagem no ensino tecnológico, na qual os alunos recebam não só conhecimentos e habilidades para o exercício de uma profissão, mas elementos que os levem a pensar, num processo coletivo, nos resultados e consequências sociais e ambientais das inovações científico-tecnológicas.

A percepção apontada é aprovada em 2017, a Lei n.13.415/2017, que altera as diretrizes e bases da educação nacional e propõe uma nova regra para o ensino médio com o direcionamento da Base Nacional Comum Curricular (BNCC). Apesar de ter sido aprovada em 2017, na época do governo Michel Temer, o novo ensino médio começa a dar os primeiros passos em 2022. O Ministério da Educação, por intermédio da Secretaria de Educação Média e Tecnológica, organizou, na atual administração, o projeto de reforma do Ensino Médio como parte de uma política mais geral de desenvolvimento social, que prioriza as ações na área da educação.

A presença das tecnologias em cada uma das áreas integrou os campos ou atividades de aplicação, isto é, os processos tecnológicos próprios de cada área de conhecimento, resulta da importância que ela adquire na educação geral – e não mais apenas na profissional –, em especial no nível do Ensino Médio. Neste, a tecnologia é o tema por excelência que permite contextualizar os conhecimentos de todas as áreas e disciplinas no mundo do trabalho.

Ao gerar grandes mudanças na sociedade, a tecnologia abrevia distâncias e permite que outros mecanismos assumam e executem funções altamente complexas, reduzindo, assim, tempo e esforços humanos em sua execução. O impacto de sua utilização no modo de vida das pessoas, bem como a maneira como elas executam suas tarefas e se relacionam entre si de uma forma geral, tem sido acentuado de tal forma que muitos autores consideram o momento atual como "a era da informação".

Nas condições contemporâneas de produção de bens, serviços e conhecimentos, a preparação de recursos humanos para um desenvolvimento sustentável supõe desenvolver a capacidade de assimilar mudanças tecnológicas e adaptar-se a novas formas de organização do trabalho. Esse tipo de preparação faz necessário o prolongamento da escolaridade e a ampliação das oportunidades de continuar aprendendo.

Formas equilibradas de gestão dos recursos naturais, por seu lado, exigem políticas de longo prazo, geridas ou induzidas pelo Estado e sustentadas de modo contínuo e regular por toda a população, na forma de hábitos preservacionistas racionais e bem informados.

1.3 AS ORGANIZAÇÕES E OS IMPACTOS DAS TECNOLOGIAS

A capacidade da tecnologia em gerar impacto ocorre devido às inúmeras facilidades que esses sistemas podem oferecer em rotinas organizacionais. Uma delas é a aplicação para a tomada de decisões e a solução de problemas relacionados à vantagem competitiva das organizações.

Os sistemas se concentram na garantia da prosperidade da organização, assim como na sua sobrevivência no mercado. O objetivo desses mecanismos é oferecer condições para competir no mercado de igual para igual com seus concorrentes ou substitutos em geral.

A tecnologia da informação proporciona às organizações, profissionais, aos usuários e à sociedade maior capacidade para ampliar, adquirir, manipular e comunicar informações referentes aos negócios, à vida profissional e pessoal de todos. Ademais, permite ultrapassar todo um conjunto de barreiras na medida em que existe uma nova maneira de pensar, pois em tempo real é possível às empresas agirem e reagirem rapidamente aos clientes, aos mercados e à concorrência (BAZZO, 1998).

Sistemas do nível gerencial atendem atividades de monitoração, controle, tomadas de decisões e procedimentos administrativos dos médios gestores. Têm-se, ainda, os sistemas de nível estratégico, que ajudam a alta gestão a enfrentar questões e tendências, tanto no ambiente externo como interno da organização (ATAÍDE; SILVA, 2011).

As inovações técnicas foram desenvolvidas forçando a otimização do tempo, a busca por novos materiais, mudança nos processos e procedimentos. Entraram na terminologia gerencial termos como *just in time*, reengenharia e controle da qualidade total. Essa reconfiguração estratégica demandou valores e comportamentos diferentes: trabalhadores dispostos a participar, cooperar, aprender, inovar e comprometer-se. Mais do que a simples formação de grupos, demanda equipes envolvidas e alinhadas aos objetivos, responsáveis pela consecução de metas e atentas às emergências, tanto de oportunidades quanto de ameaças (MADALOZZO; ZANELLI 2016).

Na evolução tecnológica recente, demandas de qualificação foram impostas e novas capacidades foram descobertas ou desenvolvidas, muitas vezes a expensas da saúde do trabalhador. O trabalho flexível e criativo demanda o desenvolvimento do raciocínio abstrato, em atividades multivariadas que exigem, por sua vez, administração do próprio tempo e capacidade de generalização ou transferência de aprendizagens, capacidade decisória, de planejamento e de pensamento sistêmico.

O atual cenário exige gestores altamente munidos de dedicação e empenho para fazer com que as informações cheguem no tempo certo, às pessoas certas.

1.4 AJUSTES NECESSÁRIOS NA GESTÃO

Uma forma de analisar as relações entre o trabalho e sua influência sobre a saúde, inclusive a mental, é a partir das diferentes formas de organização do trabalho nas sociedades contemporâneas, ao buscar relacionar suas características com os grandes ciclos históricos do capitalismo (LACAZ, 2014a).

Ante o advento da pós-modernidade no mundo do trabalho, novas formas de gestão surgiram, com a finalidade de garantir o apoio dos trabalhadores. Quanto ao aspecto da gestão organizacional, as tecnologias e a inovação tecnológica podem ser vistas como fonte de incertezas para as organizações não apenas por causa dos desafios que trazem ao alterar as suas características internas, mas, também, por causa dos impactos nas condições de competição, investimento e rentabilidade (WEICK, 2001).

Na década de 1980, uma nova estrutura organizacional surgiu, caracterizada, fundamentalmente, por oferecer aos trabalhadores mais "autonomia" na organização da produção, por meio do desenvolvimento de mecanismos de controle mais sutis e envolventes, elevando a produtividade. As empresas instauraram novos métodos de gestão e passaram a sofrer mudanças continuadas para obter o máximo de lucratividade, com o mínimo de custos.

As formas como os novos paradigmas e diretrizes do trabalho afetaram os trabalhadores têm sido extensamente estudadas. As mudanças revolucionárias da tecnologia aos valores sociais, ao passarem por dimensões tradicionais de organização social, ganharam interesse renovado pelo tema cultura organizacional. Tais mudanças – que geram insegurança, desorientação e tensão –, tornaram a enfatizar valores e a construir as dimensões simbólicas nas organizações (BASSETTI, 1998).

Atualmente, prevalece o modelo toyotista de produção, embora aspectos do fordismo e do taylorismo sejam ainda amplamente percebidos nas formas de gestão dos empreendimentos no Brasil (ARAÚJO, 2016). Essa nova forma de gestão do trabalho traz consigo uma "sobrecarga quantitativa" em que se exige fazer muita coisa em pouco tempo, aliada a uma "carga qualitativa" de menos exigência em relação às possibilidades do sujeito, gerada por atividades.

A ideologia de gestão apresenta-se como pragmática, mas de forma nenhuma ideológica. Não há uma gestão de esquerda e uma gestão de direita. A gestão é apenas técnica, são normas para otimizar o funcionamento das organizações. E isso é o que vendem as empresas de consultoria (LACAZ, 2014b).

Desde Taylor, várias formas de mecanização e enxugamento da "máquina produtiva" vem sendo inseridas nas organizações, e se, por um lado, isso aumentou a produtividade ou o lucro, por outro, gerou um aumento do número de adoecimentos, acidentes e mortes relacionados ao trabalho (MESQUITA *et al.*, 2016).

Por esse fato, toda a responsabilização por acidentes de trabalho tem sido relacionada ao "fator humano", muitas vezes por se constituir a alternativa mais cômoda para a organização do trabalho. Se o erro foi humano, não é necessário alterar ou ajustar a "máquina produtiva". Além disso, o trabalhador, já vítima do dano, fica exposto a perder mais garantias de assistência e previdência, sendo duplamente punido (DEJOURS, 2012a).

Assim, a nova divisão de trabalho gerada pelo pós-fordismo revelou-se extremamente competitiva, ao intensificar a capacidade adaptativa da fisiologia do trabalhador. Os avanços da informatização e da automação, bem como da terceirização, exigem extrema aceleração na forma laboral e novas demandas em todos os níveis de estruturas organizacionais.

Esse modelo de gestão prescreve, como elementos essenciais, a iniciativa individual, o raciocínio lógico, a atividade cognitiva intensa, a criatividade, a capacidade de assumir riscos e reagir com presteza, além da habilidade para tomar decisões com o escopo de solucionar problemas (ARAÚJO, 2016).

Posto como novo paradigma, anuncia-se um novo perfil profissional, que condena o antigo trabalhador, educado na concepção taylorista e fordista, passivo, que separa corpo e mente na execução de seu trabalho, não se qualifica intelectualmente, tampouco assume responsabilidades, limitando-se a seguir ordens. O trabalhador, adestrado por décadas, já não possui o perfil desejado por um desenho organizacional por meio do qual as formas de exercício de poder são muito menos visíveis e mais depuradas.

Ocorre uma rejeição de atividades tradicionais em relação à procedência de novas práticas, o que confirma a ideia, presente na literatura clássica, de que a mudança quase sempre choca: frequentemente, a transformação de algo significa que não se quer mudar nada, ou seja, pode-se alterar algum aspecto menos importante para encobrir o medo impregnado na infraestrutura psíquica (BUENO; MACÊDO; HELOANI, 2011).

É importante salientar que os gestores estabelecem metas e produtividade ao considerar apenas as necessidades da organização, uma vez que focam na qualidade de produtos e serviços e na competitividade de mercado, desconsiderando os limites físicos e psicossociais dos trabalhadores (MESQUITA *et al.*, 2016). Isso ocorre por lhes ser exigida a adequação às características organizacionais das empresas, tal como descrito na *Instrução Normativa INSS* (BRASIL, 2003), que estabelece rotinas para agilizar e uniformizar o reconhecimento de direitos dos segurados e beneficiários da Previdência Social, com observância dos princípios estabelecidos no art. 37 da Constituição Federal de 1988:

> Intensificação do trabalho e padronização dos procedimentos, impossibilitando qualquer manifestação de criatividade e flexibilidade; execução de movimentos repetitivos; ausência e impossibilidade de pausas espontâneas; necessidade

de permanência em determinadas posições por tempo prolongado; exigência de informações específicas; atenção para não errar e submissão a monitoramento de cada etapa dos procedimentos; além de mobiliário, equipamentos e instrumentos que não propiciam conforto (BRASIL, 2003, seção 1, item 3).

As novas formas de gestão oferecem um relativo espaço de liberdade, mas subtraem o espaço para discussões coletivas, produzindo a exclusão da autenticidade pessoal, sendo um dos motivos para a restrição do prazer no trabalho (PÉRILLEUX, 1996). Essas condições interferem na construção do coletivo do trabalho, tornando o processo de socialização problemático, porque modifica as condições de compreensão de sentimentos relativos ao trabalho.

As formas de enfrentamento dessa realidade de trabalho assumem aspectos deletérios à saúde mental, pois não se vislumbra a possibilidade de ações coletivas e desenvolvem-se estratégias individuais, como: a automedicação; o sobre-esforço de adaptação, com formas sutis de resistência ativa/passiva, a autodosagem de trabalho; a não ultrapassagem do que prevê o regulamento; o horário de trabalho; as funções, no que há um alheamento ao não se inteirar, de fato, das tarefas encomendadas e não se comprometer com os resultados do próprio trabalho (DEJOURS, 2012a).

As condições e as exigências presentes na organização contemporânea do trabalho deixam marcas de sofrimento no corpo dos trabalhadores, que se manifestam por intermédio de doenças ocupacionais, até mesmo atentando contra a sua saúde mental (HELOANI, 2011).

Os efeitos humanos desastrosos provocados pelo que denominou "a violência da excelência", provocou o dilaceramento de relações antes estáveis e muitas vezes solidárias. Do exposto, pode-se ver como a intensificação do desgaste humano vem ocorrendo, articulada às transformações do trabalho e, em especial, às formas de dominação exercidas sobre os trabalhadores (MONROY; BUNDY; GREEN, 2000).

As organizações não consideram de que forma o trabalho apreende o trabalhador na esfera psíquica e pessoal. Os modos de gestão do trabalho atuais se apresentam como muito patógenos, porque o cinismo, por exemplo, um dos instrumentos admissíveis nesses modelos de gestão, não é nem mesmo mais dissimulado, tendo se tornado um valor positivo.

São organizações do trabalho que prescrevem, também, o medo em seu guia de gestão. E tal fato é totalmente novo e totalmente insuportável,

GESTÃO CONTEMPORÂNEA, CULTURA ORGANIZACIONAL E INFORMATIZAÇÃO:
UMA ANÁLISE PSICODINÂMICA DO TRABALHO

além de gerar patologias mentais que crescem junto com os suicídios no próprio local de trabalho (DEJOURS, 2016).

Na atualidade, percebe-se o rompimento de padrões de trabalho decorrentes de um cenário de competição cada dia mais aguda. Os princípios tayloristas e fordistas são questionados, embora subsidiem ainda muitos procedimentos. Sobre eles se desenvolveram novos conceitos e procedimentos: produção enxuta, qualidade total, automação, flexibilidade, descentralização produtiva e outros (MADALOZZO; ZANELLI, 2016). Tal reestruturação tende a redesenhar contornos na organização e gestão do trabalho. Sob o nome de reestruturação produtiva, inovações tecnológicas, organizacionais e de gestão almejam processos de trabalho integrados e flexíveis.

É necessário partir do ponto de que trabalhar e encontrar as maneiras engenhosas de atingir os objetivos supõe, de fato, uma implicação pessoal considerável. Os trabalhadores pensam exigências demandadas pela organização do trabalho não apenas durante o tempo de trabalho, mas as levam para casa. Assim, intoxicam a vida pessoal, invadindo a esfera familiar e social.

Nessa nova forma de organização, apresentam-se distúrbios decorrentes da esfera do trabalho, como a insônia, pois o trabalhador não consegue dormir racionalizando as demandas do trabalho. A introdução de equipamentos mais sofisticados, inclusive para vigilância dos trabalhadores, também trouxe novas inquietações (SZNELWAR; UCHIDA; LANCMAN, 2011).

Outro aspecto importante refere-se à inteligência no trabalho. Ela permite atingir objetivos e possui raízes profundas. As pessoas são convencidas, em muitas circunstâncias, de que, para atingir o objetivo e produzir a quantidade necessária, devem se sacrificar em nome da qualidade do trabalho e, quando isso ocorre, começa-se um processo de traição de si mesmo, fato que as fragilizará psicologicamente. A mudança no contexto organizacional engloba alterações fundamentais no comportamento humano, nos padrões de trabalho e nos valores, em resposta a modificações ou antecipando alterações estratégicas, de recursos ou de tecnologia (WOOD JR., 1992).

O grande desafio não é a mudança tecnológica, mas a mudança das pessoas e a cultura organizacional ao renovar valores para ganhar vantagem competitiva. Essa ideologia é desenvolvida, primeiro, pelas grandes organizações, ao adaptar métodos praticados nos exércitos. Depois, ela vai sendo absorvida pelas organizações estatais e generaliza-se como estratégia discursiva fundamental das empresas. Entre outras coisas, são desenvolvidas técnicas de gestão baseadas no resultado do trabalho, mas que desconsideram o próprio trabalhar dos sujeitos.

Atualmente, tem sido praticado um modelo gestionário, destinado a erradicar os valores e saberes do trabalho ao pretender aumentar a rentabilidade, mesmo que degradando a qualidade do trabalhar e, no mais das vezes, do próprio produto ou serviço (MACÊDO *et al.*, 2016).

As novas formas de avaliação adotadas também contribuíram para aumentar a ansiedade, especialmente porque os muitos critérios tornam-se um mistério bem ocultado pelos gestores. A avaliação individualizada do desempenho, exaltando a concorrência generalizada entre os trabalhadores e supostamente capaz de trazer ganhos de produtividade, provoca, na realidade, o "cada um por si", que extingue as condições de apoio e cooperação (FRANCO; DRUCK; SILVA, 2010).

Ao compreenderem-se os elos que ligam subjetividade, saúde psíquica, trabalho e práticas organizacionais, clareia-se o potencial de risco das transformações em curso nas práticas de gestão, desde a virada gestionária neoliberal das últimas décadas. Práticas aparentemente inofensivas – como a adoção de parâmetros objetivos de qualidade total, mecanismos de avaliação individualizada de desempenho ou terceirização – destroem as condições para a dinâmica contribuição-reconhecimento e para as práticas deliberativas:

As novas formas de avaliação adotadas também contribuíram para aumentar a ansiedade, especialmente porque os muitos critérios tornam-se um mistério bem ocultado pelos gestores. A avaliação individualizada do desempenho, exaltando a concorrência generalizada entre os trabalhadores e supostamente capaz de trazer ganhos de produtividade, provoca, na realidade, o "cada um por si", que extingue as condições de apoio e cooperação (FRANCO; DRUCK; SILVA, 2010). Ao compreenderem-se os elos que ligam subjetividade, saúde psíquica, trabalho e práticas organizacionais, clareia-se o potencial de risco das transformações em curso nas práticas de gestão, desde a virada gestionária neoliberal das últimas décadas .

Práticas aparentemente inofensivas – como a adoção de parâmetros objetivos de qualidade total, mecanismos de avaliação individualizada de desempenho ou terceirização – destroem as condições para a dinâmica contribuição-reconhecimento e para as práticas deliberativas:

- A larga utilização da avaliação individualizada de performance, que essencialmente promove a competição entre iguais, denega o reconhecimento pelo trabalho;
- Os sistemas de qualidade total, que promovem uma noção de produtividade, que gera a desconexão com o sentido do trabalho bem-feito;
- A terceirização, que destrói as condições de pertencimento a um coletivo de trabalho em condições de igualdade e o sentido de um projeto de vida profissional.

Trabalhadores se veem na contingência de sustentar uma identidade fragilizada e uma estabilidade psíquica colocada em risco ao enfrentarem condições relativas à organização do trabalho, que deterioram as possibilidades de o trabalho atuar como mediador para "o melhor" e potencializam os aspectos deletérios. Nas últimas décadas, percebe-se um crescente número de adoecimentos psíquicos no trabalho. Os estudos em psicodinâmica do trabalho têm demonstrado que essa linha ascendente de adoecimentos psíquicos está associada à adoção generalizada da ideologia gestionária, que pretende sustentar que os resultados da organização não são um produto do trabalho, mas da gestão (DEJOURS, 2016).

O sofrimento produzido, principalmente pelos novos métodos gerenciais, aparece claramente nos estudos de Dejours (2016), como também nos de seus orientandos. Ao partir dos pressupostos constatados, propôs trabalhar, com sua equipe, as possibilidades de reconstruir as condições da cooperação, gravemente prejudicadas pelos métodos de gestão.

Com base em seus estudos clínicos, o autor considera como necessárias ao gestor seis funções que têm o intuito de promover ambientes cooperativos ao prevenir a saúde mental no trabalho, conforme descritas no Quadro 3:

Quadro 3 – Funções importantes do gestor apontados por Dejours

FUNÇÕES DO GESTOR	
1º	Ajudar seus subordinados.
2º	Coordenar as inteligências para conseguir sua harmonização, ou até mesmo sua sinergia.
3º	Garantir o espaço de deliberação entre os membros da equipe.
4º	Manter a confiança; ter capacidade em escutar seus subordinados, não apenas individualmente, mas, sobretudo, na presença de toda a equipe.
5º	Ter coragem de assumir suas decisões.
6º	Transmitir aos subordinados as diretrizes da empresa, assumindo a interpretação que faz delas perante os serviços que dirige.

Fonte: elaborado pela autora com base nos estudos de Dejours (2016)

A primeira função do gestor é ajudar seus subordinados (DEJOURS, 2016). Para tal, é necessário que o gestor tenha um profundo conhecimento do trabalho de seus subordinados, na prática, e que tenha o gosto e a capacidade de transmitir aos mais jovens e aos menos formados sua experiência e seus conhecimentos técnicos relativos ao processo de trabalho. Um gestor tecnicamente competente pode substituir cada um de seus subordinados na execução de algum gesto técnico.

Em decorrência da competitividade, da complexidade das organizações e da busca por resultados, a exigência por gestores com uma atuação diferenciada se tornou uma condição preponderante, porém, não exclusivamente baseada nos pressupostos de uma racionalidade instrumental (ÉSTHER, 2007).

O trabalho gerencial é cheio de ambiguidades e contradições, que são intrínsecas à natureza da função e, no que concerne às abordagens tradicionais, a gestão pode ser entendida como uma prática social, recolocando com isso o sujeito no centro das análises (REED, 1997).

Para manter uma organização apta a desenvolver e ofertar seus produtos e/ou serviços, os gestores devem empreender esforços para identificar as circunstâncias presentes no ambiente de trabalho que podem afetar a saúde de seus trabalhadores, visto que estes são a base que sustenta e dá vida às atividades imprescindíveis para o desenvolvimento da organização (MESQUITA *et al.* 2016). Um ambiente psicossocial positivo promove o bom desempenho organizacional e o desenvolvimento pessoal, bem como o bem-estar mental e físico dos trabalhadores (AGÊNCIA EUROPEIA PARA A SAÚDE E SEGURANÇA NO TRABALHO, 2015).

A segunda função do gestor é coordenar as inteligências para conseguir sua harmonização ou até mesmo sua sinergia. Em geral, trabalha-se para outros: os colegas da equipe, um chefe, seus subordinados, os clientes; portanto, trabalhar não é apenas uma relação individual com uma tarefa (DEJOURS, 2016). A coordenação consiste, essencialmente, em distribuir as tarefas entre os trabalhadores de uma equipe, fixar os objetivos de cada um, hierarquizar as prioridades, organizar a execução e a sequência das tarefas. Revelar seu *modus operandi* aos outros pressupõe a capacidade de defender a sua legitimidade e a sua eficácia.

Atestar o trabalho implica a capacidade de justificá-lo e, logo, de falar e de defender sua concepção. Em outras palavras, os argumentos em favor de um modo operatório não envolvem apenas sua eficácia, mas implicam outras dimensões, como respeito aos princípios, lealdade e consideração para com os colegas. Assim, defender a forma como desenvolve seu trabalho de forma prática é ser capaz de formular opiniões (DEJOURS, 2016).

Entretanto, o esforço em mostrar e atestar a própria experiência pressupõe a confiança entre os trabalhadores. Por isso, torna-se importante tanto a sua construção como a sua alimentação. A confiança, nesse contexto, é o resultado de um processo complexo que não envolve apenas a cooperação horizontal, mas, ademais, a cooperação vertical.

A terceira função do gestor é garantir o espaço de deliberação entre os membros da equipe. Para funcionar, esse espaço deve operar sob duas formas:

- Um espaço formal de discussão: reunião da equipe, reunião de síntese, reunião de *staff*, *briefing* e *debriefing*. Nesse espaço formal, as decisões sobre a maneira de trabalhar juntos ficam devidamente registradas e valem como referência para a equipe toda;

- Um espaço informal, replicando o espaço formal e localizado em locais de convívio: cafeteria, vestiário, copa, cozinha, secretaria, festas de confraternização, espaços festivos. Nesses espaços, na brincadeira ou, muitas vezes, na zombaria, as decisões tomadas no espaço formal são retomadas, comentadas, criticadas, ironizadas.

O espaço informal completa a deliberação coletiva formal e retoma o processo de crítica e de contestação da coordenação.

A cooperação se baseia, fundamentalmente, no confronto das opiniões a respeito dos modos operatórios e da interpretação das ordens. Isso só é possível se existir, de fato, um "espaço de deliberação" em que se possa falar aquilo que se pensa e onde se escuta o ponto de vista dos outros. A deliberação coletiva sobre os modos operatórios deve levar a decisões relativas àquilo que é aceitável ou não, que é eficaz ou nem tanto, que deve ser eliminado ou proibido. Assim, a discussão sobre o fazer prático chega a uma harmonia. Em casos em que a harmonia não é alcançada, deve-se passar por uma arbitragem (DEJOURS, 2016).

Qualquer regra de trabalho faz referência, ao mesmo tempo, à eficácia da cooperação no mundo objetivo (produtividade, qualidade, segurança e confiabilidade) e ao viver juntos no âmbito do coletivo de trabalho, pois está fundamentada em argumentos mistos que tratam não apenas da eficácia, mas também das preferências psicológicas, sociais, éticas e políticas de cada trabalhador que se expressa. O convívio, fundamentado na discussão coletiva, consolida também a convivência social, o respeito ao outro, a consideração para com os outros, a ajuda mútua e a solidariedade.

Para conferir testemunho de seu trabalho, tomar a palavra para defender uma opinião, o espaço de discussão só é possível se existir a confiança, que se baseia principalmente na semelhança entre a palavra e a escuta. Aquele que fala corre um risco e os que ouvem correm um risco equivalente: o de escutar. Escutar os argumentos do outro é correr o risco de sentir-se desestabilizado naquilo que, até então, era tido como verdadeiro e justo, é correr o risco de ter de modificar sua própria posição e suas crenças.

A quarta função do gestor é manter a confiança por meio da escuta de seus subordinados não apenas individualmente, mas, principalmente, na presença da equipe toda. Escutar é uma prática difícil que exige tempo, experiência e habilidade (DEJOURS, 2016). Quando não há harmonia, a arbitragem só é racional se baseada na escuta arriscada do gestor. Porém, a decisão dessa arbitragem é necessariamente feita em favor de uma opinião e, portanto, em prejuízo daquelas de um ou vários outros indivíduos, os quais, inevitavelmente, ficarão frustrados ou até ressentidos.

Nessa perspectiva, a decisão da arbitragem esbarra em obstáculos que só poderão ser superados se houver uma dimensão adicional, que aumenta o poder da decisão, a saber, a autoridade do gestor, de um lado, a disciplina dos membros da equipe, do outro, e a lealdade para com as decisões do gestor.

Quando a autoridade só é instituída de cima para baixo, ela se assemelha a um poder com base no medo e na ameaça, que tende a prejudicar o espaço de discussão, a confiança, a contestação da organização prescrita, o convívio e a saúde dos trabalhadores. Reduzida a sua concessão de cima, ela não é senão uma forma de dominação e não corresponde à autoridade cooperativa (DEJOURS, 2016).

A autoridade pode ser concebida sem o poder de sanção e, nesse caso, só consegue se concretizar se for atribuída de baixo para cima, isto é, se atribuída pelos subordinados. Ela emana, em primeiro lugar, da competência técnica do gestor, isto é, de sua capacidade em dar conselhos e da assistência a seus subordinados quando não conseguem, por si só, superar os obstáculos do real do trabalho (DEJOURS, 2016).

Trata-se da autoridade fundamentada na competência, que foi mencionada na primeira função do gestor. Entretanto, ela se baseia, também, na capacidade de escutar e tomar decisões, isto é, de assumir as consequências das decisões adotadas.

Tais consequências afetam tanto gestores quanto subordinados. Para os primeiros, trata-se da capacidade de aceitar as críticas dos subordinados e corrigir sua decisão quando uma arbitragem se revela ineficaz ou errada. Para os segundos, é a capacidade do gestor em levar, para a alta direção da organização, o real do trabalho *in loco*, da experiência de seus subordinados, dos esforços e da interpretação coletiva que fazem de diretrizes, prescrições e ordens da alta direção.

Nesse contexto, isso ocorre não apenas para testemunhar a própria experiência de gestor perante os outros gestores, mas para defender as decisões tomadas por suas equipes e acertadas em discussões coletivas, até que, ratificadas pela alta direção, elas sejam institucionalizadas e estabilizadas. Diante dessa ação, o gestor presta um serviço real às suas equipes, resguardando-as por meio da visibilização e da institucionalização das regras de trabalho, objeto da contribuição de todos.

Comprova que a palavra dos subordinados pode ter um impacto efetivo sobre a evolução da organização do trabalho e da organização, como também nas competências da organização e a competitividade em relação à concorrência (DEJOURS, 2016).

A gestão sendo uma atividade relacional, os gestores têm de lidar com múltiplas realidades, papéis e identidades, além de múltiplas lealdades dos indivíduos (VERGARA; DAVEL, 2001). O conceito de gestão está ligado ao reconhecimento da importância da participação das pessoas nas decisões sobre o planejamento e o desenvolvimento de seu trabalho (LUCK, 2006).

A quinta função do gestor parte da coragem de assumir as decisões, diferentemente de ser reduzido a transmitir ordens da alta direção, eximindo-se da responsabilidade que lhe cabe em todas as prescrições que impõe a seus subordinados (DEJOURS, 2016). No entanto, essa função depende de como o gestor vai conseguir ser ouvido pela alta direção e dela obter os ajustes favoráveis ao exercício da inteligência individual e coletiva de seus subordinados.

A sexta função do gestor é transmitir para os subordinados as diretrizes da organização, ao assumir a interpretação que delas faz perante os serviços que gere. Todavia, só consegue justificar a sua interpretação e, portanto, a diferença em relação às ordens da alta direção referindo-se a um dado adicional, que é a doutrina da organização. Como qualquer trabalhador, tem de interpretar as ordens em função da realidade do trabalho vivo nas equipes que dirige.

Os gestores, cuja função é dirigir as equipes, devem dispor de uma teoria da cooperação que coloquem em prática, especialmente na cooperação vertical entre gestor e subordinados e entre gestor e equipe de trabalho. Quando funciona adequadamente, a cooperação gera aumento da produtividade.

O indivíduo, ao ser inserido em um ambiente laboral, depara-se com a organização do trabalho estabelecida por bases consideradas importantes pelos gestores para que uma organização funcione adequadamente. O gestor precisa oferecer assistência técnica ao seu subordinado em dificuldade, no intuito de ajudá-lo a superar os obstáculos.

Assim sendo, o gestor cooperativo não é apenas viável e eficiente, ele representa também a maneira de restabelecer a confiança e o viver juntos entre os trabalhadores que desempenham um papel fundamental na saúde mental no trabalho, pois ela não depende apenas do talento individual de cada trabalhador. O meio mais poderoso de prevenção dessas patologias depende dos médicos ou dos psicólogos, mas do respeito e da consideração para com os outros, da ajuda mútua, do *savoir-vivre*, do viver juntos e da solidariedade (DEJOURS, 2016).

Os gestores precisam estar preparados para que possam adotar novas metodologias na implantação de estratégias de ação, a fim de que o trabalhador possa recuperar a autoestima, o interesse e o entusiasmo pelo trabalho (MORGAN, 1996). Isso se torna significativo para a organização, que auxilia na composição da confiança ao elevar os ânimos e reconstruindo o clima de cooperação entre os trabalhadores ao colaborar com o aumento da produtividade.

Cada trabalhador adapta o trabalho a seu modo, em função de sua inteligência, de sua idade, de seu gênero, de sua experiência, de seus gostos e de seus talentos. Existem muitos riscos de incoerência, até mesmo de contradições ou de conflitos, entre trabalhadores de um mesmo coletivo (MESQUITA *et al.*, 2016).

O grande desafio para o século XXI talvez seja a criação de modos de gestão que insiram a prevenção de adoecimentos, cooperação e melhor comunicação entre os trabalhadores, sem comprometer a produtividade e a saúde dos trabalhadores.

A gestão é um dos fatores essenciais para a conquista de resultados e está focada nos valores e princípios de cada organização, que definem a conduta e a maneira de desenvolver as tarefas e alcançar os resultados (MACÊDO, 2010).

O papel dos gestores e da alta direção é lidar com o desempenho na perspectiva de produtividade, mas, também, de preservação máxima ou de potencialização da saúde do trabalhador (MADALOZZO; ZANELLI, 2016).

Contemporaneamente, as instituições demandam profissionais capazes de processar informações complexas em tempo real, tal como uma máquina. Trata-se de um novo discurso institucional que a mídia reforça, que ativa mecanismos psíquicos, como o sentimento de culpa. Esses processos acabam por pressionar o sujeito de tal forma que ele passa a viver em constante estado de angústia por não poder corresponder à sua própria idealização (ARAÚJO, 2016).

A utilização de ferramentas que facilitem um tomador de decisões a entender a natureza dos problemas ao qual o gestor está sujeito se faz cada vez mais necessária, à medida que as decisões exigem menos tempo de resposta para o seu sucesso. Nesse sentido, a utilização de sistemas informatizados surge como uma opção, pois eles possuem a capacidade de responderem de forma bastante ágil aos problemas.

1.5 A TECNOLOGIA DE INFORMAÇÃO COMO SUPORTE PARA A TOMADA DE DECISÕES

A qualidade das informações, assim como a velocidade com que se tem acesso a elas, é essencial para a sobrevivência das organizações em uma economia competitiva e globalizada. Diante dessas necessidades, impostas por um mercado competitivo, ferramentas tecnológicas desenvolvidas para suprir problemas específicos são cada vez mais necessárias (ALVES; ALMEIDA; TORQUETE, 2008).

O uso da TI pelos profissionais administrativos e gestores possibilita decisões mais coesas e seguras, devido ao detalhamento das informações obtidas por meio da interoperatividade propiciada por sistemas informatizados. Para prover informações pertinentes ao processo de tomada de decisão de cada nível organizacional, o sistema de informações foi subdividido de acordo com os níveis decisórios:

- Sistemas de processamento de transações (SPT): os SPT são os maiores produtores de informações e são requisitados pelos outros sistemas, além de automatizarem funções de nível operacional na linha de frente do negócio da organização. Tem como característica processar um grande volume de dados, tanto de entrada quanto de saída, bem como muita necessidade de armazenamento. Necessita de um processamento preciso. Pelo fato de muitos usuários os acessarem, tem-se problemas com a segurança dos dados. São chamados, também, de sistemas de missão crítica. Como exemplo, tem-se: contas a pagar, contas a receber, controle de materiais, folha de pagamento e contabilidade;

- Sistemas de Informações Gerenciais (SIG): inúmeros conceitos de SIG foram encontrados no decorrer da pesquisa, cujas definições estão no tópico seguinte;

- Sistemas de Apoio à Decisão (SAD): os SAD são um modelo de dados para a tomada decisões de qualidade tomando-os como base, ou seja, para tomar a decisão certa, deve-se basear na qualidade dos seus dados e na capacidade de filtrar, analisar e descobrir as tendências nas quais podem ser criadas soluções e estratégias de auxílio na tomada de decisão. Sistemas de apoio à tomada de decisão podem ser considerados os que possuem interatividade com as ações do usuário, oferecendo dados e modelos para a solução de problemas semiestruturados e com foco na tomada de decisão.

1.6 PRINCIPAIS SOFTWARES DE APOIO À GESTÃO ORGANIZACIONAL

Contemporaneamente, destacam-se dois tipos principais de sistemas que atendem diversos níveis organizacionais: sistemas do nível operacional (que proporcionam suporte a gestores operacionais em transações como vendas, contas, depósitos e fluxo de matéria-prima) e sistemas do nível de conhecimento (que envolvem as estações de trabalho e a automação de escritório, a fim de controlar o fluxo de documentos) (LUPPI, 2008a, 2008b).

O desenvolvimento de softwares é uma função muito importante para que as organizações consigam atingir seus objetivos, agregando vantagem competitiva em relação à concorrência. Destacam-se os softwares que auxiliam os gestores nas empresas: *Just in Time, Kanban*, ERP, MRP e OPT, dentre outros, certificam a eficácia do processo logístico em todas as áreas (MARTINS *et al.*, 2005).

1.6.1 *Just in time*

Just in time (JIT) é um sistema de administração da produção que determina que tudo deve ser produzido, transportado ou comprado na hora exata. Pode ser aplicado a qualquer organização para reduzir estoques e custos decorrentes. Nas fábricas onde foi implantado, o estoque de matérias-primas é mínimo e suficiente para poucas horas de produção. Para que isso seja possível, os fornecedores devem ser treinados, capacitados e conectados para fazer entregas de pequenos lotes, na frequência desejada.

Just in time é um termo inglês, que significa, literalmente, "na hora certa" ou "no momento certo". O conceito desse sistema está relacionado ao de produção por demanda, no qual, primeiramente, vende-se o produto para, depois, comprar a matéria-prima e, posteriormente, fabricá-lo ou montá-lo (CHANG *et al.*, 1996, p. 106). Uma das ferramentas que contribui para um melhor funcionamento do sistema *Just in time* é o *Kanban*.

1.6.2 *Kanban*

Kanban é o software responsável por controlar a transferência do material de um estágio a outro de determinada operação. É uma palavra japonesa que significa sinal e, portanto, consiste na utilização de cartões para sinalizar que há necessidade de se produzir mais. Há diferentes tipos dele, como o *Kanban* de movimentação, o de produção e o do fornecedor. Todos partem do mesmo princípio de que, quando se recebe um *Kanban*, dispara a movimentação, a produção ou o fornecimento de uma unidade (SLACK; CHAMBERS; JOHNSTON, 2002).

1.6.3 *Enterprise resource planning* (ERP)

Enterprise resource planning (ERP) é um software que integra a base de dados de todas as partes da organização em um único sistema, interligando todos os departamentos e possibilitando maior fluxo de informações. Antes do ERP, as organizações tinham um sistema para cada departamento, muitos desenvolvidos internamente. No entanto, nenhum deles se falavam e as informações não fluíam pela organização. Com a integração dos sistemas informatizados, passou-se a ter mais controle do negócio. Além de garantir mais velocidade para atender ao mercado, softwares integrados como o ERP reduzem custos operacionais e eliminam erros (SLACK; CHAMBERS; JOHNSTON, 2002).

O ERP automatiza as tarefas, envolvendo a performance de um processo tal qual a finalização de um pedido. Isso significa pegar o pedido de um cliente, enviá-lo e cobrá-lo. Com o ERP, quando um trabalhador recebe esse pedido, já tem todas as informações necessárias para completá-lo. Todas as pessoas na organização enxergam o mesmo conteúdo e têm acesso a um único banco de dados, que guarda o novo pedido do cliente. O processo se move rapidamente na organização e os clientes são atendidos o quanto antes (SÁ, 2010).

1.6.4 *Materials requirements planning* (MRP)

Materials requirements planning (MRP) – planejamento das necessidades – é um sistema de informação computadorizado, desenvolvido para auxiliar as organizações na administração de seus estoques de demanda dependente e programar pedidos de reposição (RITZMAN; KRAJEWSKI, 2004).

O MRP ajuda a empresa a calcular a quantidade de material de que necessita e em que momento, para que se possa providenciar o material a tempo. Para fazer esse cálculo, utiliza os pedidos já confirmados e também as previsões de pedidos que a empresa espera receber. Seu objetivo é reduzir o nível de estoque, utilizando de maneira mais eficaz a mão de obra, sem desperdício de tempo e materiais, para, consequentemente, satisfazer os clientes com material na quantidade desejada e no tempo previsto (SLACK; CHAMBERS; JOHNSTON, 2002).

Com o desempenho que o sistema MRP proporcionou às organizações na área de operações, percebe-se que poderia ser usado em outras áreas desse ambiente. Assim, evoluiu para MRP II (*Manufacturing resource planning*), planejamento dos recursos de manufatura que permite às organizações avaliarem sua área financeira.

As informações obtidas com o MRP II são usadas nas áreas de manufatura, compras, marketing, finanças, contabilidade e engenharia, ajudando a organização a desenvolver e a controlar seu plano de negócios geral considerando as vendas, capacidades de fabricação e restrições do fluxo de caixa (RITZMAN; KRAJEWSKI, 2004).

1.6.5 *Optimized production technology* (OPT)

A *Optimized production technology* (OPT), ou tecnologia de produção otimizada, é uma técnica computadorizada que auxilia a programação dos sistemas de produção com base nos gargalos, que são os recursos cuja capacidade de produção é igual ou menor do que a demanda do processo. Os recursos não gargalos são quaisquer outros cuja capacidade de produção é maior do que a demanda estimada. A ferramenta OPT se baseia em alguns itens da manufatura para verificar como está trabalhando a organização, sendo esses processos os produtos das vendas, o estoque e a despesa operacional (SLACK; CHAMBERS; JOHNSTON, 2002).

A organização que utiliza a ferramenta OPT busca sanar problemas como atraso na produção, alto estoque global, utilização de horas-extras para vencer os prazos de entrega, paradas na produção por falta de componentes ou matérias-primas.

1.6.6 *Supply chain management* (SCM)

Supply chain management é uma ferramenta para o planejamento e a execução das atividades da cadeia de fornecedores, assegurando um fluxo coordenado no âmbito da organização e entre as demais organizações. Essas atividades incluem o fluxo de matéria- prima e peças, manufatura e montagem, trilha de inventários e estoques, entrada e gerenciamento de ordens, distribuição por meio dos canais e entrega ao cliente. Seu objetivo primário é reduzir os custos do fornecimento, melhorar as margens dos produtos, aumentar a capacidade produtiva e melhorar o retorno dos investimentos (FLEURY, 2002).

O conceito de *supply chain management* ou gerenciamento da cadeia de suprimentos começou a se desenvolver no início dos anos 1990, no entanto, são poucas as empresas que conseguiram implantá-lo com sucesso, devido às dificuldades e aos desafios inerentes à sua implementação. No Brasil, o conceito teve mais destaque a partir do fim da década de 1990, impulsionado pelo movimento de logística integrada (FLEURY, 2002).

1.6.7 *Customer relationship management* (CRM)

Customer relationship management (CRM) é um termo em inglês que pode ser traduzido para a língua portuguesa como gestão de relacionamento com o cliente. Criado para definir toda uma classe de ferramentas que automatizam as funções de contato com o cliente, compreende sistemas informatizados, que objetiva ajudar as empresas a criar e a manter um bom relacionamento com seus clientes, armazenando e inter-relacionando, de forma inteligente, informações sobre suas atividades e interações com a empresa (TURBAN *et al.*, 2010).

É um sistema integrado de gestão com foco no cliente, constituído por um conjunto de procedimentos/processos organizados e integrados num modelo de gestão de negócios. Do ponto de vista tecnológico, CRM envolve capturar os dados do cliente ao longo de toda a organização, consolidá-los em um banco de dados central, analisar os dados consolidados, distribuir os resultados dessa análise aos vários pontos de contato com o cliente e usar essa informação ao interagir com ele (TURBAN *et al.*, 2010).

A partir das necessidades de criação de novos conhecimentos, da resolução de determinados problemas técnicos e da formalização de novos produtos, surge a reengenharia de software, na qual foram desenvolvidas atividades para alavancar novas tecnologias na área computacional, de informação e comunicação, conforme discutido no próximo tópico.

1.7 REENGENHARIA DE SOFTWARE E O PROCESSO

A engenharia de software visa criar produtos de software que atendam às necessidades de pessoas e instituições e, portanto, tenham valor econômico. Para tal, emprega conhecimentos científicos, técnicos e gerenciais, tanto teóricos quanto empíricos. Como cenário principal, pode-se considerar um software que por muito tempo (de 10 a 15 anos) tem servido aos princípios norteadores da organização.

Ele é utilizado regularmente como forma de operacionalização dos negócios, além de gerar algumas informações gerenciais como forma de apoio à tomada de decisão, mas está ficando velho, quebra com frequência, as reparações levam mais tempo do que se prevê e, por fim, deixou de representar a tecnologia mais evoluída em termos de desenvolvimento de sistemas.

Surge então a reengenharia, "um conjunto de técnicas e ferramentas orientadas à avaliação, reposicionamento e transformação de sistemas de informação existentes, com o objetivo de estender-lhes a vida útil e ao mesmo tempo, proporcionar-lhes uma maior qualidade técnica e funcional" (FURLAN, 1994, p. 40).

Vivencia-se a era da sociedade de organizações em transformação e em constantes mudanças, que não significam apenas selecionar a tecnologia mais recente em termos de linguagem de desenvolvimento e reescrever todas as telas utilizando-a. Nesse contexto, outras atividades são necessárias, como avaliar o que deverá ser migrado, como isso será feito e quais as regras de negócio que definirão as funcionalidades que o software deverá prover aos usuários.

O software é frequentemente a realização de diversas regras de negócio. À medida que essas regras se modificam, o software também deve ser modificado. Hoje em dia, importantes empresas têm dezenas de milhares de programas de computador que apoiam as regras de negócio antigas. "À medida que os gerentes trabalham para modificar as regras, a fim de conseguir maior eficiência e competitividade, o *software* deve acompanhar o ritmo. Em alguns casos isso significa a criação de novos sistemas [...]" (PRESSMANN, 2006, p. 682).

O processo de migração de todo o componente produzido para uma nova plataforma de desenvolvimento é bastante dispendioso, dependendo do tamanho do software, e pode selar o sucesso ou o fracasso de um projeto. Processos, pessoas e tecnologia constituem os fatores de produção que determinam o grau de sucesso dos projetos, ou seja, se conseguem entregar um produto de qualidade suficiente, em um prazo aceitável e com custos viáveis. Portanto, desses fatores dependem a rentabilidade e a sobrevivência das organizações produtoras.

Toda introdução de nova tecnologia tem uma curva de aprendizado: as pessoas precisam ser treinadas, cometem inicialmente muitos erros e, por isso, podem até se tornar menos produtivas durante algum tempo. Algumas tecnologias mais complexas só se pagam depois de muitos projetos. Consequentemente, investir na capacitação das pessoas é certamente necessário (FLEURY; WANKE; FIGUEIREDO, 2000).

A amplitude do uso de tecnologias para a comunicação eletrônica atual é acompanhada pelo aumento na incerteza a respeito dos efeitos dessas tecnologias sobre os seres humanos. Os modos de conhecimento, a relação e a aprendizagem da cibercultura não paralisam nem substituem os já existentes, mas os transformam, ampliando e tornando-os mais complexos (LEVI, 2000).

Não se permanece ileso diante da inovação tecnológica. O advento de cada inovação técnica deixa suas marcas na cultura e estas impregnarão novos modos de pensar e agir a partir dela. A crescente facilidade de acesso à tecnologia torna a inovação uma ameaça constante, e se ela não for incentivada nas próprias organizações por meio do uso do capital intelectual imanente de suas forças de trabalho, elas terão dificuldade em sobreviver (MARCONDES FILHO, 2001).

Constantes transformações geram um ambiente complexo, marcado pelos avanços tecnológicos e científicos, mudanças de conceito, de valores e quebra de paradigmas que norteiam todos os segmentos da sociedade. No ambiente globalizado, turbulento, em que as interações sociais ocorrem entre pessoas de diferentes regiões e países, a palavra cultura emerge como uma das variáveis fundamentais para a compreensão do fenômeno organizacional (PIRES; MACÊDO, 2006).

Com a visão de que o desenvolvimento tecnológico leva diretamente ao desenvolvimento social, progressivamente vinculou-se o desenvolvimento humano aos avanços tecnológicos, deixando de considerar os desvios que ocorrem. Diversas implicações negativas desse processo de desenvolvimento surgiram, além dos positivos, que geram os avanços tecnológicos. O tópico seguinte contextualiza o desenvolvimento da tecnologia da informática.

1.8 ADOÇÃO DE NOVAS TECNOLOGIAS E SUAS CONSEQUÊNCIAS

A partir do momento em que o computador se tornou uma ferramenta complexa, capaz de reunir, em um só equipamento, diversos usos e finalidades, importantes transformações nas relações humanas resultaram como consequência desse processo. Atualmente, a tecnologia média interconecta praticamente a maioria das ações do cotidiano do ser humano que habita grandes centros urbanos.

A história da informática no Brasil tem sido pouco discutida nos espaços acadêmicos. Contudo, algumas dissertações e teses construíram um trabalho minucioso sobre essa discussão, como a de Mendes (2007) e Tavares (2001). Há também alguns artigos, como os de Valente (2003), Teruya (2009), Tomaz (2005) e Barreto (2004), que abordam com profundidade tal tema com base em pesquisas realizadas em diferentes contextos. Tais dissertações analisam como a informática passou a adquirir espaço ao se estender para grande número de indivíduos, que conseguem acessá-la diariamente ao utilizá-la como fonte de informações.

Percebe-se, atualmente, um cenário no qual as aplicações existentes estão mal documentadas ou ainda não documentadas. Quando a maioria dessas aplicações foi desenvolvida não havia grandes preocupações com métodos eficientes de desenvolvimento, cada empresa desenvolvia seu software da maneira como lhe era possível ou cômodo e os poucos padrões existentes para documentação, especificação e construção deste não eram seguidos ou pouco seguidos.

Na década de 1990, o "boom" da web veio com o surgimento de diversas empresas "pontocom". Nesse mesmo período, surgiu um novo paradigma no desenvolvimento de aplicações, chamado de desenvolvimento web (ou *webapp*), que se preocupava mais em alcançar prazos estipulados do que com técnicas de desenvolvimento de softwares já existentes e de uso comprovado pela engenharia de software. Nos primeiros dias da World Wide Web (entre 1990 e 1995), os "sites web" eram formados de pouco mais do que um conjunto de arquivos de hipertexto ligados que apresentavam informação usando texto e um pouco de gráficos. Com o passar do tempo, "a HTML foi crescendo com ferramentas de desenvolvimento (por exemplo XML, Java) que habilitaram os engenheiros web a fornecer capacidade computacional junto com a informação" (PRESSMANN, 2006, p. 379).

As tecnologias de desenvolvimento web evoluem constantemente. Por volta do ano de 2003, surgiu um novo conceito, batizado de web 2.0, que apareceu ao se perceber uma mudança visível no modo como as pessoas e os negócios a estavam usando. Dessa forma, o desenvolvimento das aplicações para essa nova web também teria de ser revisto.

O crescimento da web 2.0 está vinculado, principalmente, às seguintes questões:

- O hardware estava se tornando cada vez mais barato e rápido, com capacidade de memória e velocidade aumentando a altas taxas. A lei de Moore afirma que o poder do hardware dobra a cada dois anos, enquanto o preço permanece essencialmente o mesmo, o que permite o desenvolvimento de aplicações com alta demanda que antes teria sido impensável.

- O uso da internet de banda larga explodiu – um estudo da Pew Internet, em março de 2006, revelou que 42% dos adultos norte--americanos tinham internet de alta velocidade.

- A farta disponibilidade de software de código aberto resultou em opções de software personalizáveis de custo mais baixo e até mesmo gratuitas, o que facilitou a criação de novas empresas de web 2.0 e diminuiu grandemente o custo do fracasso).

- Diferentemente da web 1.0 (o estado da web durante a década de 1990 e início da década de 2000), há vários modelos tipo "faça-fácil" disponíveis para monetizar os códigos na web 2.0 – a geração imediata de lucro, ainda que modesto, possibilita um crescimento mais estável das novas empresas (DEITEL; DEITEL, 2008).

Como principal ponto da "explosão" da web 2.0, pode ser enfatizado o uso de softwares de código aberto, disponíveis para qualquer novo universo. Dessa forma, as comunidades virtuais colaboraram para desenvolver, por vezes, softwares até melhores do que os proprietários, como é o caso da linguagem de desenvolvimento PHP6. A web 2.0 trouxe consigo tecnologias inovadoras presentes no cotidiano contemporâneo, como as redes sociais, que mudaram consideravelmente a interação e a comunicação entre os indivíduos.

Atualmente, podem-se realizar várias funções e atividades usando um computador móvel ou um celular móvel. Tanto os computadores cada vez mais leves e acessíveis como as novas tecnologias móveis como os celulares, também conhecidos como smartphones, possuem um sistema operacional. São vários aplicativos para desenvolvimento de atividades pessoais e profissionais em qualquer lugar que esteja e tenha disponibilidade de acesso à internet, podendo ser definidos como computadores de mão (FIGUEIREDO, 1995).

A atual conjuntura histórica é extremamente favorável à transformação da Educação Profissional e Tecnológica em importante ator da produção científica e tecnológica nacional, especialmente porque o espaço social das práticas de ensino, pesquisa e inovação desenvolvidas nessa área se constitui de forma diferenciada, porquanto mais vinculada à ciência aplicada e às realidades locais, em contraponto àquelas desenvolvidas no espaço do mundo acadêmico. Esse é o elemento distintivo, que está na gênese da constituição de uma identidade social particular para os agentes e instituições envolvidos (ARAÚJO, 2008).

Parte integrante de um projeto de desenvolvimento nacional que busca consolidar-se como sustentável e inclusivo, a Educação Profissional e Tecnológica está sendo convocada não somente para atender às novas configurações do mundo do trabalho, mas, também, para contribuir com a elevação da escolaridade dos trabalhadores em geral.

A Lei de Diretrizes e Bases da Educação Nacional (Lei n. 9.394/1996 – LDB) determina que "a educação escolar deverá vincular-se ao mundo do trabalho e à prática social" (LDB, art. 1º, § 2º). A propósito da vinculação com o mundo do trabalho e com a prática social, a LDB reservou, em seu Título V, o Capítulo III, com os artigos 39 a 42 para organizar a educação profissional. Em seu art. 39, a LDB afirma que a Educação Profissional, integrada às diferentes formas de Educação, ao trabalho, à ciência e à tecnologia, conduz ao permanente desenvolvimento de aptidões para a vida produtiva. Por fim, conclui, em seu art. 40, que a Educação Profissional será desenvolvida em articulação com o ensino regular ou por diferentes estratégias de Educação Continuada, em instituições especializadas ou no ambiente de trabalho (BRASIL, 1996).

A relação entre a educação e o trabalho, marcantemente presente na LDB, destaca a preocupação do legislador em estabelecer graus de formalização na estrutura da educação brasileira, de tal forma que o conjunto dos serviços e atividades educacionais, como anota recente documento do Instituto de Pesquisa Econômica Aplicada (IPEA, 2006, p. 15), possa contribuir efetivamente para a elevação do desempenho do cidadão brasileiro como ator social e protagonista ativo do desenvolvimento nacional. Esses serviços e atividades se distribuem em uma imensa rede de instituições que operam níveis de ensino e modalidades educativas (SCHWARTZMAN; CHRISTOPHE, 2005).

O papel e as relações específicas que a Educação Profissional e Tecnológica têm estabelecido com a ciência e a tecnologia têm contribuído para o desenvolvimento regional, local e com o mundo do trabalho em geral. A consequência desse processo tem sido a modelagem de novas formas de organização do trabalho e de grandes mudanças tecnológicas ocorridas nos últimos anos, que transformaram as formas de produção, até então caracterizadas como atividades repetitivas e com reduzido conhecimento agregado, ao gerar processos com crescentes níveis de complexidade tecnológica.

As mudanças demandadas pela indústria para se manter competitiva diante do cenário atual e frente aos cursos de tecnologia são uma resposta efetiva, especialmente como formação profissional para uma rápida inserção no mercado de trabalho ou para aqueles que, estando já na indústria, necessitam de qualificação para obter a desejada progressão funcional.

É fato que o desenvolvimento tecnológico e o uso de tecnologias exigem, crescentemente, o aporte de conhecimentos científicos e a gestão do aparato científico correspondente. Como esse nível de conhecimento se instala nos centros de pesquisa e na Educação Superior, é imperiosa a iniciativa do setor produtivo de recorrer a níveis cada vez mais elevados de formação da classe trabalhadora (ARAÚJO, 2008).

Observa-se na Educação Tecnológica – graduação e pós-graduação –, demandada pela indústria, a perspectiva de uma Educação Profissional ampliada, alinhada ao desenvolvimento industrial e à vertente de cidadania qualificada para a sua plena realização.

Diante dessa realidade, o mercado de trabalho exige profissionais que dominem profundamente tecnologias para que possam projetar, planejar, implementar, administrar, configurar, programar, operar e fornecer manutenção em sistemas automatizados e redes de computadores, supervisionar processos de produção de bens e serviços, controlar a produção, realizar pesquisas e inovar com tecnologia.

Em função da dinâmica da economia goiana, inúmeros polos de desenvolvimento industrial e comercial foram criados, como os Tecnólogos em Automação Industrial, em Redes de Computadores e em Química Fármaco-Industrial, ao prever amplas perspectivas de trabalho em diferentes organizações que tenham ou desejam ter seus processos produtivos automatizados (ASSIS; LIMA, 2012).

A engenharia de realinhamento dos diferentes esquemas de formação profissional constituiu um enorme desafio. As instituições constantemente ajustam a ação formativa aos novos perfis exigidos pelo mercado, seja na revisão de diretrizes, programas, projetos e ações, seja na intensificação de sua presença em ambientes tecnológicos.

A informatização se tornou um diferencial competitivo que pode assegurar crescimento e sobrevivência às organizações e que, portanto, não pode mais ser desprezada ou adiada. A fase atual das organizações brasileiras é de crescimento no nível e na sofisticação de informatização, que promova crescimento estratégico e retorno de investimento rápido e garantido.

Como exemplo, as instituições da indústria em Goiás, no Rio Grande do Sul e no Rio de Janeiro participaram de projeto-piloto da Confederação Nacional da Indústria (CNI) para implantação de um sistema de gestão empresarial, o *Enterprise Resource Planning* (*ERP*), ou Sistemas Integrados de Gestão Empresarial (SIGE ou SIG). O software integra os processos de aquisição, financeiro, contábil e de planejamento, proporcionando agilidade e confiabilidade para a tomada de decisão.

Após longo período de planejamento e desenvolvimento, o sistema foi concluído para entrar em operação em janeiro de 2013, com o envolvimento de todas as unidades operacionais das instituições e de aproximadamente 450 colaboradores, entre técnicos, gestores e usuários (ARAÚJO, 2008).

Nas últimas três décadas, o mundo assistiu ao surgimento de grandes invenções – entre as maiores delas, a internet, os computadores PC/*laptop*, o telefone celular e o e-mail. A indústria brasileira, nesse período, experimentou acelerado crescimento e avanço tecnológico, em que o setor produtivo de Goiás contribuiu quantitativa e qualitativamente com a consolidação de uma indústria moderna e competitiva (ASSIS; LIMA, 2012).

A relação entre administração e inovações tecnológicas causa impacto na performance organizacional, levando a mudanças na estrutura social determinadas pelas inovações técnicas. O sistema social é composto pelos membros organizacionais e o relacionamento entre eles é mediado pelas regras, estruturas e procedimentos do sistema administrativo (DAMANPOUR; SZABAT; EVAN, 1989).

A atitude de cada sujeito face à tecnologia dependerá sempre de todos os agentes que condicionam as suas atitudes e o sistema de valores que orienta a sua conduta. Torna-se importante analisar, de modo específico, as atitudes do sujeito e da organização face às novas tecnologias, tendo como subsequente o impacto entre a mudança e a cultura dominante ao identificar as reações resultantes dos intervenientes ativos no processo.

Assim sendo, o próximo capítulo, intitulado: "A influência da cultura nas organizações informatizadas", aborda como as novas concepções da organização do trabalho emergem da interação entre as demandas de Tecnologia da Informação, sua organização social e as reações dos trabalhadores que devem atuar com novos sistemas tecnológicos.

CAPÍTULO 2

A INFLUÊNCIA DA CULTURA NAS ORGANIZAÇÕES INFORMATIZADAS

As novas concepções da organização do trabalho emergem da interação entre as demandas de Tecnologia de Informação, sua organização social e as reações dos trabalhadores que devem atuar com novos sistemas tecnológicos. Os impactos causados pela tecnologia podem ser analisados tanto em nível micro quanto macro. Em nível micro, seu foco pode ser direcionado ao indivíduo, ao grupo e à organização; no macro, pode-se focar a economia em sua totalidade, o mercado de consumo, o mercado de trabalho e o ambiente em que se insere a organização (GONÇALVES, 1994; ZUBOFF, 1988).

As novas formas organizacionais exigem intensa interação vertical e horizontal para a aquisição de novos conhecimentos, tendo a cultura organizacional papel relevante na sustentação dessas estruturas. Os novos valores incorporados à organização podem ser de dois tipos: revolucionários, quando antagônicos aos anteriores, o que gera a destruição dos elementos simbólicos e a redefinição das práticas organizacionais; e graduais, quando complementares (FLEURY; FLEURY, 1995).

Há diferentes perspectivas de entendimento do conceito de cultura organizacional sendo relevante o conceito de cultura para os estudos organizacionais da atualidade. A cultura organizacional trata das múltiplas relações existentes entre as culturas nacional e organizacional (SILVA; ZANELLI, 2004).

As organizações são constituídas, entre outros aspectos, como produtos das suas inserções em determinado contexto sociocultural. As culturas nacional e local, também, podem receber contribuições ou influências da cultura de uma determinada corporação, em especial daquelas que são percebidas no contexto no qual operam como efetivas e relevantes.

O contexto organizacional está tipicamente definido em termos de medidas descritivas: tamanho da organização, centralização, formalização, complexidade de sua estrutura gerencial, qualidade dos recursos humanos, relações informais entre trabalhadores e transações alcançadas (tomada de decisão e comunicação interna). Já o potencial competitivo de uma organização não depende tão profundamente de seu tamanho e estrutura, mas sim da velocidade com que é capaz de se adaptar às mudanças ambientais e, preferencialmente, de se adiantar a elas e impor tendências (SCHENATTO, 2003).

A Tecnologia da Informação (TI) – um dos setores econômicos que mais progrediu e se expandiu ultimamente – surgiu da união de avanços tecnológicos de outras tecnologias, tais como informática, telecomunicações e automação de escritórios (GONÇALVES, 1994).

O gerenciamento de Sistemas Informatizados (SI) é uma das funções fundamentais em uma organização, podendo ser um subsistema no sistema organizacional. Da mesma forma, influências externas na organização, por meio de novas regulamentações governamentais, mudanças de tecnologia ou competições, mobilizam todos os recursos, além dos trabalhadores da informática. Como consequência, não apenas há uma melhora nos serviços, mas também na eficiência e na eficácia dos sistemas de entregas, integração, manutenção e outros (ALADWANI, 1999).

Mesmo com a crise econômica mundial, que tem provocado a desaceleração do investimento em muitos países, o mercado de TI continua com uma perspectiva de crescimento exponencial. Isso certamente provoca a proliferação de projetos nas organizações desse setor e, consequentemente, a necessidade do alinhamento dessas organizações às boas práticas do gerenciamento de projetos e à melhor compreensão dos fatores organizacionais que causam impacto nas técnicas e processos de gestão (ALADWANI, 1999).

As novas tecnologias são tanto causa como consequência da estrutura organizacional e seus efeitos dependem de como elas são integradas à organização (WEICK, 2001). De fato, as novas tecnologias, por sua capacidade de informatizar, além de automatizar, podem permitir que a organização inicie um processo de inovação que culmine em mais autonomia e liberdade para seus membros (QUEIROZ, 2003). A tecnologia é um fator de aprendizado, inovação e disseminação de novos padrões de condutas e formas de pensar (KOTTER; HESKETT 1994).

2.1 CONCEITUANDO A CULTURA

O conceito de cultura é necessário por atender a várias necessidades e a vários interesses da sociedade e dos próprios trabalhadores. A cultura implica estabilidade, enfatiza demonstrações conceituais, serve como fator aglutinador para levar os membros do grupo em direção ao consenso e implica dinâmica e padronização (PIRES; MACÊDO, 2006).

O termo cultura é muito utilizado, contendo inúmeros significados, todos derivados de sua raiz latina, que se refere à plantação no solo. Em muitas línguas ocidentais, cultura significa civilização ou refinamento da mente e, em particular, os resultados desse refinamento, como educação, arte e literatura.

A cultura pode ser compreendida como um sistema de significados coletivamente aceitos em dado momento histórico da existência de um grupo específico. Tais significados, uma vez compartilhados, impõem padrões de ordem e consistência à realidade social e, assim, produzem e estabelecem modos de pensar, sentir e agir que passam a ser típicos dos diversos grupos sociais (ZANELLI; ANDRADE; BASTOS, 2009).

Para entender a cultura é necessário analisar as pressuposições fundamentais, que são as ideias e as premissas que governam as ações. Estas dizem respeito às relações da organização com o seu ambiente, às relações de dominação ou submissão, à harmonia, às pressuposições sobre a verdade e a realidade de base e sobre natureza humana.

A cultura é apreendida pelo homem por meio do processo de aculturação, a partir do qual aprende ou adquire os valores do grupo ou sociedade em que está inserido. É somente a partir do conhecimento dessa sociedade que se poderá compreender o comportamento do indivíduo nos grupos (MACÊDO, 2002).

O processo de aculturação se encarrega de transmitir ao sujeito, tanto objetiva quanto subjetivamente, os valores, as crenças e os mitos presentes na cultura de determinado grupo. Essa cultura internalizada influenciará esse sujeito em suas relações sociais e pode ser modificada a partir de suas experiências em diversos grupos, ao longo do tempo.

A cultura torna possível a transformação da natureza e faz com que os povos se diferenciem por suas elaborações culturais, invenções e diferentes resoluções. Seria, ainda, um conjunto de modos de pensar, de sentir e de agir mais ou menos formalizados, os quais, tendo sido aprendidos e sendo partilhados por uma pluralidade de pessoas, servem a eles de maneira ao mesmo tempo objetiva e simbólica e passam a integrar essas pessoas em uma coletividade distinta de outras (PIRES; MACÊDO, 2006).

Toda organização está inserida em um espaço cultural e social, que determina como ela será administrada. Ademais, recebe influência do contexto cultural em que se insere. A cultura implica estabilidade, enfatiza demonstrações conceituais, serve como fator aglutinador para levar os membros do grupo em direção ao consenso e implica dinâmica padronização.

A essência da cultura de uma organização é expressa pela maneira como ela faz seus negócios, pelo modo como trata seus clientes e trabalhadores, pelo grau de autonomia ou liberdade que existe em suas unidades ou escritórios e pelo grau de lealdade expresso por seus funcionários com relação à organização. Representa as percepções dos gestores e trabalhadores da organização e reflete a mentalidade que nela predomina. Por essa razão, pode-se afirmar que ela condiciona a gestão dos trabalhadores e passa, assim, por um processo de modificação constante.

É relevante, porém, ressaltar que, antes de qualquer mudança, deve-se primeiramente fazer um diagnóstico da cultura da organização, para estabelecer um plano de ação e finalmente executá-lo, adaptando a ferramenta mais conveniente. Assim, obtém-se um resultado satisfatório, que se transmitirá no clima organizacional da empresa, tornando-se benéfico para que o desempenho possa fluir de forma promissora. Independente da abordagem, as definições do conceito de cultura trazem, em seu cerne, a adaptação do indivíduo à sociedade ou à organização em que vive.

2.2 A CULTURA ORGANIZACIONAL

Os desempenhos profissional e organizacional são resultantes dos diversos tipos de cultura e da intensidade da força cultural apresentados pela organização. Os fatores culturais exercem significado sobre as práticas de gestão e a crença no fato de que a cultura constitui fator de diferenciação das organizações bem-sucedidas.

O fenômeno cultura organizacional vem sendo estudado desde o início do século XX, a partir da experiência de Hawthorne, desenvolvida entre 1927 e 1932. Sob a coordenação de Elton Mayo, adquiriu mais evidência com a constatação da grande influência do grupo sobre as atitudes do indivíduo. Atualmente, é dada grande importância ao seu estudo, por considerar que ela é determinante do desempenho individual, da satisfação no trabalho e da produtividade da empresa (FERNANDES; ZANELLI, 2006).

A compreensão dos fenômenos organizacionais envolve a análise de como os processos micro-organizacionais (atitudes, crenças, valores, percepções, construção de significados, emoções), apoiados na diferença individual, articulam-se e de que modo, a partir disso, emergem os processos macro-organizacionais (estruturas, cultura, poder, políticas), constituintes do contexto que configura, limita e afeta os próprios processos micro-organizacionais (ZANELLI *et al.*, 2004).

As organizações são redes de partes correlacionadas, nas quais cada elemento trabalha em conjunto para apoiar as diversas operações da corporação, compondo a arquitetura organizacional, conforme apresentado na Figura 1.

Figura 1 – Arquitetura organizacional

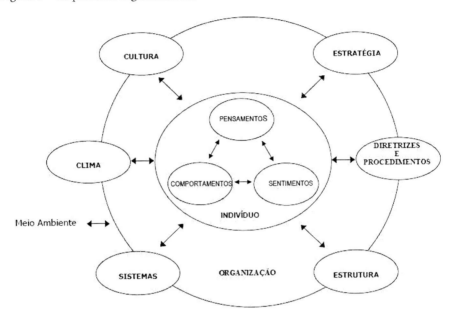

Fonte: Silbiger (1996, p. 116)

A cultura organizacional nasce da necessidade dos trabalhadores, dos mecanismos de grupos e da influência de gestores que, pelo uso das estruturas, legitimam o passado, dão vida ao presente e apontam para o futuro. Está vinculada a grupos vivendo conjuntamente por um longo período de tempo, suficiente para compartilhar, resolver um problema e observar os resultados, isto é, "indivíduos com uma história" (SILBIGER, 1996, p. 116).

A identificação da cultura organizacional pode ocorrer, em diferentes níveis de análises, de complexidade crescente de observação: a) os artefatos; b) os valores; c) as crenças fundamentais (SCHEIN, 1993). Os artefatos são manifestações visíveis e superficiais, bem como palpáveis: o ambiente construído, a arquitetura, a tecnologia, o *layout* da organização, a maneira de se vestir, o material instrutivo. As informações, nesse nível de análise, são fáceis de serem obtidas.

A origem da cultura organizacional é objeto de controvérsias. Entende-se, então, que o processo de formação da cultura organizacional é idêntico ao de formação de grupos que compartilham crenças, pensamentos, sentimentos e valores, e que resultam de experiências e do aprendizado coletivo. Tal fato significa que sem a formação de grupos não haverá cultura. Assim, esses grupos, para justificarem suas existências, tornam-se focos de formação de subculturas (PIRES; MACÊDO, 2006).

Uma função importante da cultura organizacional é distinguir uma organização de outras e de seu ambiente, proporcionando a ela uma identidade externa. De forma similar, a cultura provê uma identidade para os membros da organização, alocando-os em uma estrutura organizacional e ocupacional, reconhecível por eles mesmos e pelos outros. Também cria um senso de compromisso com uma entidade social maior do que o simples interesse pessoal.

Desse modo, as identidades dos indivíduos são construídas de acordo com o ambiente em que se inserem e que envolve, entre outras coisas, as estruturas sociais, a cultura e o histórico das relações. A organização, como sistema social, inserida em seu contexto, busca preservar sua identidade e sobrevivência. Para tanto, desenvolve uma estrutura normativa (valores, normas e expectativas de papéis, padrões esperados de desempenho e interação) e uma estrutura de ação (padrões reais de interação e desempenho) originada, sobretudo, na gestão (ZANELLI, 2003).

Sendo a identidade social construída a partir do momento em que os indivíduos se veem como parte de um grupo, as organizações de trabalho representam um grupo muito expressivo na definição da identidade social de seus membros (FERNANDES; ZANELI, 2006). Disso advém a necessidade de se estudar sua interação, uma vez que o convívio entre as pessoas pertencentes a um grupo é intenso e significativo.

Cultura é um mecanismo de controle social, pois, por meio dela, a organização define a realidade com a qual os seus membros convivem. Socializa os novos membros de forma peculiar e, periodicamente, ressocializa os membros mais antigos.

Uma vez que a cultura é uma ferramenta de controle e que são desenvolvidas evoluções nos modelos de gestão organizacional, com inovações tecnológicas de gestão, bem como novas formas de controle e novos formatos culturais, a gestão, como parte do processo organizacional acompanha essas transformações (FLEURY, 2007).

As organizações buscam utilizar-se de uma ferramenta como arma fundamental para o bom desenvolvimento – a atuação dos gestores nas organizações –, ao visar articular e conduzir, por meio de aspectos culturais, o cumprimento de objetivos e metas que deixam transparecer que a aprendizagem em grupo reflete os valores de alguém.

A maior consequência negativa da cultura organizacional cristalizada é a de criar barreiras à mudança. Paradoxalmente, uma cultura forte pode produzir rigidez na organização, dificultando as necessárias mudanças para as novas condições. Outra consequência da cultura é que ela pode criar conflitos dentro da própria organização.

Outro tipo de atuação que pode ser nocivo é o de subculturas, que se desenvolvem em velocidades diferentes de outras unidades da organização. Isso resulta em falta de coordenação interna, que afeta adversamente as relações externas. Por exemplo, um departamento de Tecnologia da Informação pode implantar sistemas informatizados que estejam além das habilidades da maioria dos empregados médios.

Mesmo com treinamento, os trabalhadores podem resistir à nova tecnologia ou vivenciar um longo período de aprendizado. Sobre isso, subculturas orientadas para a mudança podem vivenciar conflitos com subculturas que não valorizam mudanças. Tal fato os impede de explorar novas soluções para os problemas da organização, contribuindo para uma cultura na qual predomina a indecisão. A descrição dos elementos que constituem a cultura organizacional, a forma como eles funcionam e, ainda, as mudanças que provocam são maneiras de dar à cultura um tratamento mais concreto (FREITAS, 1991).

Há de se considerar, também, que há um número grande de variáveis, em níveis de importância, que condicionam o dimensionamento de recursos humanos, como a estrutura organizacional, os números de departamentos e setores organizacionais, a complexidade da organização, a absorção de novas tecnologias, além das características culturais (PICCHIAI, 2000).

A Figura 2 mostra como são os processos para a formação das culturas organizacionais:

Figura 2 – A formação de culturas organizacionais

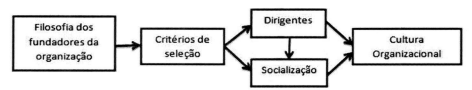

Fonte: Robbins (2005, p. 385)

No processo de formação da cultura organizacional (Figura 2) é importante esclarecer que a filosofia dos fundadores da organização se constitui por valores, crenças e suposições dos fundadores. Em relação aos critérios de seleção, é necessário se pensar em selecionar pessoas que possuam valores condizentes com os da organização (ROBBINS, 2005). Do mesmo modo, o desempenho dos gestores influencia as ações e o modo de pensar dos trabalhadores. Por esse motivo, a socialização tem a função de adaptar os trabalhadores à cultura da organização.

A cultura organizacional é responsável, consciente ou inconscientemente, pela maneira como as pessoas pensam, interagem e percebem sua própria existência na organização e a existência da liderança e de seu estilo. Assim, a cultura organizacional molda as atitudes dos gestores e estes moldam a cultura e definem o desempenho das organizações. Geralmente, essa modelagem se faz por meio da influência (poder), que é a força psicológica e uma transação interpessoal que fazem com que haja uma mudança de atitudes (ROBBINS, 2005).

A cultura organizacional tem grande poder para o desempenho das organizações. A cultura organizacional influencia diretamente na redução da rotatividade de funcionários, cria distinções entre as organizações, proporciona identidade aos membros da organização, estimula a estabilidade do sistema social e facilita o comprometimento com algo maior do que os interesses individuais de cada um e a integração interna (DIAS, 2003; ROBBINS, 2005).

A evolução da cultura pode ser decorrente das sucessivas funções que os sujeitos desempenham no seio do grupo, visto que se trata de uma realidade dinâmica. As organizações também são participantes ativas no processo de mudança social. Tal fato pode ser visto na área de influência política, uma vez que as organizações exercem a sua influência por uma legislação e normas favoráveis aos seus interesses (HALL, 1984).

As mudanças se processam com mais facilidade na área tecnológica, enquanto as alterações nas organizações ocorrem de forma mais lenta. Mas dificilmente se efetuam mudanças nos aspectos culturais e dos valores. A cultura assume o papel de legitimadora do sistema de valores, expressos por rituais, mitos, hábitos e crenças comuns aos membros de uma organização, que, assim, produzem normas e atitudes genericamente aceitas por todos (ROBBINS, 2005).

2.2.1 O processo de socialização

A cultura é o resultado de um processo cumulativo de conhecimento e sua utilização fornece ao homem possibilidades de adaptação ao seu ambiente. Esse conhecimento se expressa por meio de símbolos partilhados entre os membros. Assim, pode-se saber o que fazer em determinadas situações, mas não se pode prever qual será o desempenho real (GEERTZ, 1989). Desse modo, o estudo da cultura situa-se no entendimento e na descrição dos códigos de símbolos partilhados pelos membros de determinada cultura.

No Quadro 1, observa-se quatro campos de saber para análise da cultura nas organizações.

Quadro 1 – Quatro campos de saber para análise da cultura nas organizações

Campos de saber	Concepção
Ideológico	Evidências doutrinárias, não demonstráveis, retóricas;
Científico	Evidências explicativas, demonstráveis, *know-why*;
Artístico	Expressões estéticas;
Técnico	Procedimentos, regras operatórias, *know-how*.

Fonte: elaborado pela autora com base nos estudos de Srour (1998)

A cultura organizacional é aprendida, transmitida e partilhada. Ademais, ela não decorre de uma herança biológica ou genética, porém, resulta de uma aprendizagem socialmente condicionada. Exprime, então, a identidade da organização, sendo construída ao longo do tempo e servindo de chave para distinguir diferentes coletividades (SROUR, 1998).

Nas organizações, a cultura impregna todas as práticas e constitui um conjunto preciso de representações mentais, um complexo muito definido de saberes, cujas manifestações assumem formas variadas, a saber (SROUR, 1998):

- Princípios, valores e códigos;
- Conhecimentos, técnicas e expressões estéticas, tabus, crenças e pré-noções;
- Estilos, juízos e normas morais;
- Tradições, usos e costumes;
- Convenções sociais, protocolos e regras de etiqueta;
- Estereótipos, clichês e motes;
- Preconceitos, dogmas e axiomas;
- Imagens, mitos e lendas;
- Dogmas, superstições e fetiches.

A cultura organizacional passa a ser a mente da organização, a crença comum que se reflete nas tradições e nos hábitos, bem como em manifestações mais perceptíveis (histórias, símbolos ou mesmo edifícios e produtos). A cultura organizacional não existiria sem as pessoas. Nesse sentido, ao abordar a cultura é válido mencionar como as pessoas estão estruturadas nas organizações. As cinco partes das organizações seriam: núcleo operacional, cúpula estratégica, linha intermediária, tecnoestrutura e assessoria de apoio (MINTZBERG, 1995, 2000).

As pessoas se adaptam a uma organização por meio de dois processos básicos: integração e socialização: por esta se adquirem as habilidades e atitudes necessárias para se tornar membro de uma organização; por aquela se alinham objetivos e metas pessoais aos organizacionais. As visões compartilhadas são imagens que pertencem a pessoas que fazem parte das organizações e que desenvolvem um senso de comunidade que permeia a organização e dá coerência a diversas atividades (SENGE, 2002).

No discurso de inclusão do candidato ao quadro efetivo da organização já está embutido o discurso de exclusão: se não houver identificação entre ambos com os valores e as atitudes, o desligamento será consequência natural e, claro, por iniciativa do futuro trabalhador, que não colaborou na proporção desejada (FERNANDES; ZANELLI, 2006).

Os candidatos já são informados de que não fará parte da organização quem não se identificar integralmente com a história e com o desempenho da empresa. Desse modo, a adesão é mais do que aceitação: é superposição ao já constituído anteriormente, é o alinhamento da atuação ao padrão de desempenho observado nas equipes de trabalho.

As contradições entre os trabalhadores e a organização podem levar ao conflito – minimizado pelo processo de mediação entre esses atores –, da mesma forma que também à solução dos problemas. Logo, os trabalhadores aceitam suas condições de trabalho e colaboram ativamente para sua submissão (consciente ou inconscientemente), mas o poder da organização (ou o de alguns de seus membros) prevalece na solução desses conflitos e/ou interfere decisivamente para a mediação entre essas posições (PAGÉS, 1993).

Por esse fato, a dominação das pessoas pela organização está diretamente ligada ao desenvolvimento de um conjunto integrado e coerente de mecanismos econômicos, políticos, ideológicos e psicológicos, que, uma vez associados, conseguem influir no comportamento das pessoas.

Para que as pessoas possam conviver com essas contradições, com esse discurso fragmentado e com o permanente conflito interno, são propostos quatros processos de mediação (PAGÉS, 1993):

- A mediação econômica, representada pelos altos salários e pela abertura da carreira;

- A mediação política, que garante o respeito às diretrizes centrais da empresa, ao mesmo tempo em que assegura o desenvolvimento da iniciativa individual;

- A mediação ideológica, que gera a identificação entre o indivíduo e a organização, quando aquele absorve a ideologia elaborada por esta; e

- A mediação psicológica, que possibilita que os privilégios e as restrições (coerções) impostas pela organização se transformem em prazer e angústia das pessoas que nela trabalham.

Os processos de mediação são mecanismos que as organizações multinacionais e/ou transacionais utilizam para antecipar e/ou prevenir conflitos que possam afetá-las.

2.3 CONCEITOS EM CULTURA ORGANIZACIONAL

O impacto da cultura organizacional no desempenho dos trabalhadores tem sido demandado por diversos autores. Por exemplo, Bardall (2000), a partir de uma pesquisa realizada com 103 gestores de departamentos de recursos humanos das maiores organizações norte-americanas, ao abordar seus programas de desenvolvimento da gestão, identificou os seguintes fatores como os mais citados pela maioria dos respondentes:

- A visão e os valores do presidente;
- O plano estratégico da organização;
- As necessidades operacionais da organização; e
- A cultura da organização.

Dessa forma, a fim de compreender e intervir melhor em uma organização, faz-se necessário investigar e estudar sua cultura ao considerar o contexto histórico e cultural em que está inserida. É importante pontuar que existe uma interferência real da cultura nacional, regional e até mesmo inter-regional na cultura da organização propriamente dita, que ocorre nos relacionamentos, nos padrões de conduta e na forma de gestão.

Ao se discutir conceitos em cultura organizacional, dois devem ser salientados: o de Schein, que enfatiza a cultura organizacional como o resultado da dinâmica de determinada organização, e o de Hofstede, que considera a cultura organizacional como o resultado de uma dinâmica cultural maior da sociedade na qual essa organização se insere (HOFSTEDE, 1984; SCHEIN, 1986).

2.3.1 Conceitos em cultura organizacional de Schein – abordagem sistêmica fechada

Se a organização como um todo vivenciou experiências comuns, pode existir uma forte cultura organizacional que prevaleça sobre as várias subculturas das unidades. Observa-se, frequentemente, que grupos com experiência ocupacionais semelhantes tendem a desenvolver culturas próprias no interior das organizações, por exemplo: a cultura dos gestores, a dos engenheiros e a do sindicato (SCHEIN, 1986).

Para decifrar a cultura de uma organização, é preciso aflorar seus pressupostos básicos, cujo padrão específico é denominado, pelo autor, de paradigma cultural (geralmente o principal executivo ou fundador da empresa).

Em termos metodológicos, Schein (1986) propõe níveis de análise para o processo de investigação do universo cultural de uma organização:

- Analisar o teor e o processo de socialização dos novos membros;
- Analisar as respostas e os incidentes críticos da história da organização;
- Analisar as crenças, os valores e as convicções dos criadores ou portadores da cultura;

- Explorar e analisar, junto a pessoas da organização, as observações surpreendentes descobertas durante as entrevistas.

Essa investigação conjunta poderá auxiliar no processo de desvendar as premissas básicas e o padrão de interação para formar o paradigma cultural. A analogia de um *iceberg*, apresentada na Figura 3, ajuda a conceituar os diferentes níveis de cultura (SATHE, 1985). Nela, certos aspectos de cultura são mais aparentes, exatamente como a ponta do *iceberg*.

Figura 3 – Representação da cultura utilizando a alegoria do *Iceberg*

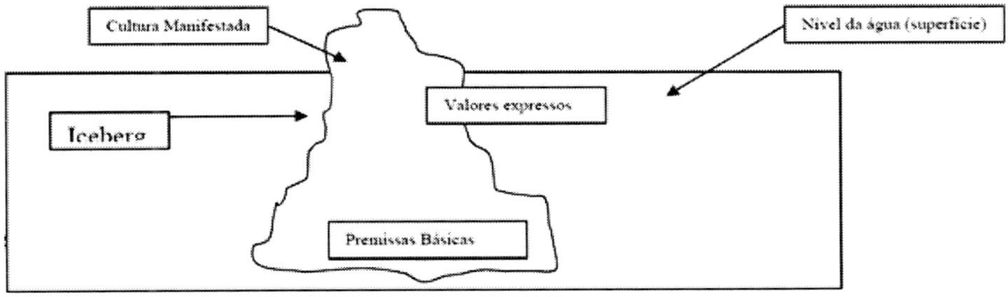

Fonte: Sathe (1985, p. 236)

Esses aspectos são a **cultura manifestada**, a qual contém os elementos mais facilmente ressalváveis, como atitudes, linguagem, música, alimentos e tecnologia. A cultura manifestada representa o primeiro contato com a nova cultura, por exemplo, conversa das pessoas, roupas, interações com os outros e bens. Embora o nível manifesto seja facilmente acessível, ele somente proporciona um entendimento parcial de uma cultura particular. Ao se observar somente esse nível, não se consegue entender claramente uma cultura.

Um significado mais profundo da cultura é o nível dos **valores expressos**, que representa como as pessoas daquela cultura explicam o nível manifestado, ou seja, é a explicação da cultura por ela mesma. A base do *iceberg* representa o nível das **premissas básicas**, que são os fundamentos da cultura: ideias compartilhadas e crenças sobre o mundo e a sociedade como um todo, que guiam os pensamentos e as ações das pessoas (SCHEIN, 1986).

Ao se conhecer as premissas básicas de uma cultura, pode-se obter *insights* sobre os princípios em que os outros níveis se apoiam. Elementos abaixo da linha da água são difíceis de serem observados e mais importantes para o entendimento da cultura, porque eles são os fundamentos da cultura organizacional. Adicionalmente, elementos acima da linha da água são fáceis de mudar, enquanto os submersos são lentos e resistentes à mudança.

A **cultura organizacional**, por sua vez, pode ser compreendida em níveis semelhantes (SCHEIN, 1986), a saber:

- **Nível de artefatos visíveis**: trata-se do ambiente construído da organização, a arquitetura, o *layout*, a maneira de as pessoas se vestirem, os padrões de comportamento visíveis, bem como os documentos públicos: cartas, mapas. Esse nível de análise é passível de enganos, porque os dados são fáceis de obter, mas difíceis de interpretar. É possível descrever como um grupo constrói o seu ambiente e quais são os padrões de desempenho discerníveis entre os membros, mas, frequentemente, não se consegue compreender a lógica subjacente ao desempenho do grupo;

- **Nível de valores que governam o comportamento das pessoas**: como são difíceis de observar diretamente, para identificá-los é preciso entrevistar os membros-chave de uma organização ou realizar a análise de conteúdo de documentos formais da organização. Entretanto, ao identificar esses valores, nota-se que eles geralmente representam apenas os valores manifestos da cultura. Isto é, expressam o que as pessoas reportam ser a razão do seu desempenho e isso, na maioria das vezes, são idealizações ou racionalizações. As razões subjacentes ao desempenho permanecem, entretanto, escondidas ou inconscientes;

- **Nível dos pressupostos inconscientes**: são aqueles que determinam como os membros de um grupo percebem, pensam e sentem. À medida que certos valores compartilhados pelo grupo conduzem a determinados comportamentos e estes se mostram adequados para solucionar problemas, o valor é gradualmente transformado em pressuposto inconsciente sobre como as coisas realmente são. À medida que um pressuposto se torna cada vez mais **assumido**, vai passando para o nível do inconsciente.

Os valores da organização são elementos definidores e identificadores dos grupos sociais humanos, pressupostos básicos das distinções culturais, uma vez que orientam atitudes, sentimentos e outras expressões típicas e próprias de determinado grupo.

Os valores são como fins socialmente selecionados, introjetados pelos indivíduos atuantes no sistema, de acordo com suas posições culturalmente definidas e que orientam suas ações nas diversas interações que executam em seu cotidiano. É importante reter que um mesmo conjunto de valores será introjetado e operacionalizado, preferencialmente pelos indivíduos, conforme suas localizações nos sistemas interativos que atuam (TAVARES, 1993).

A cultura de uma organização não existe quando esta começa, pois vai se formando gradualmente por meio de um processo contínuo que, na realidade, nunca termina. O surgimento de uma cultura organizacional está diretamente relacionado à permanência de certo grupo de funcionários, uma vez que a rotatividade de funcionários dificulta a consolidação de valores (DIAS, 2003; ROBBINS, 2005; SCHEIN, 2009).

Para Schein (1985), é preciso adotar um modelo de cultura que faça justiça ao que o conceito conota e que possa ter utilidade em outros campos. A definição de Schein é considerada, de certo modo, limitada, na medida em que não considera o contexto global no qual o grupo ou a organização em questão está inserido(a).

O conceito de Hofstede é mais abrangente, visto que releva aspectos da sociedade em que a organização está inserida. Ele afirma não ser possível compreender a cultura de uma organização sem conhecer o contexto em que ela se insere.

2.3.2 Conceitos em cultura organizacional de Hofstede – abordagem sistêmica aberta

Para Hofstede (1984), a cultura é, para o coletivo humano, o que a personalidade é para um indivíduo. Ela determina a identidade de um grupo humano, da mesma forma que a personalidade determina a de um indivíduo. "Todo ser humano é de fato o socializado de determinado meio, não se pode tornar inteligível a dinâmica humana nas organizações sem conhecer a cultura e a sociedade na qual ela se insere" (HOFSTEDE, 1994, p. 180).

Hofstede (1994) realizou um estudo comparativo no levantamento de dados sobre aspectos que considerou importantes e determinantes na formação dos traços culturais em organizações de vários países, entre eles o Brasil. Esse estudo obteve repercussão mundial, pelo fato de o autor ter conseguido levantar dados sobre diferentes culturas, considerando alguns pontos para comparação. Em relação à cultura do país, seis categorias foram consideradas:

1. A distância do poder, que poderia ser grande ou pequena;
2. A tendência a ser coletivista ou individualista;
3. A orientação ser masculina ou feminina;
4. A maneira de lidar com a incerteza de modo forte e fraco;
5. Os aspectos de normas gerais, como família, escola, local de trabalho, política e ideias; e
6. A orientação em médio ou longo prazo.

Em relação às organizações, o estudo levantou seis condições diferenciadoras:

1. Se a orientação é para processo ou resultados;
2. Se a orientação é para o trabalhador ou o trabalho;
3. Se a empresa é profissional ou paternalista;
4. Se o sistema é aberto ou fechado;
5. Se os controles são rígidos ou flexíveis; e
6. Se tende para normas ou pragmatismo.

2.4 CARACTERÍSTICAS DA CULTURA NO BRASIL: ESTUDOS E PESQUISAS

A preocupação em levantar as características da cultura brasileira não é recente, visto que desde a década de 1930 vêm se desenvolvendo estudos e pesquisas com esse objetivo, tais como os desenvolvidos por Azevedo (1958), DaMatta (1983, 1997), Freitas (1997), Hollanda (1989), Martins (1997) e Moog (1981), entre tantos outros.

As múltiplas interpretações que visam levantar aspectos da cultura brasileira enfocam detalhes diferentes, de acordo com o referencial teórico de seus pesquisadores. De um lado, autores como Caio Prado Júnior (1965), que enfatizou as questões da estrutura econômica, política e racial, priorizando aspectos relacionados aos macroprocessos. De outro, autores como Azevedo (1958), DaMatta (1983, 1985), Hollanda (1989), Moog (1981) e Lodi (1993) explicaram o Brasil por meio da compreensão de elementos que influenciaram sua formação histórica e cultural e, dessa forma, fornecem elementos para que se compreenda melhor a cultura brasileira.

As contribuições dos estudos e pesquisas isolou os seguintes aspectos como componentes importantes para interpretar o tipo nacional brasileiro:

1. Culto da personalidade;
2. Dificuldade para o cooperativismo e para a coesão social;
3. Presença de traços decorrentes da colonização por aventureiros;
4. Ausência de culto ao trabalho;
5. Cultura ornamental; e
6. Cordialidade presente como características marcantes.

Traços característicos da cultura brasileira são apontados por Azevedo (1958) como: afetividade, irracionalidade e misticismo; religiosidade católica popular, cultivo da docilidade; sobriedade diante da riqueza; vida intelectual e literária de superfície, erudição não prática; individualismo não criativo, atitude antissocial; atitude de abusos em relação ao Estado.

Outras caraterísticas da cultura brasileira são apontados por Moog (1981), como: geografia que leva ao isolamento e produz o individualismo; religiosidade mais instintiva e desordenada; e sentido predatório-extrativista.

Para DaMatta (1997), o Brasil é uma sociedade *sui generis*, no sentido de que apresenta múltiplos eixos ideológicos – como a hierarquia e o individualismo –, sem que sejam hegemônicos e competitivos, mas complementares. Nesse ambiente, desenrola-se o dilema brasileiro, ou seja, a tensão permanente entre as categorias de indivíduo e pessoa.

As organizações brasileiras possuem características peculiares em relação a organizações de outras culturas ou países e refletem os valores culturais da sociedade maior. Pesquisas e estudos comprovam a similaridade de algumas características presentes na cultura brasileira e refletidas nas culturas organizacionais, entre eles citam-se os de Coda (1997), Freitas (1997) e Lodi (1993).

Freitas (1997) desenvolveu um estudo com o objetivo de levantar traços brasileiros presentes nas organizações, que viriam a auxiliar no processo de análise organizacional, e salientou cinco deles como representantes mais marcantes:

- A hierarquia, que se traduz por uma tendência à centralização do poder dentro dos grupos sociais;

- O personalismo, que se traduz por meio de passividade e aceitação dos grupos inferiores;

- A malandragem, que se traduz por intermédio da flexibilidade e adaptabilidade como meio de navegação social e do "jeitinho";

- O sensualismo, que se traduz por meio de roupas ousadas, provocantes, decotes marcantes, tom de voz; e

- O aventureiro, que se traduz em pessoas mais sonhadoras do que disciplinadas e com uma tendência à aversão ao trabalho manual ou metódico.

Em consequência do modo de funcionamento das organizações brasileiras, o trabalhador também desenvolveu uma forma particular de lidar com o trabalho. Lodi (1993), a partir de pesquisa realizada, relata que encontrou alguns traços do tipo social do brasileiro como trabalhador: bondade e hospitalidade; culto da personalidade; dificuldade de obediência; falta de coesão social; aventura e imprevidência; falta de culto ao trabalho; falta de controle e acompanhamento; cultura ornamental; cordialidade; afetividade e irracionalidade; falta de objetividade; religiosidade intimista; docilidade e resignação; sobriedade diante da riqueza; individualismo e respeito pelas chefias carismáticas.

Coda (1997) realizou um estudo em várias empresas brasileiras e concluiu que, sob a ótica dos trabalhadores, as organizações brasileiras sequer estão conseguindo tornar clara e praticar uma gestão que seja transparente e compatível com seu próprio funcionamento.

Os gestores foram frequentemente criticados e isso poderia configurar uma crise de gestão e de projeto organizacional, o que aumentaria o desafio de mobilizar trabalhadores para a mudança e o aperfeiçoamento organizacional.

A dificuldade de os gestores desenvolverem uma identidade coerente com seu discurso também foi levantada por um estudo realizado por Spink (1997), em que ficou claro o distanciamento entre o discurso adotado e a prática desempenhada.

Cada enfoque e cada autor contribuiu, com sua ótica, para um tema tão vasto e complexo, que está longe de possuir um caráter definitivo, até porque a realidade social se transforma a cada dia e, com ela, as práticas sociais, suas representações, seus discursos e sua cultura também são modificados.

2.5 INFLUÊNCIAS DA TECNOLOGIA DA INFORMAÇÃO: REMODELAMENTO NA CULTURA

A tecnologia define o horizonte porque marca os limites do possível e do imaginável: altera suposições sobre a natureza da realidade, a forma como a sociedade se organiza e cria novas alternativas. Nesse sentido, a tecnologia não pode ser considerada neutra (ZUBOFF, 1994).

Entre a tecnologia e a organização, a natureza estratégica é de grande relevância, pois a competência tecnológica influencia as estratégias da organização e, diretamente, os sistemas e as estrutura operacionais, com impacto direto no contexto, na configuração, no arranjo e na natureza das atividades produtivas (GONÇALVES, 1994).

A tecnologia, por si só, não é capaz de colocar em circulação as inovações. A maneira como os gestores e os trabalhadores responderão às alternativas de automação ou informatização, propostas pelas novas tecnologias, determinará se haverá uma nova concepção de organização, trabalho e poder, dependendo da gestão que será exercida por seus gestores (ZUBOFF, 1988).

A tecnologia de informação tem sido utilizada para perseguir metas como a redução do esforço do trabalho, o aumento da produtividade e a melhoria da qualidade de seus produtos e/ou serviços. Entretanto, ela tem causado um impacto mais amplo nas organizações, que pode ser sentido no âmbito individual, grupal ou organizacional.

A tecnologia da informação influencia na forma como as pessoas realizam suas tarefas, pois é capaz de transformar e reestruturar operações que fazem uso de informações para realizar transações, acompanhar registros, desenvolver análises, controlar e comunicar. Houve uma transformação em alguns aspectos operacionais, antes mais brutalizados, para os atuais, mais calcados em máquinas e equipamentos, que podem ser operados em ambientes mais limpos e menos conturbados (RIFIKIN, 2004).

O componente humano de uma organização corresponde ao conhecimento, à experiência e às habilidades tanto dos profissionais de TI quanto dos usuários que compõem a memória da organização. Os conhecimentos e as habilidades dos trabalhadores são importantes, porque devem combinar os conhecimentos das diversas áreas das organizações, para que a tecnologia possa ser bem empregada e ofereça um retorno satisfatório.

2.5.1 A inserção de sistemas infomatizados e seus impactos

Ao considerar as informações e o conhecimento acumulado, destaca-se a importância da cultura organizacional durante o processo de implantação de sistemas informatizados, ressaltando que eles apresentam uma boa aceitabilidade no mercado. Contudo, frequentemente, apresentam divergências com os aspectos culturais, como resistências que podem se apresentar relevantes, sendo essas as questões que desencadearam a motivação para o processo dessa investigação científica.

O primeiro passo para organizar o gerenciamento dos sistemas informatizados seria, basicamente, alinhar estratégias de Tecnologia da Informação (TI) com a estratégia organizacional e planejar e desenvolver a arquitetura da informação. O segundo passo seriam as instalações do hardware/software e sua manutenção (ALADWANI, 1999). Em relação à estrutura de Sistemas Informatizados (SI), é importante considerar que existem diferenças entre o gerenciamento de SI e TI. Assim sendo, eles devem ser independentes (LEEK, 1997).

Enquanto a função da equipe de TI é o estudo do desenvolvimento e soluções, além do cuidado para que os dados cheguem aos sistemas por meio de tecnologias de telecomunicações, armazenamento, bem como o suporte e a manutenção, a equipe de SI é responsável pela qualidade das informações, para que estas sejam racionais e processadas corretamente. Algumas considerações chaves são importantes para manter essa estrutura, sendo necessário (LEEK, 1997):

- Aumentar a abrangência do envolvimento no desenvolvimento de um projeto, iniciando-o desde a identificação do projeto até o fornecimento e a manutenção dos resultados;

- Envolver a alta gestão no trabalho para o sucesso do projeto;

- Envolver gestores de todas as áreas da organização, como produção, finanças, marketing, alinhando a estratégia do projeto à organizacional; e

- Envolver, em todos os estágios do projeto, tanto os profissionais de Sistema de Informação quanto os de Tecnologia de Informação.

Sobre as implicações sociais da implantação de um sistema integrado ERP, não está associada à tecnologia, mas sim à reinvenção dos processos (SCHNEIDER, 2009). Mesmo que a organização esteja devotada às pessoas e às questões culturais, quando elas vierem à tona poderão ser ignoradas, juntamente com seus riscos. Os sistemas ERP são identificados mais como um sistema de controle do que uma ferramenta na reestruturação da organização.

A substituição de diversos sistemas por um único que integra todas as áreas é um desafio para as organizações, que necessitarão de grandes investimentos e de uma equipe de profissionais especializados, pois as tarefas reestruturadas exigem mudanças nas atividades diárias e, consequentemente, nos hábitos das pessoas.

2.5.2 Adequação na cultura organizacional

São evidentes os efeitos que as mudanças tecnológicas provocam no mundo, em geral, e no contexto organizacional, em particular, quer em relação ao funcionamento e à inter-relação como no âmbito da própria cultura. O planejamento de mudanças precisa ser mediado pela cultura organizacional, ou seja, quanto mais importante a ação de mudança for para a estratégia, maior deve ser sua compatibilidade com a cultura da organização (SCHEIN, 1986).

A utilização das novas tecnologias da informação e comunicação possibilita a concretização de mudanças assinaláveis nas organizações, nomeadamente sobre os processos de integração e controle, formas de trabalho, tomadas de decisão, sistemas de gestão, bem como a própria estrutura organizacional (VALA *et al.*, 1994) .

O remodelamento da cultura começa de cima para baixo, isto é, pode e deve ser executada a partir do mais alto nível da hierarquia organizacional. Dessa forma, com a integração de todos, é possível analisar se os objetivos estão sendo atingidos.

Diferentes grupos profissionais podem ter diferentes visões do mundo e da natureza do negócio da organização. Cada grupo pode ter desenvolvido sua própria linguagem especializada e estabelecido um conjunto de conceitos facilitadores para a formulação de prioridades do negócio (MORGAN, 1996).

Além disso, as constantes modificações nas organizações e no trabalho assentem pelas modificações tecnológicas, fusões, miniaturização, *outsourcing*, reengenharia, e expansão global e deslocação de facilidades, significam que as pessoas sentem dificuldades em manter quaisquer significações passadas relativas ao seu trabalho, como as sensações de pertença a um grupo ou coletividade que conhecem (BEYER, 2001).

Nem todos os grupos profissionais estão completamente comprometidos com a organização em que trabalham, o que resulta no desenvolvimento de uma contracultura em oposição aos valores organizacionais. Consequentemente, gera um clima de tensão, de insatisfação e de angústia. As condições no trabalho, os problemas que surgem advindos de situações estressoras, capazes de perturbar o equilíbrio interno do trabalhador, influenciam seu bem-estar físico e mental.

Desse modo, impedem e causam danos no cumprimento de suas tarefas, que são acompanhadas pela frustração e raiva, aliadas a um sentimento de falta de poder e desmotivação, deixando-o alienado, desanimado, sem perspectivas para dar continuidade ao trabalho, o que dificultará o seu desempenho na organização, provocando uma queda na produtividade.

Um remodelamento só é possível se houver a transformação cultural em toda a organização, começando pela alta gestão e, principalmente, pelo principal gestor. Inicia-se por acreditar que as pessoas em geral preferem ser pessoas brilhantes a comuns em seu trabalho e que elas já detêm o poder naturalmente ao se criar, então, a base cultural apropriada para permitir que esse poder aflore. Um trabalho mais livremente organizado proporciona vias de descarga psíquicas mais adaptadas às suas necessidades inerentes, ao fazer, e se torna mais motivador e relaxante (DEJOURS, 1994).

Se a estratégia de mudança da organização incluir um processo de achatamento (*downsizing*), ela deve ser acompanhada de um processo de empoderamento (*empowerment*) que transpasse por toda a organização, do contrário, corre-se o risco de se criar apenas uma pequena burocracia, com menos níveis intermediários e mais atitudes negativas, pois a tomada de decisões continua centralizada nos altos níveis da hierarquia, sobrecarregando-a ainda mais (BLANCHARD, 1996).

Para se criar o empoderamento em toda a organização, torna-se necessária uma transformação cultural, suficientemente forte para mudar os paradigmas de confiança, autonomia e compartilhamento de informações entre a maioria dos indivíduos.

É importante abrir um espaço para discussão (espaço da palavra) com os trabalhadores para que eles possam sentir-se parte ativa e importante das mudanças. Transformações culturais são complexas e demoradas, porém, tentativas de mudanças efetivas invariavelmente tropeçam, demandam muito mais tempo ou falham sem a remodelação da cultura. Por outro lado, quando bem conduzidas, proporcionam aos trabalhadores menos carga psíquica e, consequentemente, menos sofrimento.

As organizações que dependem da inovação e da criatividade, como as ligadas à alta tecnologia ou à tecnologia da informação, necessitam criar culturas que atraiam as melhores pessoas e motivá-las a produzir produtos vencedores em termos de mercado. As empresas líderes desses setores, ao identificar os atributos de uma cultura vencedora, tendem a transformá-la em vantagem competitiva (COHAN, 1997).

A cultura das empresas de alta tecnologia adotam a política de retenção de talentos e compartilham os seguintes atributos: trabalhar em times; expressar opiniões; responder construtivamente a críticas baseadas em fatos; contribuir para um saudável grau de competição interna; recompensar as inovações; trazer valor ao cliente final; criar ambiente de trabalho informal; e estimular pessoas criativas.

A cultura da organização pode provocar mudanças nas estratégias, nas estruturas, no sistema financeiro e nos procedimentos, chegando a ocasionar, inclusive, modificações nas atitudes dos trabalhadores. Entretanto, essa mudança nas atitudes não implica, necessariamente, mudança cultural, pois esta envolve socialização das atitudes.

O remodelamento das atitudes produz uma transformação cultural, quando há incorporação de valores e crenças condizentes com a cultura estabelecida pela organização. É frequente se mencionar que qualquer mudança é difícil, pois já há algo estabelecido e aceito, sendo este mais um mecanismo de defesa do grupo que definiu os pressupostos vigentes contra a necessidade de estes serem revistos frente a novas realidades (FREITAS, 1991; MALIK, 1992). A cultura não é modificada, mas ampliada ou ressignificada por meio de alterações em conceitos considerados essenciais nos modelos mentais dos portadores de cultura (SILVA; ZANELLI, 2004).

Tais mudanças se efetivam a partir de alterações legítimas nas atitudes dos gestores e pela interiorização de novas formas de conceber os processos e as rotinas organizacionais. Quanto mais consistente for a cultura, mais difícil será sua mudança, uma vez que funciona como um escudo ou um anteparo que protege a organização de alterações profundas, que possam alterar substancialmente seu *status quo*.

A inovação possui tipos específicos, técnicos ou administrativos. As inovações técnicas são aquelas que se referem a produtos ou serviços e aos processos e operações de produção. As inovações, que se encaixam nesse perfil, pertencem aos objetivos técnicos da organização.

Uma inovação em produtos se refere à introdução de novos produtos ou serviços que vão ao encontro das necessidades dos consumidores. Inovação em processos é a introdução de novas operações ou serviços no processo produtivo, podendo incluir novos materiais, equipamentos ou tarefas.

As inovações administrativas, por outro lado, estão mais diretamente relacionadas ao gerenciamento organizacional, referindo-se ao remodelamento na estrutura organizacional ou às atividades administrativas e pertencendo aos objetivos administrativos da organização. O termo inovação diz respeito, também, ao processo por meio do qual uma nova ideia, um objeto ou uma prática é criado, desenvolvido ou reinventado (DAMANPOUR, 1991).

A inovação tecnológica que se explicita na adoção de um novo sistema implica um relmodelamento cultural significativo, para que os novos valores sejam, realmente, incorporados à prática organizacional. Empresas que adotaram novas estratégias produtivas e organizacionais desenvolvem uma cultura da qualidade ao envolver não apenas novas relações com o mercado, com o cliente, mas, ademais, novas formas de interação interna (FLEURY, 1993).

A relação entre cultura e inovação é natural, como o próprio desenvolvimento da cultura, pois os trabalhadores necessitam conviver com a inovação para assimilá-la, o que resulta em um remodelamento cultural (CORRAL, 1993). As formas diferentes de organização influenciam diferentemente o ritmo e o tipo de inovações, conforme as características do seu ambiente.

Em organizações muito estruturadas, por exemplo, divisão de trabalho e rotinas descritas com minúcias e cadeia de comando rígida não são adequadas para ambientes que apresentem mudanças técnicas e mercadológicas rápidas. Nove fatores são considerados consistentes no ambiente interno das organizações para obter sucesso com inovações (BARBIERI *et al.*, 2003). São eles:

- Eficiência percebida com a inovação;

- Nível de incerteza que envolve a inovação;

- Escassez de recursos;

- Padronização de procedimentos;

- Grau de influência nas decisões;

- Expectativa de prêmios e sanções;
- Liderança de influência nas decisões;
- Liberdade de expressar as suas dúvidas; e
- Aprendizagem encorajada.

Para uma organização ter características inovadoras, ela deve ter uma descentralização da responsabilidade; reduzir seus níveis hierárquicos; mudar o estilo de gestão, tornando-o facilitador, e não controlador; disseminar por meio de seus recursos humanos; utilizar-se de formas de comunicação eficientes, seja ela formal ou informal (PETTIGREW; MASSINI, 2003). Para analisar e intervir em uma organização, é necessário considerar todos os componentes organizacionais e ter uma atenção especial ao histórico da empresa e à sua personalidade em meio a inúmeros fatores significativos para a visualização da cultura organizacional, que são diagnosticadas e percebidas por meio (PEREIRA, 2008):

- Da conduta dos gestores e clientes internos e externos;
- Dos símbolos sempre presentes nas relações;
- Das formas de comunicação entre os clientes externos e internos;
- Da filosofia assumida;
- Da política de gestão;
- Do clima organizacional; e
- Da integração entre a missão e os valores da organização e as atitudes das pessoas que ali circulam.

A necessidade de um remodelamento social é indispensável o desenvolvimento das capacidades coletivas para o êxito da mudança. Na análise do remodelamento social, é relevante se ater às características, às causas e à direcionalidade (CROZIER, 1982).

Também deve se distinguir o remodelamento social e remodelamento dos sujeitos ou atores sociais. As organizações, enquanto sistemas abertos, não estão imunes ao remodelamento ocorrido no espaço em que se situam. A viabilidade e o processo de desenvolvimento estão dependentes da adaptação ao ambiente externo e interno no plano tecnológico, econômico e psicossocial, que contribuem para reorientar a organização no trabalho e na gestão.

O evoluir dos fatores que incidem no nascimento de um remodelamento, "podem gerar condições de adaptação ou inadaptação e consequentemente adesão ou *resistência*." (ROSA, 1994, p. 39, grifo do autor). As resistências à mudança abrangem: "ameaça; crítica; mudança vinda do exterior; perda de controle; incerteza e falta de confiança; medo; aumento do volume de trabalho; competências; ressentimentos passados; efeitos ondulares, porque no prosseguimento de uma mudança, surgirão outras" (ALMEIDA, 2005, p. 231).

No plano tecnológico, com a introdução das novas tecnologias da informação e comunicação, há cada vez mais sujeitos que trabalham com números, palavras e símbolos em comparação com a quantidade de sujeitos que trabalham com materiais e produção de bens (ALMEIDA, 2002). A transformação cultural se mostra mais evidente nos novos padrões de desempenho, nas formas de relacionamento e na comunicação interna.

Nas razões que propulsionam um remodelamento, as **invenções** tecnológicas provocam verdadeiras mudanças sociais. As transformações nas organizações têm como causa a aplicação de novas tecnologias. A introdução gradual dos avanços tecnológicos no tecido organizacional conduz a um novo tipo de organização virtual, que, sem uma estrutura física, apoia o seu funcionamento numa rede de relações flexível, ajustada e sustentada pelas virtualidades das novas tecnologias de informação e comunicação (ALMEIDA, 2002).

Com a aplicação das tecnologias de informação à organização, foram criadas transformações essenciais nos modelos de gestão, das quais se destacam: virtualização das relações entre a organização e os seus sujeitos; descentralização do poder, consequente redução do peso da hierarquia na estrutura organizacional e normalização dos fluxos e dos processos de comunicação, bem como uma normalização da informação produzida.

A atitude de cada sujeito face à tecnologia dependerá sempre de todos os agentes que condicionam o desempenho e o sistema de valores que orientam a conduta. Torna-se importante analisar, de modo específico, as atitudes do sujeito e da organização face às novas tecnologias, tendo como consequência o impacto entre o remodelamento e a cultura dominante ao identificar as reações resultantes dos intervenientes ativos no processo.

A introdução de uma nova tecnologia num posto de trabalho ou organização pode ser encarada como um problema de mudança cultural, visto que o sucesso de uma organização pode depender da aplicação de determinada tecnologia. Se esta mudar de forma substancial, a organização terá de aprender novas práticas e metodologias de trabalho, além de redefinir assunções culturais muito enraizadas. Importa referir que, face aos níveis de adesão ou resistências que as novas tecnologias possam despertar, há de assinalar os resultados da mudança, consoante o domínio onde ocorre (SANTANA, 1999).

As mudanças bem-sucedidas envolvem a estrutura organizacional, bem como diferentes métodos de mudança, e a inclusão de recompensas extrínsecas, como a área potencial de mudança. Estruturas como a tecnologia são decisivas para o processo de mudança. Ademais, dão ênfase à forma como os esforços organizacionais de mudança deverão ser abrangentes e incluir todos os aspectos da organização (KATZ; KAHN, 1978 *apud* HALL, 1984).

Projetos de Tecnologia da Informação e Comunicação (TIC) se deparam com muitos desafios e riscos. Novos projetos são realizados cada vez com menos recursos disponíveis. Pesquisas incorporando dados de vários projetos de desenvolvimento de milhares de softwares revelam que apenas 28% dos projetos de TIC foram concluídos no tempo planejado e dentro do orçamento estabelecido. Outros 18% foram cancelados antes da conclusão do ciclo de desenvolvimento e 51% deles concluídos acima do orçamento, fora do prazo e contendo menos funções do que os originalmente especificados (ALLAWARI *et al.*, 2012).

O impacto quanto à informatização dos processos na organização diversificam em função de uma série de fatores, tais como a estrutura da organização; a história da organização com relação ao uso de TI; o conhecimento dos usuários quanto ao tipo de TI que está sendo implantada; os tipos de tarefas que estão sendo alteradas; o envolvimento dos usuários; e o apoio da alta gestão no processo (ZUBOFF, 1988).

Os principais elementos da mudança organizacional contemporaneamente são as tecnologias, o desempenho social, as estruturas e as organizações. Nesse sentido, é importante a renovação nas organizações, no entanto, esta tem que ser contínua e todas as pessoas precisam se envolverem (SENGE, 1999).

Mudanças no modo como a informação é definida, acessada e usada para gerenciar recursos da organização são frequentemente conduzidas para novas distribuições de autoridade e poder, o que alimenta a resistência e a oposição e pode conduzir à ineficiência da informatização.

Ao considerar as informações e o conhecimento acumulado, destaca-se a importância da cultura organizacional durante o processo de implantação de sistemas informatizados, ressaltando que os sistemas apresentam uma boa aceitabilidade no mercado. Entretanto, frequentemente apresentam divergências com os aspectos culturais, como resistências que demonstram relevância, sendo estas as questões que desencadearam a motivação para a escrita desta obra.

O próximo capítulo apresenta a Psicodinâmica do Trabalho, que embasou esta obra. Parte-se de uma análise de como se pode contemplar a subjetividade do trabalhador e, dispondo dos pressupostos da Psicodinâmica do Trabalho, intervir na realidade analisada. O desenvolvimento de uma análise do atual contexto do trabalho, por meio desse olhar, tem o objetivo de introduzir os seus pressupostos e, com a compreensão de seus principais elementos, oferecer subsídios para compreender a realidade da informatização de processos de uma organização.

CAPÍTULO 3

A CONTRIBUIÇÃO DA PSICODINÂMICA DO TRABALHO NO ESTUDO DAS ORGANIZAÇÕES

As Clínicas do Trabalho consideram que o diálogo entre os trabalhadores possibilita levantar as representações relacionadas ao seu trabalho, conhecer os indicadores de prazer e sofrimento advindos do trabalho e, ainda, auxiliar na elaboração de estratégias de enfrentamento ao sofrimento no trabalho. Não é uma clínica do sofrimento atenta, exclusivamente, aos aspectos deletérios e nocivos do trabalho; trata-se de uma clínica que, apesar de partir ou pressupor o sofrimento, vai além dele e enfatiza os aspectos criativos e construtivos do sujeito em sua experiência no trabalho.

As quatro vertentes clínicas são: psicodinâmica do trabalho; clínica da atividade; psicossociologia; e ergologia. Dividem-se em abordagens com especificidades e particularidades conceituais devido às divergências de ordem epistemológica, teórica e metodológica, conforme pode ser observado no Quadro 1, antecedentes e fundadores das Clínicas Sociais do Trabalho (BENDASSOLLI; SOBOLL, 2011a).

Quadro 1 – Antecedentes e fundadores das Clínicas Sociais do Trabalho

Antecedentes e fundadores das Clínicas Sociais do Trabalho	
Antecedentes da Psicopatologia	- Silvadon (1957)
	- Bégoin (1957)
	- Veil (1964)
	- Moscovitz (1971)
	- Le Guillant (1984)
Fundadores das Clínicas Sociais do Trabalho	- Christophe Dejours (1980)
	- Yves Clot (1990)
	- V. de Gaulejac (2007)
	- Yves Schwartz (2000)

Antecedentes e fundadores das Clínicas Sociais do Trabalho	
Referencial Teórico	- Psicodinâmica do Trabalho
	- Clínica da Atividade
	- Psicossociologia
	- Ergologia

Fonte: elaborado pela autora com base em Bendassolli e Soboll (2011a)

Essas abordagens buscam subsidiar ações de indivíduos e coletivos diante das diversas situações de vulnerabilidade no trabalho, sejam elas manifestadas, sejam objetivadas na forma de sofrimento, como, também, na forma de demandas, de "provas" do real do trabalho contra as quais o sujeito é chamado a se afirmar (BENDASSOLLI; SOBOLL, 2011b).

A Psicodinâmica do Trabalho que embasou esta obra é uma clínica inaugurada como disciplina na década de 1980, pelo psiquiatra e psicanalista francês Christophe Dejours (1992). Apoia-se, fundamentalmente, na psicanálise, na psicossomática psicanalítica e na ergonomia franco-belga, ao agregar contribuições da Sociologia do Trabalho, da Sociologia Política e da Psicologia do Trabalho francesa.

A psicanálise foi uma importante influência teórica sobre as clínicas do trabalho e, embora não esteja presente em todas as suas abordagens (a exemplo da clínica da atividade, de Yves Clot), a psicanálise aplicada ao trabalho apresenta diversas contribuições, dentre as quais destacam-se: a questão dos mecanismos de defesa; os processos de vinculação das pessoas às organizações e às instituições, via uma compreensão do ideal de eu; as complexas relações entre o desejo e os objetos de investimento escolhidos pelo sujeito na esfera do trabalho (LHUILIER, 2006).

3.1 BREVE HISTÓRICO DAS CLÍNICAS

A clínica, enquanto método de pesquisa, nasceu da clínica médica, quando o paciente era observado em seu leito: *clinos*, etimologicamente, quer dizer *leito* (BARBIER, 1985).

O método clínico emergiu no momento em que a doença passa a ser idealizada no modelo naturalista de ciência, cujo elemento fundamental é o sintoma. Ao mesmo tempo em que é um fenômeno natural, o sintoma emerge da doença que, nessa totalidade, é vista como coleção de sintomas (LAMANNO-ADAMO, 2006). A formação do método clínico está ligada à emergência do olhar médico no campo dos sintomas (FOUCAULT, 1977).

A clínica se tornou muito mais do que uma prática pautada no indivíduo ou no estudo de casos, ela passou a ser um campo de produção científica do conhecimento, com claros reflexos na cultura moderna (SCHNEIDER, 2009).

A partir do avanço do conhecimento, a intervenção na direção da transformação do sofrimento do indivíduo se sustenta na investigação sistemática e minuciosa do fenômeno do seu adoecer (na definição precisa do estado de saúde/doença de cada quadro clínico, na análise do contexto da vida do sujeito adoentado) e passou a obter resultados cujo alcance transcende a esfera do indivíduo, pois dizem respeito a fenômenos que têm sua faceta coletiva.

A origem da Clínica do Trabalho teve seu início em 1980, na França, e remeteu a estudos atinentes à saúde mental e vinculados à Psiquiatria. Seus temas de pesquisa e focos de intervenção foram identificados em três grupos: a) patologias da atividade ou patologias de sobrecarga; b) patologias da solidão e da indeterminação no trabalho; c) maus-tratos e violência no trabalho.

O foco de inquietação das clínicas do trabalho é a vulnerabilização do sujeito e dos coletivos profissionais. Um sinal importante dessa vulnerabilidade é o processo de individualização e o detrimento dos coletivos de trabalho, bem como o consequente prejuízo de referenciais partilhados (BENDASSOLLI; SOBOLL, 2011b).

Outro sinal são as diversas manifestações do mal-estar no trabalho, que abrangem doenças físicas, transtornos e alterações mentais e psicossociais. Um ponto em comum entre as abordagens das clínicas do trabalho é o seu reconhecimento de que o sofrimento no trabalho, além de possuir várias formas de manifestação, enraíza-se em questões de cunho social, econômico e cultural amplos.

A criação da clínica psicodinâmica do trabalho partiu da constatação de uma aparente situação de "normalidade" em que os trabalhadores se encontravam, mesmo expostos a constantes situações de riscos à sua própria saúde em ambiente de trabalho. Para pensar a psicodinâmica do trabalho, foi tomado como ponto de partida os insucessos da Psicopatologia do Trabalho, conforme pode ser observado no próximo tópico, que aborda a Psicopatologia e a Psicodinâmica do trabalho (DEJOURS, 1999a).

3.2 DA PSICOPATOLOGIA À PSICODINÂMICA DO TRABALHO

O adoecimento no trabalho foi objeto de ampla preocupação, especialmente nos anos 1950-1960, tendo a Psicopatologia do Trabalho se tornado uma disciplina inaugurada por autores como Guillant, Veil, Sivadon, Fernadez Zoïla, Bégoin, destacando as contribuições de Le Guillant e Sivadon (LANCMAN; SZNELWAR, 2004).

Sivadon, em 1952, foi quem empregou, pela primeira vez, o termo "Psicopatologia do Trabalho" ao reconhecer, então, o indivíduo trabalhador em meio à doença mental. É importante citar também Louis Le Guillant, um dos integrantes da chamada Psiquiatria francesa que, juntamente com Sivadon, recebeu grande destaque quanto à Psicopatologia do Trabalho na França, mesmo possuindo perspectivas teóricas diferentes e até mesmo divergentes (LIMA, 1998).

Le Guillant (1984) reconheceu o trabalho como fator central da evolução, ou mesmo da gênese dos distúrbios psíquicos, apesar de admitir a dificuldade de se compreender a passagem das situações concretas de trabalho para o aparecimento desses distúrbios. Ademais, procurou conhecer as relações entre a alienação mental e a alienação social, ao buscar a compreensão da gênese das doenças mentais nas transformações sociais e históricas, sem negar, no entanto, a dimensão orgânica e psicológica do adoecer psíquico.

A expressão "psicopatologia", que conferiu nome ao que muitos médicos faziam principalmente na França, na Alemanha e na Inglaterra, durante todo século XIX, inaugurou a tradição médica que se manifesta, até hoje, nos tratados de Psiquiatria e de Psicopatologia médica.

O surgimento da Psicopatologia como disciplina organizada ocorreu com a publicação da *Psicopatologia Geral*, de Karl Jaspers (1883-1969), psiquiatra e filósofo, no início do século XX, que visava descrever e classificar, de forma minuciosa e sistemática, as doenças mentais. Karl Jaspers, um dos principais autores da Psicopatologia, afirmava que esta é uma ciência básica, que servia de auxílio à Psiquiatria, a qual era, por sua vez, um conhecimento aplicado a uma prática profissional e social concreta (CECCARELLI, 2005).

No início do século XX, a Psiquiatria esteve pressionada e exigiu-se que ela fosse além da mera descrição dos sintomas. Assim, para Jaspers, era necessário adotar uma postura compreensiva frente ao adoecer psíquico em detrimento de uma busca por causalidades, sendo, dessa forma, determinante compreender que o sofrimento psíquico ocorria a partir do existir humano (SCHNEIDER, 2009).

Seria resultado de um processo de construção de uma personalidade no meio do mundo e em meio às relações com os outros, em oposição à noção de "doença mental" – sustentada em perspectiva individualizante, mecanicista e de base neurofisiológica – que não só inviabilizava a compreensão do fenômeno "adoecimento psíquico" na sua totalidade. Ainda, impedia o próprio sujeito de emancipar-se do peso de seu "rótulo", já que ele era entendido como oriundo de problemas internos (psicológicos e/ou cerebrais).

O campo da Psicopatologia abarca um grande número de fenômenos humanos especiais, associados ao que se denominou historicamente de doença mental. Tem boa parte de suas raízes na tradição médica (na obra dos grandes clínicos e alienistas do passado), que propiciou, nos últimos dois séculos, a observação prolongada e cuidadosa de um considerável contingente de doentes mentais (DALGALARRONDO, 2008).

A Psicopatologia do Trabalho tinha como objetivo a busca de um nexo causal entre trabalho e doença e demandava-se que os reveses do trabalho poderiam provocar distúrbios psicopatológicos. Nesse sentido, as pesquisas eram realizadas de maneira a identificar doenças mentais ocasionadas por determinados tipos de trabalho e certos tipos de agentes físicos causadores de doenças (DEJOURS, 2008a). Na Figura 1, apresentam-se as principais correntes que deram origem aos estudos das causas das doenças mentais.

Figura 1 – Principais correntes de origem aos estudos das causas das doenças mentais

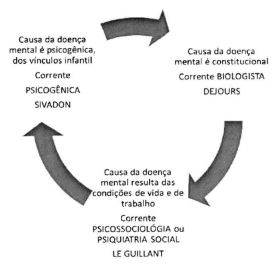

Fonte: Dejours (2016, p. 320)

Dejours (1992) propôs uma análise que se afastava sensivelmente do modelo psicopatológico causal. Desde a primeira fase da pesquisa sobre o desenvolvimento da psicopatologia do trabalho, preferiu voltar a atenção para o sofrimento e as defesas contra o sofrimento ao desfocar, assim, a doença mental descompensada.

A reviravolta teórica que propiciou a passagem da patologia à normalidade (objeto) propõe uma nova nomenclatura: Psicodinâmica do Trabalho. Desse modo, não abordaria mais somente o sofrimento, mas, também, o prazer no trabalho. Não mais somente o homem, mas o trabalho; não mais apenas a organização do trabalho, mas as situações de trabalho nos detalhes de sua dinâmica interna (NASSIF, 2005).

Dessa forma, o autor lança o grande desafio: a compreensão da normalidade, e não da doença mental no trabalho, ou seja, das estratégias defensivas individuais e coletivas que permitem aos trabalhadores evitar as doenças e preservar o equilíbrio psíquico. A normalidade é uma conquista mediante uma luta feroz entre as exigências do trabalho e a ameaça de desestabilização psíquica e somática (DEJOURS, 1992). Ao colocar a normalidade como um "enigma" a ser desvendado, mesmo que tal normalidade não se constitua na ausência de sofrimento, não devendo ser confundida com estado de equilíbrio saudável, Christophe Dejours (1992, p. 61) expõe como problemática de investigação a seguinte questão: "o que fazem os trabalhadores para evitarem a loucura no trabalho e se manterem na normalidade?".

A atenção sobre a saúde no trabalho, a partir desse questionamento, não está mais tão somente nas doenças refletidas no corpo físico e psíquico, mas, também, nas estratégias elaboradas pelos trabalhadores, necessárias para o enfrentamento das situações de trabalho e para que continuem a trabalhar. Iniciava-se, assim, no começo dos anos 1980, a Psicodinâmica do Trabalho, cujo objeto de estudo é o sofrimento, o prazer e as defesas contra o adoecimento, ao ampliar as perspectivas de estudo sobre a saúde no trabalho (FLEURY; MACÊDO, 2015).

A psicodinâmica do trabalho abre caminho para perspectivas mais amplas, que, como vemos, "não abordam apenas o sofrimento, mas ainda, o prazer no trabalho: não mais somente o homem, mas o trabalho nos detalhes de sua dinâmica interna" (DEJOURS, 2004, p. 53).

A Psicodinâmica do Trabalho possibilita uma compreensão contemporânea sobre a subjetividade no trabalho. Essa abordagem trouxe um novo olhar às ciências do trabalho, ao propor a criação de espaços de discussão em que os trabalhadores puderam expressar sua voz, seus sentimentos e as contradições do contexto do trabalho (SANTOS, 2022).

É central, para o clínico, a análise de como se produzem as subjetividades no contexto de trabalho. Para tal, é criado um contexto diferenciado, que propicia uma relação entre a expressão do trabalhador por meio da fala e a escuta clínica, fundamentada em um tripé: o conhecimento teórico-metodológico; a conduta clínica e a qualificação profissional e pessoal (MACÊDO; FLEURY, 2015).

3.3 A CONSTITUIÇÃO DA PSICODINÂMICA DO TRABALHO

A trajetória da Clínica Psicodinâmica do Trabalho sinaliza uma abordagem com olhar crítico sobre as relações entre capital e trabalho e saúde e adoecimento no trabalho. As décadas de 1980 e 1990 ocasionam experiências que demonstram cada vez mais a importância das pessoas no contexto organizacional; o que levou ao surgimento de "novas leis e novas relações entre capital e trabalho" (LANCMAN; UCHIDA, 2003, p. 81). A história da Clínica Psicodinâmica do Trabalho se inicia na década de 1970, na França, muito próxima à época da Psicopatologia do Trabalho (DEJOURS, 1992).

Na década de 1990, Dejours apresenta seus estudos e funda a disciplina Psicodinâmica do Trabalho, advinda das correntes determinadas por Begoin, Fernadez-Zoïla, Le Guillant, Sivadon e Veil e da psicopatologia do trabalho. Também começa a investigar o tema do sofrimento no trabalho ao aliviar a relação causal precedente utilizada pelos psicopatologistas do trabalho desse período.

O foco de preocupação passa a ser o sofrimento gerado na relação homem-trabalho. Assim, quando o trabalho é fonte de sofrimento, pode expor o trabalhador a descompensações psicossomáticas (BUENO; MACÊDO, 2012). A Clínica do Trabalho assume posição central na abordagem da psicodinâmica do trabalho como instrumento capaz de dar conta, ao mesmo tempo, do estudo da saúde e das patologias relacionadas à função laboral.

Dejours se tornou precursor de uma nova ciência, que trata da "análise do sofrimento psíquico resultante do confronto dos homens com a organização do trabalho" (DEJOURS, 1993, p. 49). O sofrimento passa a ser o centro da análise que, articulada às exigências da organização do trabalho, revela os modos de subjetivação. Em definição posterior, percebeu que se trata da análise psicodinâmica dos processos intra e intersubjetivos mobilizados pela situação.

O diálogo que a Psicodinâmica do Trabalho estabelece com a psicanálise exerce influência significativa em seus pressupostos teóricos, mas ambas se diferenciam na prática. O termo análise psicodinâmica aparece na teoria psicanalítica e designa o estudo dos movimentos psicoafetivos gerais, ao buscar a evolução dos conflitos intrassubjetivos e intersubjetivos. Pode-se observar, no Quadro 2, as etapas que transcorreram à evolução da psicodinâmica.

Quadro 2 – Trajeto histórico da Psicodinâmica do Trabalho

Etapa	Década	Trajeto histórico da Psicodinâmica do Trabalho
1º	1970	Psicossomática – Estudo do sofrimento psíquico (inconsciente).
2º	1980	Estudo do sofrimento psíquico. Análise da dinâmica do sofrimento e das estratégias defensivas. Psicopatologia e Psicodinâmica do Trabalho (ergonomia)
3º	1990	Saúde é o fator primordial. Abordagem do prazer e dos mecanismos utilizados para tornar o trabalho saudável. Ampliação da psicodinâmica (ARENDT, 1983). Banalização da injustiça social (DEJOURS, 1998). Pesquisas buscam aprofundar a análise do papel do trabalho na construção da identidade pela investigação da dinâmica do reconhecimento.
4º	Dias atuais (2023)	Estudos sobre a clínica do trabalho. Proposta de uma ação transformadora por meio do espaço de discussão coletiva. Pesquisas buscam aprofundar a análise dos processos relacionados à saúde dos trabalhadores.

Fonte: elaborado pela autora com base nos estudos de Pires (2011)

Alguns pressupostos são essenciais para orientar os trabalhos teóricos e práticos desenvolvidos com base na abordagem da Psicodinâmica do Trabalho (FLEURY; MACÊDO, 2015):

- A centralidade do trabalho para o sujeito na constituição de sua subjetividade;

- A não neutralidade do trabalho em relação à saúde mental e à constituição da identidade do sujeito;

- A possibilidade de mudança das situações de trabalho, tendo em vista que elas existem em função das decisões humanas, e não para uma fatalidade; e

- A direção dessas mudanças ocorre com uma modificação do trabalho, e não com a adaptação dos trabalhadores ao trabalho existente.

Dejours (1992) busca questionar o sofrimento numa dupla perspectiva: de suas inscrições ou produções sociais (como nos modos de organização e divisão do trabalho), e, também, na perspectiva dos processos psíquicos que operam nos indivíduos como resposta ao sofrimento (seja em termos da falência ou falhas nas defesas psíquicas).

Dessa forma, há uma tentativa de não reduzir o sofrimento à dimensão exclusivamente individual. Em vez disso, o olhar do investigador volta-se para o sofrimento que depende de fatores sociais e para sua ressonância com as questões envolvendo a subjetividade ou a vida psíquica.

O objetivo principal da Psicodinâmica do Trabalho não é a análise das doenças que afetam os trabalhadores, mas a análise e a interpretação da crise do coletivo, via organização do trabalho que atinge os trabalhadores. A ideia central é o trabalho como constituinte do sujeito, que permite a construção de identidade e de saúde mental (SANTOS, 2022).

3.4 O CONCEITO DE TRABALHO PARA DEJOURS

O trabalho é considerado, por Dejours (2004a), como ponto central na Psicodinâmica do Trabalho. Por conseguinte, é a forma como a margem de negociação entre as imposições e a realidade deste em sua maneira de se organizar, com suas prescrições, estabelecerá os sofrimentos que o trabalhador poderá apresentar, podendo tornar-se criativo ou patológico.

Assim, considerar as diferenças entre a organização do trabalho prescrito e a organização do trabalho real é de grande importância, conforme destaca Dejours em várias de suas obras. A organização do trabalho prescrito trata-se do que se impõe ao trabalhador e se traduz no planejamento, nos objetivos das tarefas, na definição de regras, normas e procedimentos técnicos, em estilos de gestão, pressões e nos regulamentos de modo operatório. A organização do trabalho real representa aquilo que, na experiência do trabalho, reconhece o sujeito por sua resistência, à competência, ao conhecimento e até a ciência (FLEURY; MACÊDO, 2015).

A partir da percepção da discrepância entre o trabalho prescrito e o real, o trabalho é entendido como atividade coordenada de homens e mulheres para fazer face ao que não pode ser obtido pelo estrito cumprimento das prescrições, ou seja, ao que deve ser ajustado, rearranjado, imaginado, inventado, acrescentado pelos indivíduos para darem conta do trabalho na prática (DEJOURS, 2005).

Se o trabalho ocupa um lugar importante na maneira como as pessoas dão sentido à sua existência, ele pode também resultar em vulnerabilidade quando não permitir a construção desse sentido (MOLINIER; FLOTTES, 2012). Conforme os estudos apontados neste livro, fica evidente que o trabalho exerce grande influência nas vivências dos indivíduos e isso pode gerar prazer ou sofrimento.

A conquista da saúde é uma constituição intencional do sujeito, em que o trabalho ocupa um lugar importante. Nesse processo de construção, o reconhecimento viabiliza o fortalecimento da identidade social, que promove o sentido do trabalho e a saúde do trabalhador (SANTOS, 2022). A constituição da identidade, com base na dinâmica intersubjetiva do reconhecimento no trabalho, depende da realização social no campo das relações sociais (DEJOURS, 2008a).

A relação do homem com a organização do trabalho é a origem da carga psíquica do trabalho (FLEURY; MACÊDO, 2015). O entendimento da saúde no trabalho pode ser compreendido por meio de três lógicas, que podem ser observadas na Figura 2:

Figura 2 – O entendimento da saúde no trabalho, segundo Fleury e Macêdo

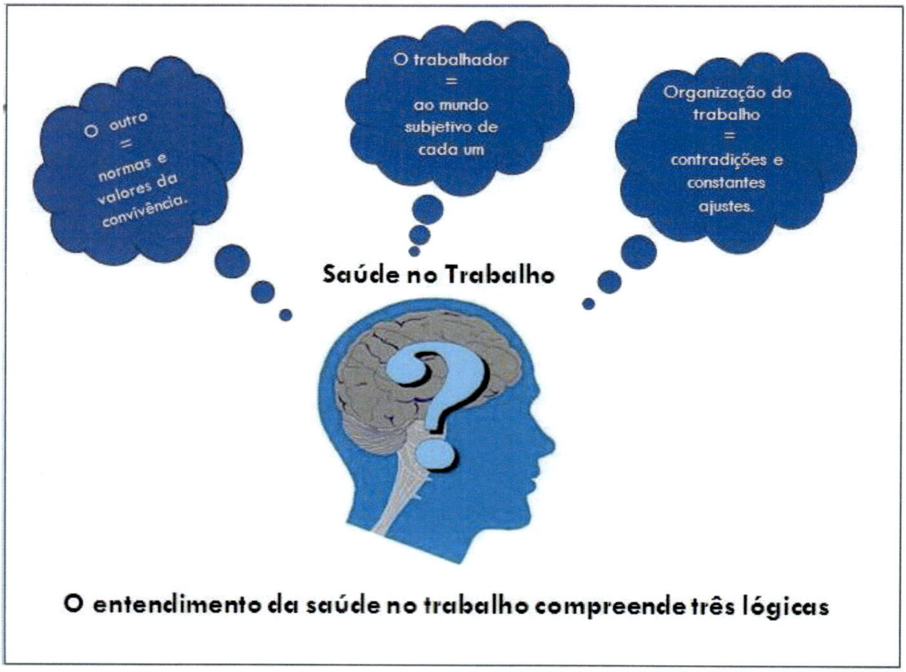

Fonte: elaborada pela autora, com base nos estudos de Fleury e Macêdo (2015)

Conforme exposto na Figura 2, é nas articulações harmônicas dessas três dimensões, muitas vezes contraditórias, que reside a possibilidade de manutenção da saúde mental. Importante destacar que a Psicodinâmica do Trabalho não é uma psicologia do trabalho, e sim uma psicologia do sujeito, embasada na psicanálise e nas ciências sociais, tendo como prioridade a análise clínica do trabalho, a fim de compreender as relações intersubjetivas dos trabalhadores com a organização do trabalho (DEJOURS, 2009).

Para orientar as investigações dos contextos de trabalho nos quais os trabalhadores estão inseridos, foram estabelecidas duas dimensões: a organização do trabalho e a mobilização subjetiva do trabalhador a partir de sua relação com ela, com o propósito de compreender e explorar as relações do trabalho em seu amplo contexto. As dimensões estabelecidas, conforme estudos realizados por Dejours (1992), serão apresentadas no próximo item, ao abranger a abordagem psicodinâmica do trabalho.

3.5 DIMENSÕES PARA ANÁLISE DA PSICODINÂMICA DO TRABALHO

Nas pesquisas realizadas, Dejours (1992) percebeu que o ambiente de trabalho pode levar o trabalhador ao sofrimento psíquico. No entanto, considerou que o conflito entre a organização do trabalho e o funcionamento psíquico vai além do modelo "causalista- funcionalista" ao observar que os trabalhadores não se mostraram passivos, mas capazes de se resguardarem dos efeitos negativos e patológicos do ambiente à sua saúde mental. Para o autor, a análise da organização do trabalho e das relações e condições do labor pode promover a mobilização subjetiva e possibilitar a ressignificação das vivências de sofrimento advindas dessas categorias.

Assim, Dejours (1992, 1994, 1997a, 1997b, 1999b, 2004a, 2009, 2012a) propôs a análise por meio de duas dimensões que compõe o trabalho com o objetivo de compreender as vivências ambíguas entre prazer e sofrimento, saúde e doença, quais sejam: organização do trabalho e mobilização subjetiva, conforme o Quadro 3:

Quadro 3 – Dimensões para análise da Psicodinâmica do Trabalho

Dimensões	
Organização do trabalho	Mobilização Subjetiva
Condições de Trabalho: dimensão técnica da organização do trabalho **Relações de Trabalho:** dimensão social da organização do trabalho	**Vivência de Prazer:** reconhecimento, autonomia, cooperação e liberdade. **Vivência de Sofrimento:** patogênico e criativo. **Estratégia de enfrentamento:** individuais e coletiva.

Fonte: elaborado pela autora baseado em Dejours (1992, 1994, 1997a,1997b, 2004a, 2012a)

A organização do trabalho é caracterizada pela mobilidade e mutabilidade, enquanto o funcionamento psíquico pelos mecanismos de mobilização subjetiva, tendo o trabalhador um papel ativo diante das imposições e a possibilidade de transformar concretamente as situações de trabalho para que estas possam ser fontes de prazer, a fim de trazer benefícios para a saúde mental (DEJOURS, 1994).

A saúde mental do trabalhador está relacionada para além do preparo técnico e do conhecimento, mas com o campo das relações, no qual é preciso entender o trabalho como dinâmico, que se transforma de acordo com as necessidades dos diferentes atores envolvidos nesse processo. A compreensão da maneira como se elaboram as duas facetas da organização do trabalho, isto é, aquelas que são, respectivamente, fonte de sofrimento e de prazer, é indispensável para se tentar uma interpretação mais global dos laços entre trabalho e saúde e, também, para se procurarem alternativas satisfatórias (MERLO, 2002).

As condições de trabalho prejudicam a saúde do corpo do trabalhador, enquanto a organização do trabalho atua no nível do funcionamento psíquico (DEJOURS, 1994). A divisão de tarefas e o modo operatório evocam o sentido e o interesse de trabalho para o sujeito, e, logo, a divisão de homens mobiliza os investimentos afetivos, a solidariedade e a confiança. A seguir, definem-se as dimensões para análise do trabalho propostas por Dejours (1992).

3.5.1 Dimensão Organização do Trabalho

A partir dos estudos realizados em Psicodinâmica do Trabalho, Dejours (2016) enfoca a gênese e as alterações dos sofrimentos mentais atrelados à organização deste, sendo essa a fonte geradora de tensões e constrangimentos capazes de desestruturar a vida psíquica do sujeito. Dessa forma, a primeira dimensão diz respeito à organização do contexto do trabalho, do qual emergem a organização, as condições e as relações socioprofissionais.

Assim, compreende-se a organização do trabalho sob um duplo viés: a sua divisão de trabalho, do ponto de vista técnico (que diz respeito às suas condições), e a divisão de homens (do ponto de vista das relações sociais e de poder). A divisão técnica envolve atribuição de tarefas entre os operadores, repartição, cadência, procedimentos, instrumentos e ferramentas, bem como o modo operatório prescrito. Já a divisão de homens envolve comando e coordenação, repartição das responsabilidades e autonomia, hierarquia, controle e, especialmente, a avaliação do trabalho, ao mobilizar os investimentos afetivos, o amor e o ódio, a amizade, a solidariedade e a confiança (DEJOURS; ABDOUCHELI; JAYET, 1994; MOLINIER, 2013).

A maneira como essas dimensões são estabelecidas e se são rigidamente cumpridas em determinada organização podem definir se o trabalho favorecerá a alienação, a construção de defesas patológicas, o sofrimento e o adoecimento ou se possibilitará a emancipação, a construção de defesas de adaptação, a criatividade, o reconhecimento e o fortalecimento da identidade (FLEURY; MACÊDO, 2012).

Do ponto de vista normativo, a norma regulamentadora brasileira NR-17 determina aspectos relacionados com a Ergonomia, estabelecendo parâmetros que permitem a adaptação das condições de trabalho às características psicofisiológicas dos trabalhadores, de modo a proporcionar um máximo de conforto, segurança e desempenho eficiente (MACÊDO *et al.*, 2016).

O processo de elaboração dessa norma teve início em meados do ano de 1986, diante dos numerosos casos de tenossinovite ocupacional entre digitadores. Os diretores da área de saúde do Sindicato dos Empregados em Empresa de Processamento de Dados no Estado de São Paulo (SINDPD/SP) fizeram contato com a Delegacia Regional do Trabalho, em São Paulo (DRT/SP), buscando recursos para prevenir as referidas lesões. Foi constituída uma equipe, composta de médicos e engenheiros da DRT/SP e de representantes sindicais, que, por meio de fiscalizações a várias empresas, verificou as condições de trabalho e as repercussões sobre a saúde desses trabalhadores, utilizando a análise ergonômica do trabalho.

Posteriormente, houve, entre 1987 e 1989, negociações entre a Associação dos Profissionais de Processamento de Dados (APPD) nacional e o

Ministério do Trabalho; em junho de 1989, a criação de Grupos de Revisão das Normas Regulamentadoras, instituindo uma consulta à sociedade, e, em dezembro de 1989, o Seminário Nacional do Ministério do Trabalho para disseminar o conteúdo da NR de Processamento de Dados que estabelecia uma mudança para inclusão na NR-17 de elaboração de manual e vídeo.

Essa Norma Regulamentadora (NR) tem por objetivo estabelecer as diretrizes e os requisitos que permitam a adaptação das condições de trabalho às características psicofisiológicas dos trabalhadores, de modo a proporcionar conforto, segurança, saúde e desempenho eficiente no trabalho. Como especificado no item 17.1.1.1 da NR-17:

> As condições de trabalho incluem aspectos relacionados ao levantamento, transporte e descarga de materiais, ao mobiliário dos postos de trabalho, ao trabalho com máquinas, equipamentos e ferramentas manuais, às condições de conforto no ambiente de trabalho e à própria organização do trabalho.

Segundo o item **17.4.1** dessa NR, a organização do trabalho, deve levar em consideração:

a. as normas de produção (que podem ser formais ou informais, explícitas ou tácitas e envolver tanto aspectos técnicos quanto éticos de trabalho, em especial os métodos de deliberação, de arbitragem de conflitos e de avaliação e remuneração do trabalho);

b. o modo operatório, quando aplicável (que tem sempre uma dimensão prescrita e uma dimensão real, necessariamente distinta);

c. a exigência de tempo (que inclui a velocidade, a cadência e o ritmo, levando em consideração o conjunto de diversificação das tarefas a serem realizadas e atividades efetivamente desempenhadas em função do tempo);

d. o ritmo de trabalho (o aspecto qualitativo da adaptação da atividade dos sujeitos à velocidade e cadência);

e. o conteúdo das tarefas e os instrumentos e meios técnicos disponíveis (o conteúdo diz respeito ao sentido para os trabalhadores, do próprio trabalho e os meios técnicos devem permitir ao trabalhador ajustá-lo de acordo com as tarefas a serem executadas); e

f. os aspectos cognitivos que possam comprometer a segurança e a saúde do trabalhador (engloba todas as relações mentais existentes na execução e para a execução de uma atividade).

O conteúdo de trabalho, a maneira como ele é organizado e as relações que se estabelecem em seu ambiente trazem, muitas vezes, constrangimento, e, além de dificultarem desempenho das atividades, criam um cenário em que o sofrimento é, também, um produto daquele trabalho (DEJOURS, 2012a). Quando o trabalhador percebe que não há possibilidade de utilizar suas habilidades, suas potencialidades, sua capacidade criativa, e que não existe condição de crescer profissionalmente, adota a automação.

Por isso, passa a realizar seu trabalho de forma externa a si próprio e evita envolver-se com aquilo que faz parte de suas atribuições. Quanto mais a organização do trabalho é rígida, mais a sua divisão é acentuada e, portanto, menor é o conteúdo significativo do trabalho e menores são as possibilidades de mudá-lo: correlativamente, o sofrimento aumenta (DEJOURS, 1998).

A organização de trabalho é composta pela divisão hierárquica, técnica e social, metas, qualidade e quantidade de produção esperada; regras formais, missão, normas, dispositivos jurídicos e procedimentos; duração da jornada; ritmos, prazos e tipos de pressão; controles (como a supervisão); conteúdo e características das tarefas (MACÊDO *et al.*, 2016).

As condições de trabalho são definidas pelas características ergométricas do local de trabalho, compostas pelas condições de higiene, segurança, temperatura, pressão, vibração, irradiação, altitude, barulho, vírus e bactérias (DEJOURS, 1992). Estão voltadas para questões que envolvem diretamente o corpo e poderão provocar desgaste, envelhecimento e doenças somáticas no trabalhador. Por sua vez, as condições de trabalho envolvem elementos que incluem tanto questões físicas quanto interpessoais (DEJOURS, 1994).

Com relação às questões físicas, elas podem ser tanto pressões mecânicas, químicas e até mesmo biológicas do posto de trabalho, que estão ligadas diretamente ao corpo. Também podem ser incluídas as questões do ambiente físico, como temperatura, pressão, barulho, vibração, irradiação, altitude, trânsito, distância do ambiente de trabalho, entre outras. Já com relação ao ambiente químico, pode-se ter o contato com produtos manipulados, vapores e gases tóxicos, poeiras e fumaças. Em relação ao ambiente biológico, têm-se vírus, bactérias, parasitas e fungos (MACÊDO, 2012).

Recursos informacionais, suporte organizacional, suprimentos e tecnologias, política de remuneração, desenvolvimento de pessoal e benefícios também são exemplos de condições de trabalho, que podem gerar algum tipo de pressão aos trabalhadores (MACÊDO *et al.*, 2016). Enquanto a organização do trabalho afeta o aparelho psíquico, as condições deste agem sobre o corpo físico.

Os riscos psicossociais se relacionam à interação dinâmica entre os indivíduos e seu trabalho, que inclui: o desempenho profissional; o controle e a autonomia no tocante às funções, tarefas e atividades realizadas; a forma de organização da produção; a jornada e a intensidade do trabalho; às características organizacionais, todas essas variáveis que compõem a organização do trabalho e que, portanto, estão contempladas pela categoria dos riscos ergonômicos. Considera-se riscos ergonômicos qualquer fator que possa interferir nas características psicofisiológicas do trabalhador, causando desconforto ou afetando sua saúde, decorrentes de interações entre trabalho, seu meio ambiente, satisfação no trabalho e as condições da sua organização (ARÃO; MACÊDO, 2023).

A atividade de trabalho é um processo dialético: de um lado, o sujeito, que dá sentido ao que faz; de outro, as situações de trabalho, as quais interferem sobre as percepções desse trabalhador em relação a todo esse contexto. Diante da situação, ele pode ter vivências de prazer e/ou sofrimento. As vivências de sofrimento podem se manifestar pelos males causados ao corpo, à mente e às relações socioprofissionais (SANTOS, 2021). Um ambiente de trabalho é condição necessária para um bom desenvolvimento profissional, mas é, também, o lugar do hobby, do lúdico, do poético, da convivência harmoniosa entre escalões hierárquicos democraticamente embaralhados, cuja pretensa proximidade dilui as diferenças e os conflitos (ASSIS; MACÊDO, 2010).

É por meio do trabalho que o sujeito se engaja nas relações sociais nas quais visualizará as questões herdadas de seu passado e sua história afetiva. As relações de trabalho englobam as interações internas com chefias imediatas e superiores, pares de uma equipe, sujeitos de outros grupos de trabalho e, sobretudo, as interações externas estabelecidas com clientes e fornecedores (MACÊDO *et al.*, 2016).

A relação com o trabalho ou com o lugar deste tende a se tornar a principal referência das pessoas, pois o sentimento de identidade social se ancora fortemente na relação profissional (SANTOS, 2021). A organização nos locais de trabalho pode apresentar elementos norteadores de suas relações, em função da introdução de novas tecnologias e da automação cada vez mais intensa que se observa nos setores produtivos inovadores. É inadmissível falar em qualidade do produto sem tocar na qualidade do ambiente e nas condições de trabalho, o que é sobremaneira auxiliado pela democratização das relações sociais.

O trabalho não aborda apenas os sentidos da atividade, mas também uma relação social entre o indivíduo e o coletivo de trabalho ou de vivência social, expandindo-se em um mundo humano caracterizado pelas relações de iniquidade, de poder e de dominação (DEJOURS, 2016). Ainda, pode utilizar o processo criativo como estratégia para lidar com o sofrimento, o que possibilita a superação (apesar de parcial) da alienação; o reconhecimento e a identificação do trabalhador no resultado de seu trabalho ou sua criação. Ademais, isso possibilita a emancipação e a autonomia, sendo que quando o trabalhador se identifica com seu trabalho/sua obra, tal fato também é fator de constituição de sua identidade enquanto trabalhador e sujeito de ação transformadora da realidade externa e interna (BATISTA, 2023).

3.5.2 A dimensão mobilização subjetiva do trabalhador

O conceito de mobilização subjetiva consiste no processo que se caracteriza pelo uso da inteligência prática e pelo espaço público de discussões sobre o trabalho. A utilização desses recursos pelos trabalhadores depende da dinâmica contribuição-retribuição simbólica, que pressupõe o reconhecimento da competência do trabalhador pelos pares e pela hierarquia (DEJOURS, 2004a). Esses conceitos, sistematizados, permitem uma concepção de trabalho vinculada aos processos sublimatórios e à transformação do sofrimento.

O processo de mobilização subjetiva não é prescrito, sendo vivenciado de forma particular por cada trabalhador. Vale ressaltar que ele é fundamental no processo de gestão coletiva da organização do trabalho, já que evita o uso de estratégias defensivas ou de descompensação psicopatológica.

Quando o trabalho permite a diminuição da carga psíquica, constitui-se em um fator de equilíbrio e desenvolvimento, mas quando a organização do trabalho não propicia condições para os trabalhadores gerirem seu próprio sofrimento e descobrirem formas criativas de liberarem energia pulsional acumulada no aparelho psíquico, também pode ser um fator de sofrimento e de desgaste físico e mental.

A carga psíquica se forma em decorrência de excitações derivadas do exterior, tais como informações visuais, auditivas, táteis, olfativas e também de outras excitações decorridas do interior, tais como sentimentos de ódio, inveja e frustração. O conjunto dessas excitações no aparelho psíquico se transforma em energia pulsional, que pode ser descarregada pelas vias psíquica, motora ou visceral. A escolha das vias de descarga da energia pulsional ocorre em função de características pessoais, desejos, aspirações, motivações e necessidades psicológicas que integram a vida do indivíduo, não sendo, portanto, igual para todos.

A mobilização subjetiva do trabalhador (vivências de prazer e sofrimento; estratégias de enfrentamento) é a segunda dimensão de análise da psicodinâmica (DEJOURS, 1992).

3.5.2.1 Vivências de prazer no trabalho

A Psicodinâmica do Trabalho estuda a relação que pode existir entre o prazer e o trabalhador no seu trabalho. O prazer é uma vivência individual proveniente da satisfação dos desejos e necessidades do corpo-mente (BATISTA, 2023).

As características que compreendem o prazer no trabalho se manifestam por meio: das relações com as pessoas; das relações sociais de trabalho de produção de bens e serviços; da avaliação consciente de que algo vai bem; da gratificação do reconhecimento; da valorização no trabalho; da identidade e a expressão da subjetividade individual; da vivência da sublimação, que permite a descarga do investimento pulsional (MACÊDO, 2015).

Também são fontes de prazer no trabalho: salário, carreira, viagens, contatos e a identificação com o poder da organização (PAGÉS, 1993). O prazer no trabalho se dá na construção da realização e na possibilidade de construir um cuidado individualizado, que fortalece a identidade como trabalhador que tem liberdade para rearranjar o seu modo de trabalhar, permitindo encontrar atividades e atitudes capazes de lhe fornecer prazer (DEJOURS, 2015).

O sentimento de valorização e reconhecimento produz, junto ao trabalhador, o prazer com seu trabalho, possibilitando a construção de arranjos criativos na organização de suas atividades cotidianas, nas quais se sentem aceitos e valorizados pelo que fazem e produzem individual e coletivamente.

3.5.2.1.1 Reconhecimento no trabalho

O reconhecimento no trabalho "é a forma específica de retribuição moral simbólica dada ao ego, como compensação por sua contribuição a eficácia da organização do trabalho, isto é, engajamento de sua subjetividade e inteligência" (DEJOURS, 2005, p. 56). O reconhecimento esperado por quem mobiliza sua subjetividade no trabalho passa por formas extremamente reguladas ("juízo de utilidade" e "juízo de beleza") e implica a participação de atores, situados em relação à função de quem espera o reconhecimento.

Distinguir a existência da "psicodinâmica do reconhecimento" permite compreender o importante papel que destina o sofrimento no trabalho e a possibilidade de transformar o sofrimento em prazer (DEJOURS, 2008d). O reconhecimento, quando vinculado ao prazer, não se limita a recompensas, abonos e bonificações, refere-se à ligação entre a organização da identidade e o campo social.

A interação entre o indivíduo e o outro propicia a construção dessa identidade, sendo proveniente de dinâmica que implica troca com o meio, com o contexto histórico, pessoal e social no qual o trabalhador está inserido, o que implica um coletivo de trabalho (DEJOURS, 2015).

3.5.2.1.2 Liberdade e autonomia no trabalho

Em geral, as vivências de prazer só são possíveis quando o trabalho é livremente escolhido e quando a sua organização é suficientemente flexível para que o trabalhador possa organizá-lo e adaptá-lo. Entre o homem e a organização prescrita para a realização do trabalho existe, às vezes, um espaço de liberdade que autoriza uma negociação, invenções e ações de modulação do modo operatório, isto é, uma invenção do operador sobre a própria organização, para adaptá-la às suas necessidades e, inclusive, torná-la mais congruente com seu desejo (DEJOURS; ABDOUCHELI; JAYET, 1994).

O trabalhador pode ter um mínimo controle sobre o seu trabalho ou, pelo menos, verbalizar seu incômodo utilizando-se de um "espaço público de palavra" (HELOANI, 2016). Também é possível ter vivência de liberdade para pensar, organizar e falar sobre o seu trabalho, e isso gera liberdade para usar o estilo pessoal e para falar sobre ele com os colegas, solidariedade com os colegas, confiança nos colegas e liberdade para dizer o que pensa.

A autonomia nesse campo é compreendida como a possibilidade de alteração da prescrição da sua tarefa, de forma a adequá-la ao real do trabalho, possibilitando ao trabalhador a regulação de seu modo de desenvolver as atividades. É o grau de independência do sujeito em relação às prescrições, aos objetivos e ao método que constitui sua cooperação (MORAES; VASCONCELOS; CUNHA, 2012).

O exercício da autonomia se articula à resistência do trabalhador à dominação, tendo em vista o confronto entre seus desejos e as normas da organização de trabalho. Na dinâmica entre a organização do trabalho e a subjetividade, a autonomia favorece as vivências de prazer. Portanto, uma organização de trabalho flexível valoriza o exercício da inteligência prática, da criação e da invenção do novo. Dessa forma, ela favorece a conquista do prazer no trabalho, com base na transformação do sofrimento do **não saber** em prazer de **saber fazer**.

Em contrapartida, a falta de autonomia agrava o sofrimento. A questão da autonomia dos trabalhadores possui importância histórica no capitalismo industrial, tendo em vista que a sua ausência foi um dos elementos que conduziu à erosão do Taylorismo, por meio do fenômeno que ficou conhecido como "fuga do trabalho", que contribuiu para a crise do capitalismo, agravada nos anos 1970 do século XX. Essa crise foi um dos elementos que conduziu à superação parcial do padrão de acumulação fordista e à emergência do modelo conhecido como acumulação flexível do capital (MORAES, 2010).

3.5.2.2 Vivência de sofrimento no trabalho (sobrecarga e falta de reconhecimento)

O sofrimento no trabalho tem origem nas relações interpessoais e na cultura organizacional (FREUD, 1996). Pesquisas como as de Dejours (2012b, 2015, 2016), Heloani (2016), Macêdo (2011, 2012, 2014, 2015) e Macêdo *et al.* (2016) apresenta a questão da dicotomia do prazer e sofrimento. Assim, evidenciaram que as vivências de sofrimento aparecem associadas à forma como é constituída a organização:

- A divisão e padronização de tarefas com subutilização do potencial técnico e da criatividade; e

- A rigidez hierárquica, com excesso de procedimentos burocráticos, ingerências políticas, centralização de informações, falta de participação nas decisões, não reconhecimento e pouca perspectiva de crescimento profissional.

A noção de sofrimento suscita imediatamente a dimensão saúde nas ciências do homem no trabalho e, com toda evidência, há combinações complexas entre prazer e sofrimento, ambos intimamente vinculados apenas em situações psicopatológicas precisas (DEJOURS, 2012a).

A organização do trabalho exerce sobre as pessoas uma ação específica, que recai sobre o aparelho psíquico. Assim, muitas vezes ocorre um choque entre uma história individual e a forma de organização da produção que ignora essa subjetividade (HELOANI, 2016).

A partir desses confrontos e na luta do trabalhador, contrária ao sofrimento produzido por esses choques, este pode ter uma nova sina, que não seja necessariamente o "sofrimento patogênico (quando todas as possibilidades de liberdade na transformação laboral já foram utilizadas e quando findaram os recursos de defesa psíquica)", e sim o "sofrimento criativo (o sujeito consegue elaborar soluções originais que são em geral simultaneamente favoráveis à produção e à saúde)" (DEJOURS; ABDOUCHELI; JAYET, 1994, p. 137-142).

O sofrimento pode se manifestar de modo criativo ou patogênico, em que o primeiro se constitui da elaboração de estratégias criativas que, em geral, favorecem a saúde do sujeito e a produção. Não se deve negar o sofrimento do sujeito, pois este é inevitável, mas o sofrimento criativo possibilita a transformação desse estado em criatividade, contribuindo para a resistência do sujeito à desestabilização. Por sua vez, o patogênico caracteriza aquele que gera alguma solução desfavorável à saúde, no sentido de que o sujeito pode estar em vias de adoecimento ou já estar adoecido. Pode-se afirmar que ele ocorre quando o trabalhador esgota seus recursos defensivos, levando-o à descompensação e à doença (DEJOURS, 1996).

O sofrimento patogênico está relacionado à ausência de flexibilidade da organização do trabalho, a qual impede que o sujeito encontre vias de descarga pulsional em suas atividades laborais, utilizando-se de estratégias defensivas para suportar o contexto de trabalho (DEJOURS, 2011). Por isso, encontra-se relacionado ao fato de o trabalhador se sentir impedido de agir e não está necessariamente ligado ao que ele faz em seu trabalho. Dessa forma, a atividade contrariada se torna doentia quando não consegue ser realizada (HELOANI, 2016).

Já na possiblidade de sofrimento criativo, espera-se que o indivíduo se mobilize nas transformações do seu sofrimento em algo benéfico para ele mesmo. Para isso, deve encontrar certa liberdade na organização do trabalho, que ofereça margem de negociação entre as imposições organizacionais e o desejo (DEJOURS, 2009).

O sofrimento, portanto, pode tanto assumir um papel de mobilizador da saúde do sujeito, uma vez que o auxilia a pensar de forma crítica o seu trabalho, quanto pode ser um instrumento utilizado para o aumento da produtividade e alienar o sujeito.

O processo saúde-doença dos trabalhadores (como e por que adoecem e morrem, e como são organizadas e atendidas suas necessidades de saúde) pode ser considerado uma construção social diferenciada em tempo e lugar, além de dependente da organização das sociedades (DIAS, 2003).

As vivências de prazer-sofrimento são consideradas pela Psicodinâmica do Trabalho como um construto dialético e pode haver a preponderância de uma sobre a outra. Um modelo de gestão que desconsidera a complexidade da atividade negligencia as características e as diversidades dos trabalhadores e intensifica o controle de tempo e os resultados, dentre outros aspectos potencializam a existência de vivências de sofrimento no trabalho (BATISTA, 2023).

3.5.2.2.1 Sobrecarga de trabalho

O efeito principal do descompasso entre o trabalho prescrito e o trabalho real opera-se no plano da atividade dos trabalhadores, o que gera uma sobrecarga de trabalho e aumento do custo humano da atividade. O sofrimento assume um papel de mediador entre o patológico e o saudável, tendo em vista que mobiliza o sujeito para mudar a situação desencadeadora de desconforto e conflito (SANTOS, 2022).

A sobrecarga é de origem social e prescrita pela organização, não sendo possibilitada ao trabalhador a decisão quanto à própria carga de trabalho. Ademais, instala-se na relação entre adversidade e liberdade e esta é limitada pelas exigências do trabalho. O sentido do trabalho é ser "ganha-pão". Para suprir sua necessidade de manutenção, o trabalhador se submete à precarização dos contratos, caracterizados por elementos que geram sofrimento e, consequentemente, cedem ao apelo exacerbado à adoção de mecanismos de defesa.

O sofrimento participa da normalidade, ao ponto de se falar de "normalidade sofredora", contudo, ele só é normal se for suportável. As pessoas não se expõem de forma passiva ao sofrimento, elas defendem-se. Sofrimento e defesa se tornam, assim, um par conceitual que não pode ser dissociado (MOLINIER, 2013).

3.5.2.2.2 Falta de reconhecimento no trabalho

O sofrimento no trabalho está relacionado a três fatores, quando vivenciados de forma inadequada: ao "conteúdo significativo do trabalho", ao "conteúdo simbólico" e ao "conteúdo ergonômico" (DEJOURS, 1992). Tal fato significa dizer que o trabalho deve ser significativo para o trabalhador, para representar algo no qual ele se reconheça. É uma possibilidade de autonomia, de superação de sua exploração e alienação pela organização, representante do capital.

Para tanto, as condições físicas e ambientais, ou seja, ergonômicas, devem ser adequadas à saúde e oferecer condições ao trabalhador de se realizar e se reconhecer. Muitas vezes, os sintomas de insatisfação e de ansiedade são tratados, nas organizações, como sinal de inadequação da pessoa à função, ao cargo, à cultura ou, até mesmo, como problema individual do trabalhador, que não consegue se encaixar nos moldes da organização. Desse modo, ele é, por vezes, tratado de forma discriminada, precisando se adaptar à realidade da organização (MESQUITA *et al.*, 2016). A falta de reconhecimento compreende a vivência de injustiça, indignação e desvalorização pelo não reconhecimento do seu trabalho, o que gera desvalorização, indignação e injustiça.

3.5.2.3 Estratégias de enfrentamento ao sofrimento advindo do trabalho individuais e coletivas

Para lidar com as vivências de sofrimento oriundas do contexto de produção de bens e serviços, os trabalhadores desenvolvem estratégias de mediação contra as situações adversas ao meio, geradoras de sofrimento. O trabalhador, para lidar com esse sofrimento, utiliza recursos chamados de estratégias de enfrentamento, que podem ser tanto individuais quanto coletivas (DEJOURS, 1999a).

3.5.2.3.1 Individuais

Nas estratégias individuais, o objeto ameaçador está interiorizado e não precisa apresentar-se fisicamente para gerar ações de defesa. As estratégias individuais de enfrentamento são caracterizadas pelos mecanismos de defesa operantes, os quais estão interiorizados e operam mesmo sem a presença do outro. Essas estratégias possuem importante papel para a adaptação ao sofrimento, porém, são de natureza individual, não atuando sobre a violência social (DEJOURS, 1999a).

A função do mecanismo de defesa é a operação pela qual o ego exclui da consciência os conteúdos indesejáveis, protegendo, dessa forma, o aparelho psíquico. O ego — uma instância a serviço da realidade externa e sede dos processos defensivos — mobiliza esses mecanismos, que suprimem ou dissimulam a percepção do perigo interno, em função de perigos reais ou imaginários localizados no mundo exterior.

A construção do sentido do trabalho pode transformar o sofrimento em prazer e essa dinâmica do reconhecimento constitui a realização pessoal no campo social, que ganha um lugar junto à construção da identidade. A análise da Psicodinâmica indica que a retribuição esperada pelo indivíduo deve ser fundamentalmente de natureza simbólica, ou seja, o reconhecimento da realidade que representa a contribuição individual, no sentido de gratidão (SANTOS, 2022).

3.5.2.3.2 Coletivas

A aplicação das estratégias de enfrentamento coletivas implica a redução ou eliminação do sofrimento e a mudança da situação de trabalho, em que o grupo compartilha o sofrimento e encontra, conjuntamente, soluções para lidar com as situações desmotivadoras. As estratégias coletivas necessitam de um consenso do grupo e dependem de condições externas ao sujeito (DEJOURS; ABDOUCHELI; JAYET, 1994), tendo como função adaptar o sujeito às pressões de trabalho com o objetivo de conjurar o sofrimento. Diferenciam-se dos mecanismos de defesa do ego por não serem interiorizados e persistirem com a presença de uma situação externa (ROSSI, 2008).

Essas estratégias de enfrentamento se caracterizam pelo modo de agir coletivo dos trabalhadores e têm o objetivo de transformar o contexto de produção e reduzir o custo humano. São desenvolvidas por um grupo de trabalhadores para resistir aos efeitos desestabilizadores e para lidar com as contradições advindas do trabalho. Ademais, contribuem para a coesão do coletivo de trabalho.

As estratégias de enfrentamento coletivas buscam promover o predomínio de vivências de prazer por meio da criação de um espaço público de discussão, construído com base na cooperação e na confiança mútuas dos trabalhadores no ambiente de trabalho. Dessa forma, o contexto influencia as estratégias a serem adotadas e que prevalecerão entre os trabalhadores (MESQUITA *et al.*, 2016).

A constituição de espaços coletivos possibilita ampliar a percepção do trabalhador sobre ele mesmo, o que favorece o seu processo de emancipação e a consequente intervenção naquilo que o grupo identifica como necessário para melhorar a organização do trabalho. O espaço de discussão propicia a construção de um espaço de fala e escuta em que podem ser expressas opiniões contraditórias ou baseada em crenças, valores e posicionamento ideológico dos participantes do espaço (DEJOURS, 2008b).

3.5.2.3.2.1 Cooperação no trabalho

Representa uma maneira de agir de um grupo de trabalhadores para ressignificar o sofrimento, fazer a gestão das contradições do contexto de trabalho e transformar em fonte de prazer a organização, cuja realização seria possível por meio do espaço público de discussão e pela cooperação entre sujeitos.

Para que a cooperação entre os trabalhadores ocorra, é necessário que as condições éticas e políticas da organização possibilitem a construção das relações de confiança entre eles e que haja o desejo de cooperar. A confiança permite que os trabalhadores se arrisquem tanto na tentativa de formular o que procuram dizer quanto de exporem publicamente suas experiências, o que poderá suscitar julgamentos, críticas, admiração ou inveja (DEJOURS, 2012a). A confiança geralmente se apresenta frágil em um ambiente marcado pela competitividade.

Sobre um espaço de trabalho que transmita confiança e autorize o trabalhador a proferir críticas contra as prescrições, exigem-se relações de confiança entre colegas, subordinados e gestores. A confiança é um requisito para que a construção de acordos, normas e regras se ajustem à organização do trabalho, ou seja, a cooperação passa por uma mobilização que deve ser considerada como contribuição específica e insubstituível dos trabalhadores na gestão (DEJOURS, 2004b).

3.5.2.3.2.2 Inteligência prática no trabalho

A inteligência prática auxilia o trabalhador a resistir ao que lhe é prescrito, utilizando recursos próprios e sua capacidade inventiva, pressupondo a ideia de astúcia, mobilizando-se a partir do surgimento de situações imprevistas (DEJOURS, 2004a). A mobilização subjetiva, requisitada na busca da solução, abrange a esfera afetiva, a cognitiva e, também, o corpo.

Na tentativa de preencher a distância entre o prescrito e o real, os trabalhadores constroem um saber prático, desenvolvido no exercício da atividade. Assim, entra em ação um tipo de inteligência prática, que tem como uma de suas características a astúcia, pois frequentemente se opõe ao saber conceitual; é, ademais, **intuitiva,** porque está enraizada no **corpo,** ou seja, parte de percepções sensoriais. Dessa forma, "é o trabalho que produz a inteligência e não a inteligência que produz o trabalho" (DEJOURS, 2008c, p. 278).

A inteligência prática, como estratégia de enfrentamento coletiva, auxilia o trabalhador que utiliza recursos próprios e sua capacidade inventiva, pressupondo a ideia de astúcia, a se mobilizar desde o surgimento de situações imprevistas. O enfrentamento dessas situações desenvolve um saber particular que, ao tornar-se coletivo, busca minimizar o sofrimento e transformá-lo em prazer.

3.5.3 Tipos de sofrimento no trabalho

O sofrimento no trabalho está relacionado, sobretudo, às infrações das leis trabalhistas ao enfrentamento de riscos e o sofrimento. Este resulta não de um mal sofrido pelo sujeito, mas daquele que ele pode causar ao cometer, por seu trabalho, atos que normalmente reprova, como também sentimento de não estar à altura das imposições do trabalho (DEJOURS, 2004b). Assim, o autor define o sofrimento em quatro pontos fundamentais, conforme explicitado no Quadro 4:

Quadro 4 – Definição de sofrimento no trabalho na perspectiva da Psicodinâmica do Trabalho

Sofrimento no trabalho na perspectiva Psicodinâmica do Trabalho	
Medo da incompetência	Enfrentamento da defasagem irredutível entre o trabalho prescrito e o real.
Pressão para trabalhar mal	Constrangimento em executar mal o seu trabalho.
Falta de reconhecimento	Influencia a dinâmica da mobilização subjetiva da inteligência e da personalidade no trabalho (motivação), pois do reconhecimento depende o sentido do sofrimento. O trabalho, somado ao reconhecimento, possibilita a realização do ego e o fortalecimento da identidade, que oferece proteção da saúde mental.
Normalidade	Utilização de estratégias defensivas que atuam como armadilha que insensibiliza o sujeito contra aquilo que faz sofrer, aceitando os fatos como normais.

Fonte: elaborado pela autora

A partir dos estudos realizados em Psicodinâmica do Trabalho, destaca-se a gênese e as alterações dos sofrimentos mentais atrelados à organização do trabalho, sendo esta a fonte geradora de tensões e constrangimentos capazes de desestruturar a vida psíquica do sujeito. A rigidez da organização diminui as possibilidades de descarga psíquica e aumenta o sofrimento vivenciado pelo indivíduo (DEJOURS, 1992). O sofrimento é sempre individual e resultante de um corpo engajado no mundo e nas relações com os outros.

3.5.3.1 Patologias e doenças ocupacionais: o adoecimento decorrente do trabalho

Caso não haja espaço para a inovação do trabalhador, sem o engajamento do corpo, da inteligência humana e da cooperação, a execução mecânica limitada das prescrições pode levar ao bloqueio da produção (DEJOURS, 1994). Assim, ao esgotar os recursos para executar o real, o indivíduo vivencia o sentimento de realizar um trabalho abaixo do nível esperado, sentindo-se constrangido e sem condições de mobilizar-se subjetivamente, o que contribui para o aumento da carga psíquica do trabalho. Logo, diminuem-se as condições de satisfação dos desejos do indivíduo, quando são dificultadas oportunidades de engajamento, visibilidade e reconhecimento, ao enfraquecer a sua identidade e aumentar a vulnerabilidade psíquica.

A organização do trabalho pode produzir efeitos na economia psicossomática do indivíduo gerando doenças somáticas e defesas. A gravidade dos conflitos ou a realidade, bem como a desorganização à qual sucumbe o sujeito, se traduzem pelo aparecimento de uma doença somática. A somatização, processo em que um conflito não consegue encontrar uma solução mental, desencadeia, no corpo, uma variedade de desordens (DEJOURS, 1992).

Os indicadores da utilização de estratégias defensivas nas situações de trabalho devem ser pesquisados em função da intensidade com que emergem no contexto que envolve o sofrimento. Isoladamente, podem não parecer uma defesa, sendo por isso necessária a contextualização do seu surgimento (DEJOURS, 1994). Os principais indicadores são listados no Quadro 5:

Quadro 5 – Indicadores da utilização de estratégias defensivas nas situações de trabalho

O investimento desproporcional no espaço privado (família e atividades extraprofissionais);
A permanente necessidade de se tranquilizar, evitar conflitos e reconfortar-se; a negação da realidade;
O ativismo (engajamento em situações múltiplas) como forma de evitar tomar consciência de determinada situação desagradável;
O presenteísmo, caracterizado pela presença excessiva no local de trabalho, fora do horário regular, além da forte coesão das equipes, transformando o agir em uma ideologia;
O individualismo, quando realiza tarefas autônomas no próprio grupo, gerando, algumas vezes, rupturas e dispersão das formas de convivência, bem como competição excessiva.

Fonte: elaborado pela autora com base em Dejours (2004a)

As estratégias defensivas visam reduzir o custo humano e o sofrimento psíquico no trabalho por meio da utilização de mecanismos de negação e de controle excessivo, que protegem o ego, mas podem conduzir à alienação quando utilizados excessivamente. As estratégias defensivas, necessárias para a proteção da saúde mental contra os efeitos deletérios do sofrimento, podem funcionar também como uma armadilha que desestabiliza diante daquilo que produz sofrimento. Nessa perspectiva, o predomínio da utilização das estratégias de defesa conduz à minimização do sofrimento, mas não à ressignificação e transformação dos aspectos nocivos presentes no contexto de trabalho (DEJOURS, 2008e).

O uso frequente de mecanismos de defesa leva a patologias sociais, classificadas como: patologia de sobrecarga, patologia da servidão voluntária e patologia da violência (DEJOURS, 2004b), conforme descritas no Quadro 6.

Quadro 6 – Patologias sociais

SOBRECARGA	Diz respeito a lesões de hiperssolicitação, como é o caso da Lesão por Esforços Repetitivos (LER)
SERVIDÃO VOLUNTÁRIA	Relaciona-se à pós-modernidade e ao neoliberalismo. Diz respeito às necessidades de emprego e conforto na vida. Geralmente é o caso de trabalhadores com um status social modesto, que começam a trabalhar numa organização, tornando-se parte dela.
VIOLÊNCIA	Ocorre quando as relações subjetivas com o trabalho são degradadas, o trabalho perde o sentido e o sofrimento interfere na vida familiar e social do trabalhador.
SOFRIMENTO ÉTICO	Emerge por meio das demandas da gestão, que a produção ocorra em primeiro lugar. Inclusive, acima das questões de segurança e saúde.

Fonte: elaborado pela autora com base em Dejours (2004b)

A patologia da sobrecarga **tem como característica a alienação do desejo do sujeito, que toma como suas as metas da organização**; uma vez alcançadas, as metas são sucessivamente elevadas, agravando a sobrecarga e conduzindo ao adoecimento. A sobrecarga de trabalho é um dos principais motivos do estresse e do surgimento de doenças graves, como a síndrome de *burnout*. **Síndrome de *Burnout* ou Síndrome do Esgotamento Profissional** é um distúrbio emocional com sintomas de exaustão extrema, estresse e esgotamento físico resultante de situações de trabalho desgastante, que demandam muita competitividade ou responsabilidade. A principal causa da doença é justamente o excesso de trabalho.

Alguns sinais da sobrecarga de trabalho são:

- **dores** aleatórias no corpo em razão das longas jornadas de trabalho, seja por movimentos repetitivos, seja por posições estáticas;

- **ansiedade** em excesso em virtude dos prazos e das cobranças e que, se não tratada, pode se tornar um transtorno e prejudicar a saúde mental e a qualidade de vida do colaborador; e

- alterações no sono, acordar **cansado** e com dores de cabeça são outros indícios de sobrecarga de trabalho.

A patologia da servidão voluntária pode evoluir e levar ao consentimento de certas práticas de trabalho que geram sofrimento e uso continuado de defesas. Nessas condições, as relações com os gestores são pautadas pela submissão sem protestos, pelo conformismo e por uma postura reveladora de que o trabalhador é adaptado, integrado e eficaz.

Dessa forma, os gestores se aproveitam da vulnerabilidade de seus empregados para explorar sua produtividade, fundamentados nos preceitos da cultura de desempenho. Em síntese, a servidão voluntária se caracteriza pela submissão consentida e legitimada pela naturalização e banalização do sofrimento e das injustiças, ao assegurar a produtividade da Organização do Trabalho (DEJOURS, 2004b).

Já a patologia da violência se caracteriza por práticas agressivas contra a própria pessoa, contra os colegas e contra a organização, como o vandalismo, o assédio moral e até mesmo o suicídio, como forma mais radical de violência. Esse tipo de patologia é vivenciado quando a organização do trabalho impõe situações de estresse, em que o empregado se paralisa diante da insensibilidade progressiva em relação ao seu sofrimento e ao dos outros. Quanto a esse aspecto, é oportuno lembrar que a violência tem, em suas bases, a solidão afetiva e o abandono relacionados ao trabalho.

A gestão por metas, o assédio como estratégia de gestão, a cultura da competitividade, a avaliação individual de desempenho e a premiação de funcionários e equipes com alta produtividade e sem índices de acidentes de trabalho exemplificam o modo como as organizações segregam e desumanizam os indivíduos, levando-os a um processo de desumanização do outro, em uma espécie de *robotização* e *frieza coletiva*.

O espaço do trabalho, na perspectiva dejouriana, torna-se locus do sofrimento ético, pois entre as características do trabalho contemporâneo estão, por um lado, o discurso da gestão empresarial que valoriza a transparência, a participação, o engajamento, o comprometimento com regras,

GESTÃO CONTEMPORÂNEA, CULTURA ORGANIZACIONAL E INFORMATIZAÇÃO:
UMA ANÁLISE PSICODINÂMICA DO TRABALHO

valores e objetivos da empresa e, por outro lado, práticas alicerçadas na mentira, na aceitação do "trabalho sujo" e no "cinismo viril", que pautam atitudes de gestores e trabalhadores que aderem à lógica da produção a qualquer preço.

O sofrimento ético pode culminar em autoculpabilização, somatizações – cefaleias, problemas gastrointestinais e cardiovasculares – e transtornos mentais, como depressão, ansiedade e *burnout*. Quando o sentimento de culpa é extremo e permanente, embora condicionado pela organização do trabalho, surge a sensação de um brutal ódio a si mesmo, o que pode levar trabalhadores ao suicídio. Esses fenômenos não se dão apenas como mecanismos internos ao trabalhador e por ele determinados, mas sofrem forte influência dos contextos culturais, sociais, políticos, econômicos e, sobretudo, da *organização do trabalho* que o circundam.

A Psicodinâmica do Trabalho, com vistas a aprofundar a compreensão dessas patologias, busca analisar a dimensão sociopsíquica do trabalho, e não o indivíduo. A partir da análise da organização do trabalho, é possível entender como são produzidos os processos de subjetivação e as patologias. A subjetividade, é resultante das inter-relações entre as dimensões subjetiva-objetiva, visível-invisível e psíquica-social (DEJOURS, 1997).

Ao privilegiar a fala a partir de um coletivo construído, a Psicodinâmica do Trabalho visa estimular a ampliar a percepção do sujeito sobre si na medida em que se torna consciente da diferença entre o trabalho prescrito e o real e como esta mobiliza o sujeito e o coletivo de trabalho, fazendo-o desenvolver estratégias para enfrentar essa realidade.

A comunicação como linguagem é essencial e o trabalho é visto, sobretudo, como atividade social, em que existe a necessidade do outro. A Psicodinâmica do Trabalho promove, então, a autonomia, a criação e a negociação, bem como a construção de estratégias saudáveis para mediar o sofrimento, ressignificá-lo e transformá-lo em vivências de prazer. O importante é a construção do espaço de discussão e deliberação, no qual é permitido falar, escutar, refletir, confrontar opiniões e debater. Busca dois objetivos principais: reconstruir as bases do conviver e a cooperação (BENDASSOLLI; SOBOLL, 2011a).

Diferentemente da ergonomia, essa abordagem não busca formular recomendações e modificações a serem implantadas nos postos de trabalho estudados, e sim favorecer processos de reflexão e de elaboração que mobilizem os trabalhadores, de forma a que eles possam alavancar mudança no trabalho ou em suas relações laborais (HELOANI; LANCMAN, 2004). Não há proposta de avaliação de mudanças objetivas, visto que o objetivo da Psicodinâmica do Trabalho consiste em promover, nos trabalhadores, a reflexão da sua relação subjetiva com o trabalho.

Os motivos que podem impedir a continuidade do espaço de deliberação coletivo podem surgir de diversas fontes: sociais, institucionais, intergrupais, interpessoais e intrapsíquicas. Socialmente, dois fatores contribuem para dificultar a condução da clínica do trabalho. O primeiro está relacionado à dificuldade de exercício da democracia no Brasil, e o segundo, ao imperativo de produtividade sobre os trabalhadores (BATISTA, 2023).

A atividade proposta pela Psicodinâmica do Trabalho implica um desvelar das resistências e um possível ativamento de defesas que podem impossibilitar a continuidade do trabalho. A partir do espaço de discussão coletiva, os trabalhadores podem modificar sua percepção sobre a instituição, não mais a considerando da mesma forma. O entendimento da complexidade operada no trabalho não é evidente, vai para além do que pode ser observado, medido e contado. Ao admitir a centralidade do trabalho para o sujeito, desenvolve-se uma leitura das condições e da organização do trabalho como fatores que podem estruturar ou desestruturar o equilíbrio psíquico do sujeito.

Para a compreensão do que opera nas relações de trabalho e no cotidiano vivido pelos trabalhadores não basta a observação; é necessária uma escuta daquele que executa o trabalho e a consideração da qualidade das relações que o trabalho possibilita. A escuta da qual se fala em Psicodinâmica do Trabalho (DEJOURS, 2004c) deve ser realizada em um processo de reflexão, realizado junto a um coletivo de trabalhadores. Ao promover a mobilização coletiva, pode, em diferentes graus, atingir seu objetivo de emancipar o trabalhador em sua relação subjetiva com o trabalho.

Por ser a Psicodinâmica do Trabalho uma "teoria crítica do trabalho", que envolve dimensões da construção-reconstrução das relações entre sujeitos-trabalhadores e realidade concreta de trabalho, visa articular a emancipação do sujeito nesse contexto, possibilitar a crítica do trabalho prescrito, desestabilizar o que está posto e traduzir o trabalho a partir dos processos de subjetivação e vice-versa (MENDES; ARAÚJO; MERLO, 2011, p. 179).

O essencial é tentar compreender o real, o que funciona ou não, as discussões contraditórias, os contrastes, os paradoxos, as pressões, as manifestações e as expressões de sofrimento-prazer, o silêncio e tudo que o trabalhador indicar ser difícil para realizar a tarefa, pois o que ele diz e explica representa objeto de análise e interpretação (DEJOURS, 2004c, 2007; ROSSI, 2008).

Nessa dinâmica, trata-se de acompanhar as linhas tênues dos comentários e não comentários, os pontos e o objeto de discussão e de posições contraditórias, tendo em vista que os comentários configuram-se como expressão da formulação da atividade de pensar dos trabalhadores sobre sua situação (estratégia coletiva). A análise das informações precisa consistir em detectar esse contraste ou paradoxo (DEJOURS, 1992).

Para atuar sob a perspectiva da Psicodinâmica do Trabalho dejouriana, precisa estar preparado para as frustrações que podem surgir, visto que se trata da própria normalidade perante o sofrimento no trabalho, objeto de estudo dessa abordagem.

A normalidade, conquistada com a elaboração das estratégias coletivas e individuais, pode resistir à intervenção da Psicodinâmica do Trabalho na sua proposta de formação de uma coletividade. Além disso, essa formação implica uma análise institucional e da gestão do grupo que possa informar sobre o envolvimento e o apoio que a condução da Psicodinâmica do Trabalho propicia.

Deve-se avaliar se a organização está disposta a se envolver com o processo da Psicodinâmica do Trabalho. Esse elemento pode fornecer ao coletivo a confiança necessária para que se interesse em falar, à medida que percebe que há a disposição institucional de ouvir o que será dito para tentar resolver questões de trabalho e de relação do sujeito com a organização deste.

Pode-se, contudo, apresentar uma proposta congruente com os interesses dos trabalhadores, que vá ao encontro de suas demandas implícitas, ao trazer benefício ao grupo. O objetivo é provocar reflexões que possibilitem gerar ações transformadoras.

3.6 PSICODINÂMICA DO TRABALHO NO BRASIL

No Brasil, os estudos em Psicodinâmica do Trabalho inicialmente ocorreram em universidades (FGV-SP em 1984) e sindicatos. Em diversas regiões do Brasil, em universidades públicas, privadas ou confessionais, os pesquisadores que utilizam a PDT o fazem preferencialmente no âmbito de ensino, pesquisa e extensão. Há registros de intervenções realizadas fora da universidade, porém, com pesquisadores ligados a elas, via fundações e com recursos financeiros advindos de editais de fomento à pesquisa (MACÊDO; MIRANDA, 2019).

Dentre os estudos de revisão e análise bibliométrica da produção de artigos, teses e dissertações que utilizaram como base a PDT no Brasil, tem-se os trabalhos de Bueno e Macêdo (2012), Barros e Honório (2013), Mendes e Morrone (2012), Macêdo *et al.* (2016), Machado *et al.* (2015) e Macêdo e Heloani (2017). Todos eles indicam que, dado seu caráter transdisciplinar, várias áreas de conhecimento desenvolvem estudos e pesquisas utilizando a PDT no Brasil, contudo, a Psicologia é a que mais se destaca.

A partir de 2001, em decorrência dos pesquisadores brasileiros adotarem a Psicodinâmica do Trabalho no campo da produção científica, foram defendidas várias dissertações e teses na abordagem da PDT. Assim, em 2007, à medida que os grupos de estudos se expandiam, surgiram os laboratórios de pesquisa específicos da abordagem, associados às universidades em todas as regiões brasileiras e no Distrito Federal. Desse modo, em 2012, foi proposto um Grupo de Trabalho de Psicodinâmica do Trabalho no âmbito da Associação Nacional de Pesquisa e Pós-Graduação em Psicologia (Anpepp), cujo principal objetivo é discutir a pesquisa, a política e a formação no âmbito da pós-graduação em Psicologia no Brasil.

Nos dados coletados no Portal de Periódicos Capes/MEC e na plataforma Lattes no período de 2002 a 2014, Machado *et al.* (2015) identificaram 84 artigos, 162 autores, sendo a maioria do sexo feminino, com título de doutorado, vinculados a diversas instituições no Brasil, concentradas, em sua maioria, na região Sudeste. De acordo com os autores, prevalece a parceria nas publicações (autores e coautores), mas foi constatado um grande número de autores com uma única produção.

Outro estudo importante, realizado por Karam (2010), destaca alguns pontos para o desafio da Psicodinâmica do Trabalho no Brasil, tendo em vista ser este o segundo país, depois da França, a dar mais impulso a essa abordagem. São eles: a construção do espaço de discussão coletiva; levar o trabalhador à aquisição de outra inteligibilidade do sofrimento e do trabalho; trabalhar com uma clínica que se pauta pela cooperação; a escuta do risco e o compromisso com a verdade; viabilizar a elaboração coletiva das experiências (MACÊDO *et al.*, 2016).

A boa aceitação por pesquisadores brasileiros da Psicodinâmica do Trabalho fez do Brasil e do Canadá os países onde ela floresceu, além da França (MACHADO; MACÊDO, 2016). Sua divulgação, por meio dos resultados das pesquisas e intervenções, realiza-se em duas frentes de trabalho: pela efetivação de eventos científicos e pela publicação de livros e artigos em periódicos, sendo os dois últimos os mais comuns. Essa tendência dos pesquisadores de concentrar suas publicações em periódicos visa atender a critérios estabelecidos pelas agências de fomento e avaliadoras dos cursos de pós-graduação.

Sobre os eventos, desde que a Psicodinâmica se inseriu no campo da pesquisa brasileira os resultados de seus estudos foram apresentados em diversos eventos, de várias áreas afins. No entanto, a partir de 2007 realizaram-se congressos específicos para essa temática. Em 2007, o I Simpósio Brasileiro de Psicodinâmica do Trabalho reuniu, em Brasília, pesquisadores e especialistas na área e contou com a participação de Christophe Dejours durante todo o evento (MACHADO; MACÊDO, 2016). A excelente repercussão fez com que outras edições fossem realizadas, visando divulgar a PDT e possibilitar a formação de redes de pesquisa no Brasil.

Nesses eventos, observa-se o crescimento do número de pesquisadores, do número de trabalhos apresentados e do número de participantes, o que indica uma expansão da Psicodinâmica do Trabalho no Brasil. Essa expansão na formação dos pesquisadores resultou em um aumento dos trabalhos realizados não apenas nas universidades, mas também em pesquisas em outros âmbitos institucionais, por exemplo, a Fundação Oswaldo Cruz (Fiocruz), a Petrobras, dentre outras.

Ao lado dos eventos, a divulgação e a expansão da PDT por meio de publicações foram evidenciadas no estudo de Machado e Macêdo (2016), que teve como objetivo levantar o panorama das pesquisas publicadas na área no Portal de Periódicos da Coordenação de Aperfeiçoamento de Pessoal de Nível Superior (Capes)/Ministério da Educação (MEC), entre 2004 e 2014. Como resultado, foram identificados 95 artigos nacionais publicados em português e 50 artigos internacionais, escritos em francês e inglês, por 179 autores, dado a indicar a importância da abordagem no Brasil.

Ao analisar as redes de cooperação científica entre instituições e suas respectivas regiões geográficas, percebe-se que a região geográfica no Brasil com maior número de cooperações é a Sudeste, possivelmente em decorrência de uma maior concentração de institutos de educação superior (IES) na região, conforme pesquisa realizada por Bastos e Gondim (2010).

Ainda sobre a divulgação e a expansão da PDT, deve-se ressaltar a parceria de Dejours e sua relação com os pesquisadores brasileiros. Sobre esse aspecto, Dejours (2016), em entrevista recente, afirma sobre suas parcerias com pesquisadores no Brasil que:

> O primeiro é o grupo de USP, que conta com a Selma Lancman, Laerte Idal e Seiji Uchida, desenvolvem várias pesquisas utilizando a Psicodinâmica do Trabalho. Em Brasília, atualmente o grupo da Católica de Brasília, com Katia Brasil. Outro grupo importante atualmente para mim é o que desenvolve pesquisa na magistratura brasileira com Leonardo Wandeli, que é juiz, e desenvolve um trabalho importante na área do Direito. Tenho outras relações com pesquisadores no Brasil, alguns ligados à psicanálise e psicossomática. Em Belo Horizonte, Maria Tereza Carvalho Ribeiro, que trabalha com seu marido, Paulo Carvalho em Psicanálise e Psicossomática no trabalho. No Rio de Janeiro, Marta Rezende Cardoso. Em Porto Alegre, um psicanalista que se chama José Carlos Calich. Em João Pessoa, alguns psicanalistas ligados à Fundação Jean Laplanche, onde eu sou um dos diretores. Em São Paulo *Sedes Sapientiae*, há um grupo de trabalho nesse instituto, dirigido por Mario Fucks. Há uma formação de psicodinâmica do trabalho lá. Em Goiás, na PUC Goiás, Kátia Barbosa Macêdo, que utiliza a Psicodinâmica do Trabalho nas pesquisas e desenvolve parcerias junto ao MPT e ao TRT em Goiás (MACÊDO; HELOANI, 2017, p. 499).

O estado de Goiás – que possui como característica central uma economia embasada na agropecuária e uma cultura organizacional com características de uma gestão que privilegia aspectos de autoritarismo, centralização de poder hierárquico e paternalismo – constitui um campo desafiador para a implantação da Psicodinâmica do Trabalho, exatamente por seu caráter dialógico e pela proposta de participação e emancipação (MACÊDO, 2002, 2004; MACÊDO *et al.*, 2016).

Dessa forma, devido à evolução e ao interesse dos pesquisadores tanto do Brasil quanto da França, pela Clínica Psicodinâmica do Trabalho, apresentam-se amplas possibilidades de essa abordagem, ainda em construção, continuar influenciando estudos e pesquisas que abordem as relações de trabalho contemporâneas, especialmente quando se tem em vista a urgência de estudar as novas configurações que envolvem o mundo do trabalho na busca pela construção de um espaço de trabalho com mais saúde e dignidade pelo reconhecimento, pela autonomia e pela liberdade (BUENO; MACÊDO, 2012).

3.6.1 Estudos recentes em PDT no Brasil

O interesse pela Psicodinâmica do Trabalho pelos pesquisadores no Brasil tem avançado consideravelmente nos últimos anos por meio de pesquisas. Diversos estudos têm sido conduzidos pela abordagem teórico-metodológica da Psicodinâmica do Trabalho, como evidenciado no levantamento das pesquisas em Psicodinâmica do Trabalho realizadas em programas de pós-graduação *stricto sensu*, utilizando-se a base de dados Periódicos Capes/MEC no período compreendido entre 2015 e 2023. Os dados são apresentados na Tabela 1, conforme os temas emergidos. Destacam-se os temas Psicodinâmica do Trabalho, prazer e sofrimento e saúde trabalho.

O ano de 2019 teve uma maior representatividade, com 75 trabalhos publicados. Os pesquisadores da área somaram 357 trabalhos no período, indicando a consolidação da abordagem da PDT no Brasil e o necessário reconhecimento aos pesquisadores orientadores envolvidos nesse processo. Foram desenvolvidas 252 dissertações e 105 teses, como expresso no Quadro 7:

Tabela 1 – Trabalhos de conclusão de pós-graduação *stricto sensu*

Trabalhos de conclusão de pós-graduação *stricto sensu*			
Ano	Dissertações	Teses	Total
2015	21	6	27
2016	20	5	25
2017	28	14	42
2018	36	3	39
2019	61	14	75
2020	40	16	56
2021	34	17	51
2022	12	30	42
Total	252	105	357

Fonte: Catálogo de Teses e Dissertações da Capes conforme busca "Psicodinâmica do Trabalho"

Os resultados demonstram o que Macêdo *et al.* (2016) identificaram no trabalho desenvolvido pela Associação Nacional de Pós-Graduação e Pesquisa em Psicologia (Anpepp), a representatividade da Psicodinâmica do Trabalho no Brasil.

Percebe-se o quanto o campo de pesquisa sobre as relações entre o trabalho e a saúde mental desperta interesse crescente no Brasil, demonstrando que as pressões do sistema econômico neoliberal sobre o mundo do trabalho têm avançado sobre a saúde dos trabalhadores, provocando sofrimento, adoecimento e até mesmo a morte. Conforme reforçado nas análises de Mesquita (2018), diferentes categorias de trabalhadores têm sofrido consequências no quesito saúde, advindas dos novos sistemas de trabalho e das novas formas de gestão.

Os estudos supracitados abarcam várias profissões e seus achados culminam em discussões relacionadas ao confronto do trabalhador com o seu trabalho, permeado de vivências de sofrimento. Forneceram conhecimento empírico e teórico a fim de colaborar com a construção desta pesquisa, principalmente na discussão dos dados coletados. No entanto, evidencia-se que nem todas as pesquisas realizadas no Brasil seguem o método original preconizado por Dejours, que tem como característica fundamental a escuta clínica coletiva, precedida da análise Clínica do Trabalho.

Os temas dos estudos realizados no Brasil nos últimos anos tiveram focos que variam entre fatores de sofrimento, adoecimento e saúde. No entanto, os fatores em potencial se apresentam dominantes no movimento de vulnerabilização do trabalhador e dos coletivos de profissionais e, por consequência, causam o adoecimento físico e alterações mentais e psicossociais.

Percebe-se o avanço em estudos sobre a relação entre processo de trabalho e seus efeitos na saúde mental, que abrangem a questão do sofrimento e da compreensão dos mecanismos geradores desse sofrimento e seus reflexos na vida e na saúde dos trabalhadores. A evolução e o interesse dos pesquisadores no Brasil pela Psicodinâmica do Trabalho apresenta amplas possibilidades de continuar a crescer e a evoluir em resposta à demanda do mundo do trabalho, tendo em vista a urgência de estudar as novas configurações que envolvem a busca da construção de um espaço de trabalho com mais saúde e dignidade pelo reconhecimento, autonomia e liberdade.

Entretanto, chama-se atenção para a característica da proposta metodológica da Psicodinâmica do Trabalho, conforme identificado por

Macêdo (2018) durante o pós-doutorado, enquanto realizava seu *séjour* no *Conservatoire National D'Arts et Metiers* (CNAM). Em entrevista no dia 29 de novembro de 2016, Dejours afirmou que como característico da proposta metodológica da Psicodinâmica do Trabalho do ponto de vista da ciência, como vasta e multidisciplinar; tem relação com outras disciplinas, com o espaço público, com os deveres políticos, com a mídia, com o Direito, com os juízes, com a Filosofia. A pesquisa em Psicodinâmica do Trabalho não trata de coletar dados e depois analisá-los, é um processo em que o pesquisador constrói junto com o coletivo de trabalhadores uma compreensão do sentido do trabalho, da mobilização subjetiva deles em relação ao seu trabalho. Do ponto de vista do método, o mais importante é a possibilidade de fazer reuniões com o coletivo, montar grupos de trabalho com trabalhadores de empresas, com trabalhadores de ministérios ou de administrações, pouco importa se forem públicas ou privadas. Conseguir montar um grupo de trabalhadores voluntários para refletirem sobre a questão das relações entre eles e a partir das perguntas sobre as dificuldades encontradas por eles no exercício do trabalho, e voltar à questão da subjetividade e da organização do trabalho (MACÊDO, 2017).

Fica clara a importância dada pela Psicodinâmica do Trabalho à busca pela cooperação no trabalho. A esse respeito, o próprio Dejours (2016), em conferência realizada na cidade de Goiânia em congresso de saúde mental, mencionou que sua proposta, juntamente com sua equipe, é trabalhar sobre as condições que possibilitam reconstruir as condições de cooperação entre os trabalhadores, mas ela tem sido profundamente abalada pelos atuais modelos de gestão. Mencionou, ainda, que a avaliação individualizada de desempenho, nos moldes como é realizada atualmente, exaltando a concorrência generalizada entre os trabalhadores e supostamente trazendo ganhos de produtividade, provoca, na realidade, o cada um por si ou o individualismo, que destrói as condições de ajuda mútua e da cooperação.

Por outro lado, se os *managers* ou gestores dispunham de uma teoria de cooperação vertical entre chefe e subordinados, entre gerentes e equipe de trabalho, ela pode culminar com ganhos de produtividade. Dessa forma, percebe-se que os estudos realizados com base na Psicodinâmica do Trabalho têm contribuído para compreender os impactos gerados pelas formas de trabalhos impostas conforme se constitui a sociedade.

Os resultados encontrados apontaram que os estudos em Psicodinâmica do Trabalho no Brasil vêm aumentando e, em sua grande maioria, estão pautados em métodos qualitativos, fazem uso de diferentes instrumentos de coleta de dados, investigando vivências de prazer e de sofrimento dos trabalhadores. A análise dos principais resultados dos estudos revelou que as pesquisas brasileiras que utilizam esse método possuem forte característica descritiva, apontando para uma carência em estudos com foco na intervenção e na discussão de ações de promoção da saúde do trabalhador.

3.7 ETAPAS PROPOSTAS PELA PSICODINÂMICA DO TRABALHO

Dejours (2004c) propõe uma pesquisa-ação com as seguintes etapas: pré-pesquisa, pesquisa, análise da demanda, análise do material da enquete, observação clínica, interpretação, validação e refutação e validação ampliada.

3.7.1 Etapa 1 – a pré-pesquisa

Dois aspectos são considerados fundamentais: que os trabalhadores queiram participar voluntariamente e que a organização concorde com a sua realização (DEJOURS, 2004c).

Com a construção desse acordo inicial, ocorre a preparação da pesquisa propriamente dita. É importante definir os pesquisadores que participarão do grupo e, ao mesmo tempo, é igualmente necessária a definição dos trabalhadores envolvidos.

Além do grupo de pesquisadores e trabalhadores que farão parte do coletivo de trabalho, é importante manter contato com a direção da organização para facilitar as condições de realização da pesquisa, bem como difundir a metodologia para os demais trabalhadores.

Durante essa etapa de preparação, vários objetivos devem ter sido atingidos, tais como: reunir documentos que tenham informações sobre o processo de trabalho e suas transformações; ter acesso à instituição, realizar visitas e estabelecer contato com trabalhadores de locais variados. Além de contatos formais, é importante conhecer o local de trabalho com os trabalhadores que participarão da pesquisa, buscando entender a organização real de trabalho "do ponto de vista humano", buscando desvendar a dimensão dos conflitos ali inseridos (DEJOURS, 2004c, p. 107). O Quadro 7 apresenta os requisitos e objetivos para a etapa de pré-pesquisa e análise da demanda.

Quadro 7 – Requisitos e objetivos da pré-pesquisa e da análise da demanda, nos estudos da Psicodinâmica do Trabalho

Requisitos fundamentais/ procedimentos	Objetivos
Pré-pesquisa	
- Selecionar trabalhadores que queiram participar voluntariamente. - Aceitação e apoio da Instituição sobre a realização da atividade. - Encontros formais e informais com os trabalhadores.	- Reunir documentos que contenham informações sobre o processo de trabalho e suas modificações. - Ter acesso à Instituição. - Realizar visitas e estabelecer contato com os trabalhadores (estratégias de aproximação do coletivo de pesquisa). - Conhecer o local de trabalho. - Definir o coletivo de controle. - Definir como será elaborado o diário de campo.
Análise da demanda	
- A demanda deve ser formulada pelos interessados e ser coletiva.	- Garantir que a pesquisa não seja imposta ou objeto de manipulação.

Fonte: adaptado pela autora de Fleury e Macêdo (2012)

3.7.2 Etapa 2 – a pesquisa propriamente dita

A pesquisa deve ser operacionalizada em um local identificado com o trabalho, na própria instituição. Na maioria das vezes, os grupos ocorrem em local escolhido pelos próprios trabalhadores, em intervalos de periodicidade possíveis, de acordo com as especificidades do trabalho, ocorrendo durante a jornada laboral.

Os pesquisadores devem se apresentar para o grupo, esclarecendo sua área de atuação, e ressaltando que o foco de interesse em Psicodinâmica do Trabalho é o acesso aos comentários verbais dos trabalhadores, e, à medida que a pesquisa se desenvolve, passa a ser o conteúdo formulado pelo grupo de trabalho. O objetivo, desde o início, é provocar reflexões que possibilitem gerar ações transformadoras.

Um esforço particular é realizado no curso da pesquisa para distinguir os "elos existentes entre as expressões do sofrimento ou do prazer, as expressões positivas ou os silêncios ativamente respeitados sobre certos temas, de um lado, e as características da organização do trabalho, de outro" (DEJOURS, 2004c, p. 109).

Caso os elos entre sofrimento e prazer não estejam claros ou constatados pelo grupo, é possível realizar uma interpretação e devolvê-la ao grupo, que precisa validá-la. Contudo, é importante que a interpretação possibilite a continuidade da discussão.

A interpretação ideal seria aquela que – desmontando um sistema defensivo – autorizasse, simultaneamente, "a reconstrução de um novo sistema defensivo ou um deslocamento do sistema defensivo existente, de maneira a enfatizar um elo entre sofrimento e trabalho" (DEJOURS, 2004c, p. 110). Nesse sentido, caracteriza-se como uma pesquisa-ação, pois, por meio do espaço de discussão coletiva e da elaboração do que é dito, poderá acontecer uma ação que venha a modificar o real do trabalho (DEJOURS; ABDOUCHELI; JAYET, 1994).

Ao desenvolver a Psicodinâmica do Trabalho, é necessário sensibilidade e a capacidade de trabalhar os aspectos psíquicos revelados. Apesar do aparecimento de problemas individuais, é preciso ter clareza de que o objetivo é a postura do grupo de trabalho – do coletivo – no trabalho e o aparecimento ou não dos sistemas de defesa coletivos sobre o sofrimento.

A proposta envolve, ainda, observar como está organizado o trabalho na instituição, bem como os seus efeitos e desdobramentos sobre o psiquismo dos trabalhadores. Como o foco está nas formulações coletivas, não há impedimento de que, de um encontro para outro, haja variação na participação dos elementos constituintes do grupo, muitas vezes por exigências e particularidades do próprio trabalho. O Quadro 8 apresenta os requisitos e os objetivos da pesquisa propriamente dita:

Quadro 8 – Requisitos e objetivos para ocorrer a Psicodinâmica do Trabalho

Requisitos fundamentais/ procedimentos	Objetivos
Pesquisa	
- Local a ser realizado: identificado com o trabalho, no interior da instituição.	- Apresentar e esclarecer para o grupo a clínica do trabalho.
- Ambiente: deve ser escolhido pelos próprios trabalhadores.	- Comunicar sobre o foco em Psicodinâmica, que é o acesso aos comentários/à fala dos trabalhadores.
- Horários: durante a jornada de trabalho.	
- Agenda: intervalos de periodicidade possíveis para os participantes da pesquisa.	- Explicitar o caráter ético (sigilo das exposições e respeito às formas de expressão).
- Participação: elementos constituintes do grupo podem variar.	- Destacar o tema abordado e a análise do estabelecimento das relações entre organização do trabalho e sofrimento psíquico.
- Subdivisão: a) análise da demanda; b) análise do material pesquisado; c) observação clinica; d) interpretação.	- Provocar reflexões que possam gerar ações transformadoras.
	- Validar constantemente as interpretações com o coletivo.
	- Focar o coletivo de trabalho. verificando o surgimento ou não de sistemas defensivos coletivos sobre o sofrimento.
	- Ressaltar a impossibilidade de respostas urgentes.

Fonte: adaptado pela autora de Fleury e Macêdo (2012)

A parte mais difícil da Psicodinâmica do Trabalho é a definição do material da pesquisa, resultado do que foi obtido nos grupos e dito pelos trabalhadores, de sua formulação subjetiva (DEJOURS, 2004c). O interesse está na dimensão do comentário, no qual o trabalhador fornece a maneira como o coletivo pensa sua relação com o trabalho. Ao mesmo tempo, a ausência do comentário pode ser entendida como uma defesa coletiva, em relação à percepção do sofrimento em situação específica.

Por conta da pesquisa, o que é elaborado coletivamente, da vivência no trabalho, transforma a relação subjetiva que os trabalhadores construíram em relação ao trabalho (DEJOURS, 2004c). A partir do espaço de discussão coletiva, os trabalhadores podem modificar sua percepção sobre a instituição, não mais a considerando da mesma forma.

Para a compreensão do que opera nas relações de trabalho e no cotidiano vivido pelos trabalhadores não basta a observação, é necessária uma escuta daquele que executa o trabalho e a consideração da qualidade das relações que o trabalho possibilita.

O entendimento da complexidade operada no trabalho não é evidente, vai para além do que pode ser observado, medido e contado. A escuta da qual se fala em Psicodinâmica do Trabalho (DEJOURS, 2004c) deve ser realizada em um processo de reflexão, realizado junto a um coletivo de trabalhadores.

O ambiente para realização das sessões clínicas deve ser escolhido em comum acordo com os entrevistados, utilizando-se de um espaço no ambiente do trabalho que possibilite momentos de descontração e liberdade de expressão. São empreendidas sessões coletivas, podendo ser realizadas em torno de três a dez sessões, com duração de aproximadamente duas horas cada, uma vez por semana. A primeira sessão tem início com uma pergunta aberta – "Fale sobre seu trabalho" –, seguida de perguntas específicas, voltadas para a investigação da dinâmica que envolve o sofrimento psíquico e as condições sociais do trabalho no qual se produz.

São conduzidas com base nas narrativas dos participantes e em seus posicionamentos face ao processo de ressignificação das situações de trabalho e possibilitam a escuta, a elaboração e a perlaboração do sofrimento, levando o trabalhador a recuperar sua capacidade de pensar e agir ao construir um espaço para a mobilização subjetiva e a ressignificação do seu trabalho. Por fim, são gravadas e transcritas (ROSSI, 2008; DEJOURS, 2004c).

O princípio que organiza a reflexão durante a pesquisa é a discussão sobre as dificuldades no trabalho, ou seja, as situações reais de trabalho. Ao longo da discussão, é preciso compreender como é o real de trabalho e como as experiências subjetivas dos trabalhadores são organizadas para dar conta do real.

Na escuta atenta durante as sessões, é preciso remontar às armadilhas do reconhecimento, presentes na decisão para compreender as razões do trabalhador. O reconhecimento é mediador da emancipação, mas também poderá funcionar como elemento de submissão.

É importante que seja descrito tudo o que foi detectado durante a pesquisa entre o grupo de trabalhadores e o de pesquisadores, que relate os fatos intersubjetivos. Além do discurso do trabalhador, é necessário que apareça a formulação do pesquisador sobre o encadeamento dos acontecimentos, bem como que observe gestos, posturas e tons de voz durante a realização dos grupos.

O relato deve ser realizado logo após os encontros, a partir da memória do pesquisador, das anotações feitas durante o grupo e da transcrição. Os comentários são muito mais interessantes do que o relato literal do acontecido, mas todo o material pode ser utilizado. Podem-se apresentar impressões e interpretações divergentes nas observações. Estas podem ser trabalhadas e estudadas no grupo de pesquisadores e ainda podem ser apresentadas ao grupo de trabalhadores, caso permaneçam divergentes. "O material da interpretação, em Psicodinâmica do Trabalho, é assim, uma observação comentada" (DEJOURS, 2004c, p. 119).

Os dados relativos ao sofrimento e ao prazer passam, também, pela subjetividade do pesquisador (DEJOURS, 2004c). O objetivo da interpretação é o de dar forma ao que é trazido pelos trabalhadores, como uma vivência de seu trabalho, possibilitando, igualmente, a compreensão aos pesquisadores externos à instituição.

Nesse contexto, ao pesquisador cabe situar-se como interlocutor, tornando viável a abertura do discurso sobre o sofrimento e o prazer. Assim, os mecanismos que aparecem de reconhecimento e cooperação e as estratégias coletivas de defesa permitem o entendimento do que é verbalizado durante as discussões do grupo.

A possibilidade da pesquisa, no coletivo, é demonstrada, mais claramente, quando os trabalhadores formularam ideias que anteriormente não estavam organizadas consciente e nitidamente. Durante a execução da pesquisa, então, essas ideias são dirigidas para uma pessoa de fora, no caso, o pesquisador.

O essencial é tentar compreender o real, o que funciona ou não, as discussões contraditórias, os contrastes, os paradoxos, as pressões, as manifestações e as expressões de sofrimento-prazer, o silêncio e tudo que o trabalhador indicar ser difícil para realizar a tarefa, pois o que ele diz e explica representa objeto de análise e interpretação (DEJOURS, 2004c, 2007; ROSSI, 2008).

Nessa dinâmica, trata-se de acompanhar as linhas tênues dos comentários e não comentários, os pontos e o objeto de discussão e de posições contraditórias, tendo em vista que os comentários configuram-se como expressão da formulação da atividade de pensar dos trabalhadores sobre sua situação (estratégia coletiva). A análise das informações precisa consistir em detectar esse contraste ou paradoxo (DEJOURS, 1992).

3.7.2.1 A análise clínica do trabalho

A análise Psicodinâmica do Trabalho estabelece uma abordagem teórica e propõe um método que objetiva a emancipação do sujeito na sua relação com o trabalho. Ao admitir a centralidade do trabalho para o sujeito, desenvolve-se uma leitura das condições e da organização do trabalho como fatores que podem estruturar ou desestruturar o equilíbrio psíquico do sujeito.

A avaliação do trabalho pode ser realizada com o coletivo de pesquisa, uma vez por mês ou três meses após o término da intervenção. No espaço de discussão coletiva de avaliação devem ser solicitadas as mobilizações ocorridas no espaço, bem como o engajamento dos participantes nos projetos de mudança das situações laborais (MENDES; ARAÚJO, 2011). As sessões devem ser analisadas de maneira articulada, para verificar a evolução e o aprofundamento dos temas que surgem nas discussões coletivas.

3.7.2.2 Validação dos dados

A validação pode ocorrer em duas etapas. O primeiro momento acontece durante a pesquisa, com as interpretações, os comentários do pesquisador e do grupo de pesquisadores; assim como pela retomada de questões formuladas anteriormente pelo próprio grupo de trabalho. Todo esse material dará forma ao relatório a ser discutido com os trabalhadores.

Um segundo momento pode ocorrer quando novos trabalhadores se agregam ao grupo inicial da pesquisa e os trabalhadores do grupo original/inicial propõem uma retomada de momentos anteriores. Nesse caso, existe a possibilidade de que sejam realizadas novas discussões, que venham a gerar modificações e correções no relatório final.

Em relação à refutação, esta pode ocorrer na comunidade científica por meio de contrapesquisas (DEJOURS, 2004c). A crítica é feita em âmbito teórico e metodológico, mas não em relação ao material coletado e interpretado.

3.7.2.3 Devolutiva

De forma interativa, são apresentadas as interpretações dos pesquisadores, validando a análise, os resultados e as conclusões da intervenção entre pesquisadores e participantes da pesquisa/intervenção. Somente após essa fase será constituído o relatório final, que será apresentado à instituição e aos demais trabalhadores. Os demais participantes não terão conhecimento do conteúdo deste material até o fim da enquete, quando será fornecido o relatório definitivo. O relatório também visa favorecer a reapropriação do material da pesquisa (produzido em conjunto, a partir da reflexão dos participantes não pesquisadores), reelaboração do saber frente às situações de trabalho e sua modificação.

3.7.2.4 Validação ampliada

Esse relatório final será discutido com o conjunto dos trabalhadores que não participaram diretamente da pesquisa e com a direção da instituição, para difundir as interpretações elaboradas no relatório de cada grupo.

É somente a partir desse processo reflexivo sobre o próprio trabalho que o indivíduo se torna capaz de se reapropriar da realidade de seu trabalho, e é essa reapropriação que pode permitir aos trabalhadores a mobilização que vai impulsionar as mudanças necessárias para tornar esse trabalho mais saudável.

Uma vez apresentada a fundamentação teórica que embasou o tema deste livro, conclui-se a parte 1. Na parte 2, serão apresentados o percurso da pesquisa e discutidos os resultados alcançados nos capítulos seguintes.

PARTE 2

A INFORMATIZAÇÃO DE UMA INSTITUIÇÃO: AS VIVÊNCIAS DOS TRABALHADORES

CAPÍTULO 4

PERCURSO DE PESQUISA

Este livro apresenta os resultados de uma análise realizada em uma Instituição de Ensino do Estado de Goiás integrantes do Sistema S. Sistema S é o termo que define o conjunto de organizações das entidades corporativas voltadas para o treinamento profissional, assistência social, consultoria, pesquisa e assistência técnica, que além de terem seu nome iniciado com a letra S, têm raízes comuns e características organizacionais similares (AGÊNCIA SENADO, 2022).

As análises são constituídas por dois estudos, sendo o estudo I composto por duas fases: a análise documental e a realização de entrevistas individuais. São informações importantes a serem levantadas e analisadas para a compreensão da possibilidade de desenvolvimento da Psicodinâmica do Trabalho.

As etapas de pré-pesquisa e análise de demanda, realizadas no estudo I, referem-se à verificação da presença ou não dos dispositivos clínicos para a instauração do espaço de discussão coletivo. A compreensão do método em Psicodinâmica do Trabalho se faz necessária para o entendimento dos fatores limitantes de condução da Psicodinâmica do Trabalho na Instituição analisada.

O estudo II, com o espaço de discussão coletiva, complementa as análises, desvelando os motivos e as defesas que podem impedir a implementação da prática clínica. Houve três encontros coletivos, com o objetivo de instaurar a Psicodinâmica do Trabalho, com a devolutiva e a validação dos dados, com base nos resultados obtidos.

A análise dos resultados proporciona a compreensão sobre os fatores limitantes do desenvolvimento da Psicodinâmica do Trabalho na Instituição analisada e fornece elementos para a discussão acerca do contexto e da percepção dos gestores da Instituição, após a informatização de processos e quais as consequências em sua vida laboral e pessoal.

Por meio da discussão dos dados obtidos, é analisado como é organizado o trabalho e de quais as condições o gestor dispõe para realizá-lo. Isso lhe causa vivências de sofrimento e vivências de prazer no seu trabalho. É analisado também quais as estratégias de defesa adotadas para lidar com o sofrimento decorrente do conflito entre a sua subjetividade e a organização do seu trabalho, de maneira a evitar o adoecimento.

À medida que os dados são apresentados e discutidos, emergem questões sobre as possibilidades e os impedimentos para constituir espaço de discussão coletivo na Instituição analisada.

4.1 ESTUDO I – 1ª FASE – ANÁLISE DOCUMENTAL

A fase de análise documental se refere ao levantamento dos relatórios das avaliações institucionais de diversas áreas da organização concedidos por seus gestores, conforme expresso no "Relatório Anual de Atividades" (2010, 2011, 2012, 2013, 2014, 2015), conforme informações acessadas na página eletrônica da Instituição e dados apresentados pelo Departamento de Recursos Humanos.

Os dados coletados na pré-pesquisa (análise documental e entrevistas) evidenciam sofrimento na organização do trabalho e a estruturação de defesas individuais e coletivas. Os dados relacionados a essa fase são descritos com o objetivo de justificar a escolha da organização analisada.

De acordo com os dados fornecidos pela Gerência de Recursos Humanos, a Instituição, no período das análises, totaliza, em seu quadro, 961 empregados.

Do perfil apresentado pela Instituição, destaca-se o fato de apenas 2,4% possuírem o ensino fundamental, sendo esta uma instituição de educação que proporciona aos colaboradores a oportunidade de desenvolvimento acadêmico. O número maior de trabalhadores se encontra na faixa dos 25 aos 34 anos, representando 41,1% de seu quadro. Sobressai-se o gênero masculino, totalizando 58,7% de seu quadro de empregados.

Após mais de um ano de estudos, a Instituição concluiu a elaboração do Plano de Cargos, Carreira e Salários (PCCS), ferramenta de organização da gestão interna de recursos humanos. Aprovado por seu Conselho Regional em outubro de 2012, o plano entrou em vigor em janeiro de 2013. Em seu quadro funcional, constituiu-se a estrutura remuneratória, que também apresenta as funções que compõem seu quadro de trabalhadores.

4.1.1 Análise da gestão: administração regional e unidades

A Instituição buscou, durante o ano de 2015, conforme informa o Relatório Anual de Atividades (2015), meios capazes de cumprir o plano de trabalho em atendimento às demandas da indústria, previamente definido com a participação de lideranças sindicais e de empresas de diversos segmentos.

O Relatório da Instituição (2015) informa, também, que, em busca da elevação da qualidade e competitividade das indústrias, os investimentos feitos tiveram como orientação pilares da gestão baseados na sustentabilidade econômica, social e ambiental, bem como em parcerias estratégicas. Em suas atividades, as unidades operacionais da Instituição se nortearam na atuação em rede, demanda antecipada e oferta de soluções com qualidade, de forma ágil, flexível e atualizada, conforme mostra o Quadro 1.

Quadro 1 – Pilares da Gestão Organizacional

PILARES DA GESTÃO

Liderança Transformadora

- Sustentabilidade institucional econômica, social e ambiental
- Atuação em rede
- Demanda antecipada e ofertar soluções com qualidade de forma ágil, flexível e atualizada
- Parcerias estratégicas
- Aplicação de melhores práticas de gestão
- Ambiente propício à inovação
- Informações fidedignas, integradas e seguras

Fonte: Gerência de Planejamento da Instituição analisada

De acordo com o Relatório Anual de Gestão (2015), os Pilares da Gestão traduzem os fundamentos que estão por trás dos processos de trabalho, do modo de agir e fazer das pessoas na organização, e o compromisso da instituição com a ambiência interna e externa. As mudanças tiveram como grande indutor o Modelo de Excelência em Gestão (MEG), com base nos critérios da Fundação Nacional da Qualidade, implantado em 2008.

Importante destacar que os autores Monroy, Bundy e Green (2000) descrevem os efeitos humanos desastrosos provocados pelo que denominaram de "a violência da excelência". Ainda, expõem como essa violência provocou o dilaceramento de relações antes estáveis e muitas vezes solidárias. Do exposto, pode-se ver como a intensificação do desgaste humano vem ocorrendo articulada às transformações do trabalho e, em especial, as formas de dominação exercidas sobre os trabalhadores.

Ao fim de 2015, a Instituição em parceria com o Departamento Nacional que direciona as suas diretrizes realiza um diagnóstico visando à adesão ao Programa Alinhar, que consiste em identificar as oportunidades de melhorias nos macroprocessos para elevar o patamar de desempenho organizacional. A partir de 2016, a adesão ao programa visa aprimorar os processos e fortalecer o aprendizado organizacional.

4.1.2 Análise do trabalho prescrito do gestor em uma Instituição de Ensino no Estado de Goiás

A análise a seguir apresenta como gestores de uma Instituição de Ensino do Estado de Goiás integrante do Sistema S se ajustam às contingências do seu contexto de trabalho e de que forma esse ajustamento ocorre em suas vivências de prazer e sofrimento no trabalho diante a informatização de processos organizacionais.

Os elementos que configuram a descrição do trabalho do gestor na Instituição analisada auxilia no alcance desse objetivo, conforme pode ser observado no Quadro 2, em que são descritas as matrizes de responsabilidades e competências requeridas para a função do gestor de informática.

Quadro 2 – Matriz de responsabilidades e competências (MRC) – gerente de informática

FATORES DE CAPACITAÇÃO CONTINUADA			
1. Título de função: Gerente de Informática	**4. Conhecimento-saber sobre:** Desenvolvimento de sistemas; administração de equipes; administração de redes de dados (LAN e WAN); gestão da qualidade.	**5. Habilidades/ demonstrar capacidade de:** Capacidade de negociação; atenção concentrada; bom relacionamento interpessoal; capacidade de análise e síntese; bom raciocínio lógico.	**6. Atitudes/querer agir com:** Próatividade; capacidade de resolução de conflitos; visão sistêmica.
2. Formação escolar: Superior Completo e pós-graduação em área afim			
3. Conhecimento - desejável: Inglês Intermediário			
7. Setor: Gerência de Tecnologia da Informação	**8. Superior imediato:** Superintendente		
9. Síntese da função: Negociar definindo, junto aos gestores, as prioridades de cada unidade, otimizando os recursos humanos disponíveis; estabelecer critérios e normas de segurança (física e tecnológica) das instalações, equipamentos e dados processados, bem como normas gerais de acesso aos equipamentos e de proteção dos arquivos; planejar e supervisionar o desenvolvimento de projetos de sistemas novos, alocando pessoal e definindo recursos técnicos; gerenciar a área de qualidade de software, garantindo a sua qualidade pela definição e normatização de processos de desenvolvimento.			

FATORES DE CAPACITAÇÃO CONTINUADA	
10. OBJETIVOS	**11. ATIVIDADES/TAREFAS**
Service Desk	Manter a infraestrutura de hardware e software necessária, visando à confidencialidade, à integridade, à disponibilidade e à integridade da informação, incluindo servidores e ativos de rede.
	Substituir componentes de hardware, identificar e diagnosticar falhas em equipamentos de Tecnologia da Informação.
	Estabelecer critérios e normas de segurança (física e tecnológica) das instalações, equipamentos e dados processados, bem como normas gerais de acesso aos equipamentos e de proteção dos arquivos, discos e programas, visando garantir a segurança, continuidade e qualidade dos serviços prestados pelo Centro de Processamento de Dados (CPD).
	Definir a configuração da comunicação de dados e a manutenção e administração das redes.
Desenvolvimento de sistemas	Planejar e supervisionar o desenvolvimento de projetos de sistemas novos, alocando pessoal e definindo recursos técnicos (software e equipamentos), visando à total satisfação das necessidades dos usuários, dentro de padrões compatíveis de custo e tempo.
	Coordenar a manutenção dos programas e sistemas implantados, identificando problemas técnicos e operacionais, procedendo às modificações ou desenvolvendo novos sistemas quando necessário, visando ao atendimento das necessidades das áreas usuárias.
	Definir os equipamentos e softwares básicos e aplicativos a serem utilizados, visando ao melhor atendimento das necessidades da empresa.
Levantamento de necessidades	Acompanhar o levantamento inicial das demandas dos clientes internos e externos, elaborando documentos formais para registro das negociações de serviços, propondo evoluções de processos visando à melhoria das soluções mantidas pela Getin.
Documentação Técnica	Monitorar o estudo e a documentação técnica específica, visando à tradução das demandas ou requisitos diagnosticados pela área de negócio, em modelos visuais tangíveis, pela representação em diagramas, descritivos, atividades, cronogramas e protótipos.
	Propor modelos de documentos formais para compor o ciclo de vida da documentação do projeto.

FATORES DE CAPACITAÇÃO CONTINUADA	
Qualidade	Gerenciar a área de qualidade de software, garantindo a sua qualidade pela definição e normatização de processos de desenvolvimento.
	Coordenar e acompanhar a confecção e o controle dos manuais e de toda a documentação de sistemas e programas, conforme os padrões e as metodologias usuais na área de informática, visando à segurança e à eficiência na utilização dos sistemas implantados.
	Acompanhar o restabelecimento da operação normal dos serviços dos usuários de forma rápida, minimizando o impacto nos negócios causados por falhas de TI.
Treinamento	Gerenciar o treinamento ministrado para a área responsável pelo processo e pelo acompanhamento dos usuários.
Execução de outras atividades afins	Executar outras atividades afins, por determinação da Gerência, para atender necessidades do serviço e conveniência da área.

Fonte: elaborado pela autora baseado nas informações da Instituição analisada (2015)

O gestor, designado pelo Diretor Regional da Instituição, é responsável pelo planejamento, organização, comando, coordenação, controle, implementação e avaliação administrativa e pedagógica das atividades desenvolvidas, particularmente dos cursos, em função de suas finalidades e objetivos, atendidas as diretrizes advindas do Departamento Regional de Goiás e do Regimento Interno de sua Gerência/Unidade.

Embora os gestores tenham responsabilidades em comum, cada área possui suas particularidades conforme especificidade de atuação. Dentre as atitudes requeridas para o ocupante da função de gestor, destacam-se: capacidade de trabalhar em equipe; comprometimento com resultados; visão sistêmica; pró-atividade; capacidade de resolução de conflitos. De todos os documentos pesquisados na Instituição, percebeu-se que, para todos os cargos de gestão, é imprescindível o conhecimento em informática.

Ao compreenderem-se os elos que ligam subjetividade, saúde psíquica, trabalho e práticas organizacionais, clareia-se o potencial de risco das transformações em curso nas práticas de gestão, desde a virada gestionária neoliberal das últimas décadas (SZNELWAR; UCHIDA; LANCMAN, 2011).

Contemporaneamente, as instituições demandam profissionais capazes de processar informações complexas em tempo real, tal como uma máquina. Trata-se de um novo discurso institucional que a mídia reforça, que ativa mecanismos psíquicos como o sentimento de culpa. Esses processos acabam por pressionar o sujeito de tal forma que ele passa a viver em constante estado de angústia por não poder corresponder à sua própria idealização (ARAÚJO, 2016).

A amplitude do uso de tecnologias para a comunicação eletrônica atual é acompanhada pelo aumento na incerteza sobre os efeitos destas sobre os seres humanos. Os modos de conhecimento, relação e aprendizagem da cibercultura não paralisam nem substituem os já existentes, mas os transformam, ampliando e tornando-os mais complexos.

A utilização de ferramentas que facilitem um tomador de decisões a entender a natureza dos problemas ao qual o gestor está sujeito se faz cada vez mais necessária, à medida que as decisões exigem menos tempo de resposta para o seu sucesso. Nesse sentido, a utilização de sistemas informatizados surge como uma opção, pois eles possuem a capacidade de responderem de forma bastante ágil aos problemas.

4.1.3 Análise da informatização na Instituição analisada

As unidades da Instituição analisada se encontram conectadas à internet, assim como a sede administrativa, por pelo menos uma conexão síncrona e outra assíncrona. As necessidades de gerenciamento das principais informações e conhecimentos para apoiar a rotina operacional e acompanhar os projetos e orçamentos, monitorando o desempenho para a tomada de decisões, são identificadas por meio do Plano Diretor de Informática (PDI) desenvolvido pela Instituição. O objetivo é orientar a gestão e os investimentos de informática no sistema, para dar suporte e alavancar o crescimento institucional, fazendo da tecnologia da informação um meio estratégico para o desenvolvimento de seus negócios.

Esse trabalho iniciou em 2010, sendo sua continuidade responsabilidade da Gerência de Tecnologia e Informação. Em sua estruturação, foram definidas algumas premissas, fundamentadas nos princípios do processo de compartilhamento da administração: necessidade das informações em tempo real; menor custo; sistemas de informação integrados; compartilhamento de espaço físico para o desenvolvimento das atividades e integração de áreas em que haja similaridade.

O Plano Diretor de Informática (2010-2013) da instituição incluiu projetos de soluções a serem adotadas, visando à integração das informações e dos sistemas junto às partes interessadas, como pode ser observado no Quadro 3.

Quadro 3 – Plano diretor de informática (2010-2013)

Implantação de uma solução ERP	Contabilidade, planejamento, financeiro, orçamentário e de materiais. O objetivo é promover uma gestão integrada por meio de um software de gestão dentro de uma única fonte de informação, que permitirá às regionais terem uma gestão mais eficaz e mais eficiente, ganhar agilidade nas tomadas de decisão, ter maior assertividade sobre as decisões tomadas e ganhos operacionais – produzirem mais com menos.
CRM Relações com o Mercado	Software para a gestão da negociação feita pela área de relações com o mercado e seus clientes, contemplando desde a solicitação até o aceite da proposta.
STT Net	Software para a gestão da área de STT que deve ser consolidado com os relatórios operacionais e gerenciais necessários para a gestão mais eficiente da área.
Auditoria	Software para a gestão das atividades de auditoria que deve ser consolidado com os relatórios operacionais e gerenciais necessários para a gestão mais eficiente da área.
Gestão de documentos	Software de gestão de documentos eletrônicos, tais como formulários, memorandos e solicitações.
Intranet	Software destinado à melhoria da comunicação interna da entidade.
Sige Web	Software de gestão escolar da Instituição com versões sendo utilizadas em diversas regionais no Brasil. Esse trabalho visa mudar a plataforma do sistema para o ambiente web.
Painel de indicadores (BI)	Software de gestão da informação com a extração dos dados por meio de cubos de informação identificados nos bancos de dados dos sistemas.
Eventos	Software de gestão dos eventos da Instituição, incluindo palestras, encontros, workshop, dentre outros.
Portal do Cliente	Software de comunicação com o cliente, visando alavancar novos negócios, desde negociações com empresas até inscrições nas atividades das entidades.
Avaliação de satisfação	Software de acompanhamento da satisfação do cliente externo por meio de questionários definidos pelas entidades e disponíveis para o cliente ou para o ambiente interno registrar.
Protocolo	Software de gestão dos documentos internos, envolvendo correspondência e processos.
Portal do fornecedor	Software de comunicação com o fornecedor, facilitando o processo de aquisição e relacionamento com o parceiro.

Gestão de fotocópias	Software de controle das fotocópias retiradas nas entidades, seja para uso interno ou para as atividades.
Gestão de restaurante	Software de controle do uso dos restaurantes conveniados pelos colaboradores da Instituição.
Gestão de serviços de TI	Descrição sumária: software de gestão dos serviços de manutenção, suporte aos usuários, correção e evolução de sistemas de TI.
Planejamento estratégico (BSC)	Software de acompanhamento dos objetivos, projetos e indicadores estratégicos.
Gestão de projetos	Software de gestão dos projetos desde a concepção até a entrega do resultado.
Portal docente/discente (Moodle)	Software de apoio aos docentes para distribuição, acompanhamento e comunicação com o corpo discente das unidades escolares.
Banco de questões	Software de gestão das questões que compõem as provas dos processos seletivos das entidades.
Sistema de custos (data-ware house)	Integração das informações disponíveis nos bancos de dados da entidade com o sistema de custos implantado nas entidades.

Fonte: elaborado pela autora com base nas informações fornecidas pela Instituição (2015)

O Plano Diretor de Informática está de acordo com o Mapa Estratégico da organização, apresentando ligação direta com os objetivos: garantir a infraestrutura tecnológica e física adequada e assegurar a comunicação interna em todos os níveis. A Gerência de Tecnologia da Informação da Instituição participa do processo de aquisição desde a solicitação até a entrega dos equipamentos no ambiente em que serão utilizados e apoia ou faz diretamente a sua manutenção. Nesse plano, é possível conhecer todos os sistemas informatizados até o momento da Instituição analisada.

De acordo com as informações institucionais, outro procedimento que contribui com a definição das necessidades de informações na organização é o processo de planejamento estratégico e o monitoramento das atividades, realizado mediante a articulação das diversas áreas técnicas, administrativas e unidades operacionais.

4.1.4 Análise do processo de planejamento estratégico e a gestão tecnológica

De acordo com o mapa estratégico da Instituição, dois objetivos estão diretamente ligados à proposta de trabalho da Gestão Tecnológica:

a. Garantir infraestrutura tecnológica e física adequadas: alinhar a infraestrutura tecnológica e física para a implantação de ferramentas de apoio à gestão; e

b. Assegurar comunicação interna em todos os níveis: desenvolver uma infraestrutura de dados e sistemas buscando uma melhor comunicação interna.

Figura 1 – Mapa estratégico – 2014-2016

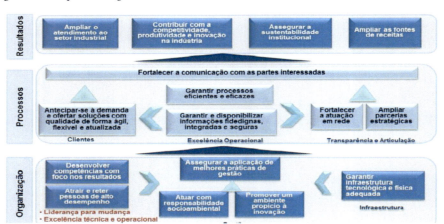

Fonte: Instituição analisada (2013)

O Mapa Estratégico é o conjunto de objetivos que definem o caminho para a organização atingir a visão até 2018. Os indicadores e as metas propostas monitoram se os objetivos estão sendo cumpridos, quais decisões devem ser tomadas e as mudanças que precisam ocorrer ao longo do percurso. Uma versão mais objetiva do mapa estratégico é apresentada em 2015, conforme pode ser comparado na Figura 2.

Figura 2 – Novo Mapa estratégico

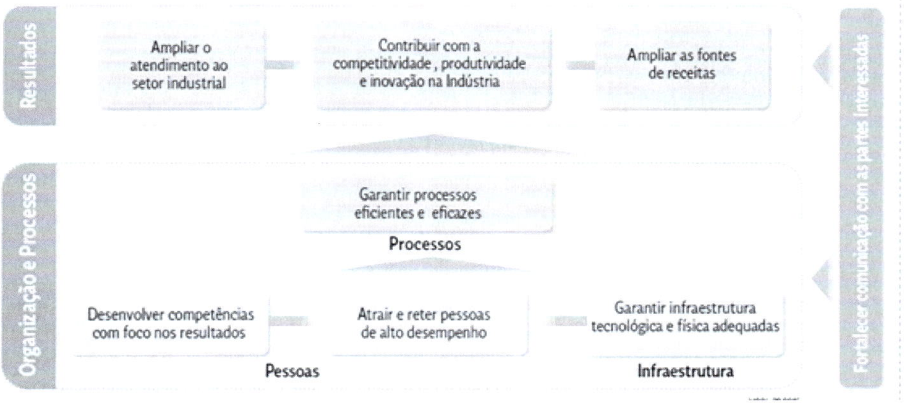

Fonte: Instituição analisada (2015)

O relatório gerencial verifica, mensalmente, o desempenho da instituição, ao avaliar os indicadores estratégicos, comparar as metas previstas com o desempenho efetivamente realizado e gerar indicadores físicos e financeiros, com vistas a fornecer aos gerentes e diretores informações que possibilitem melhor administrar suas unidades.

Uma análise foi iniciada a partir de dados obtidos na série histórica de atendimentos prestados, sistemas mantidos e desenvolvidos, e o crescimento do número de usuários e recursos providos pela Gerência de Tecnologia da Informação da Instituição em comparação com o investimento e a necessidade proporcional de uma equipe técnica especializada. O gráfico da Figura 3 exibe o aumento do número de computadores e de usuários. De acordo com a série de quatro anos, observa-se um crescimento médio na ordem de 18,7% na quantidade de computadores e de 17,6% no número de usuários.

Figura 3 – Taxa de crescimento dos equipamentos e usuários

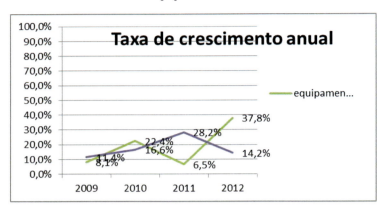

Fonte: Instituição analisada (2013)

De acordo com os dados informados pela organização, pode-se observar, na Figura 4, que o número de atendimentos registrados e concluídos pela equipe técnica nesse mesmo período representou, inicialmente, um crescimento na demanda, mas, em função de medidas preventivas e investimentos feitos, o número de atendimentos tem se mantido estável ou com pouco crescimento. Tal fato, de acordo com a organização, indica mais uso com menos dificuldade.

Figura 4 – Taxa de atendimento de sistemas informatizados

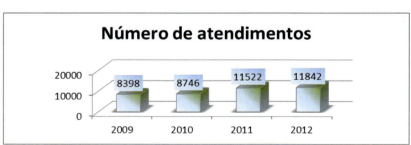

Fonte: Instituição analisada (2013)

No gráfico da Figura 5, observa-se que a tendência é de uma estabilização no número de softwares disponibilizados para as entidades, indicando o final do ciclo de automatização do processo e o início da atuação gerencial, com o intuito de melhorar a qualidade, a confiabilidade e a disponibilidade das informações.

Figura 5 – Número de sistemas de informática em uso da Instituição

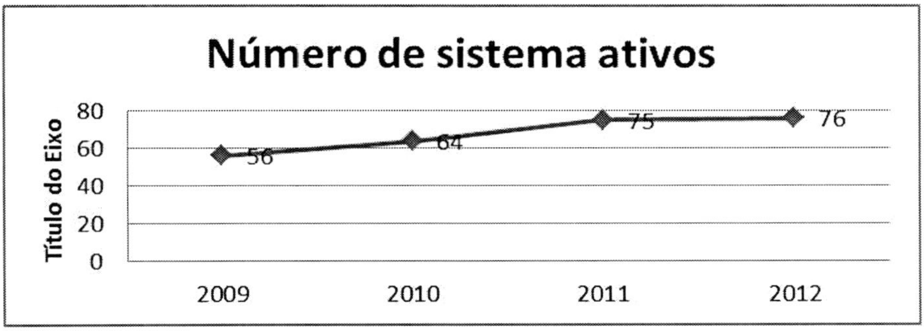

Número de sistema ativos

Ano	Valor
2009	56
2010	64
2011	75
2012	76

Fonte: Instituição analisada (2013)

As necessidades identificadas foram obtidas a partir de demandas internas compostas por solicitações diretas de gestores, usuários ou por iniciativa da área de TI. As necessidades podem ser classificadas segundo as principais áreas de atuação da Gerência de Tecnologia da Informação da Instituição, conforme pode ser notado na Figura 6.

Figura 6 – Áreas de atuação Gerência de Tecnologia da Informação

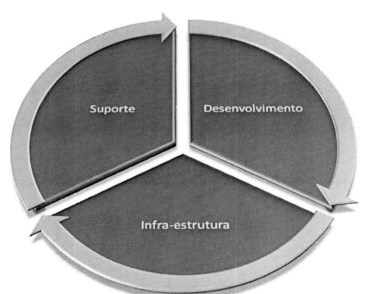

Fonte: Instituição analisada (2013)

A área de infraestrutura e segurança é responsável pela garantia do funcionamento adequado das redes físicas e lógicas, servidores e serviços tecnológicos, projeto e análise de soluções que visam garantir a segurança das informações de ordem corporativa da Instituição.

Existem algumas ações estruturantes necessárias para que a informação possa ser acessada pelos usuários de forma segura. Essas ações visam controlar algumas atividades onerosas; implantar tecnologias mais atualizadas de acesso à rede de dados e controlar, de forma unificada, o tráfego de informações das organizações.

A área de desenvolvimento de sistemas é responsável pela realização de estudos e projetos, com a finalidade de encontrar o melhor caminho para que a informação possa ser processada, por meio da escrita padronizada, transcrita em forma de linguagem de programação, de modo que o computador possa executá-la. As soluções propostas pela área de desenvolvimento de sistemas estão estreitamente ligadas às soluções propostas e implantadas pela área de infraestrutura e segurança, pois ambas são clientes de serviços entre si.

Em uma visão geral, de acordo com os dados analíticos disponibilizados pela Instituição analisada, os sistemas identificados como necessários podem ser organizados de acordo com a área em que eles serão ou são empregados. A Figura 7 ilustra, de forma geral, como os sistemas podem ser organizados na Instituição analisada:

Figura 7 – Modelo de classificação de sistemas de informação

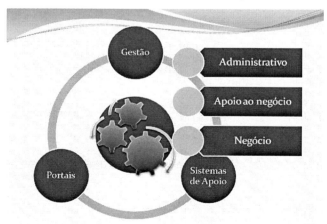

Fonte: Instituição analisada (2015)

O grupo de sistemas classificados como "Administrativo" é composto de soluções que estão relacionadas às médias e à alta gestão, no apoio aos gestores nas tomadas de decisão coorporativas e estratégicas. O grupo "Apoio ao Negócio" é composto de sistemas responsáveis pela integração e pelo suporte aos sistemas gestores das atividades-fim.

O grupo "Negócio" é composto pelos sistemas gestores dos serviços oferecidos pela Instituição analisada ao segmento industrial e à sociedade goiana. Esses serviços também são classificados como atividades finalísticas, por serem executados, em sua grande maioria, pelas unidades descentralizadas.

O grupo "Sistemas de Apoio" é formado por sistemas auxiliares aos demais sistemas, pois provém funcionalidades integradas às soluções, tais como: gestão de usuários, controle de acesso por sistema e unidade, instaladores e testes de conectividade.

O grupo "Sistemas de Gestão" reúne as soluções que geram a visibilidade dos dados, transformando-os em informação. Essa transformação é realizada a partir do cruzamento de metas e resultados dos grupos "Administrativos", "Apoio ao Negócio" e "Negócio".

O grupo "Portais" possui a característica fundamental de disponibilizar aos clientes, usuários, colaboradores e prestadores de serviços da Instituição analisada páginas web com conteúdos destinados ao autoatendimento, à comunicação e à divulgação das ações e serviços da Instituição analisada.

Com investimentos superiores a R$ 1,5 milhão em Tecnologia da Informação (TI), a Instituição analisada promove, em 2015, melhorias consideráveis na infraestrutura da área estratégica, para dar suporte a suas diversas atividades. As ações envolveram a aquisição de equipamentos e a contratação de serviços capazes de viabilizar múltiplos serviços de rede sobre uma infraestrutura compartilhada, além de evitar quedas nos sistemas e transtornos no atendimento aos clientes.

As mudanças também possibilitaram a priorização de acesso a sites de assuntos de interesse das instituições, o que aumenta a velocidade e a segurança de dados, além de atender a uma exigência legal do Marco Civil da Internet.

É fato que o desenvolvimento tecnológico e o uso de tecnologias exigem, crescentemente, o aporte de conhecimentos científicos e a gestão do aparato científico correspondente. Como esse nível de conhecimento se instala nos centros de pesquisa e na educação superior, é imperiosa a iniciativa do setor produtivo de recorrer a níveis cada vez mais elevados de formação da classe trabalhadora (ARAÚJO, 2008).

De acordo com as informações descritas no Relatório Anual de Atividades Instituição analisada (2015), os investimentos praticamente duplicaram a infraestrutura em TI, ao assegurar aos usuários melhor performance e eficiência do sistema. Esperam-se ganhos em velocidade e estabilidade nos serviços de matrículas, emissão de certificados e carteirinhas, pagamento de cursos, sistemas de pagamentos, sites das instituições, dentre outros.

A Instituição analisada possui, desde 2008, a certificação ISO 9001:2008, e, desde então, de acordo com as informações disponibilizadas, tem aperfeiçoado seu sistema de gestão da qualidade (SGQ) a cada processo de recertificação. Conforme expresso na Figura 8, a partir de instruções normativas (IN), a Gerência de Tecnologia da Informação da Instituição analisada integra as suas áreas internas aos processos de gestão da qualidade, proporcionando às áreas e aos clientes os meios tangíveis para usufruir ordenadamente dos serviços prestados pela Gerência.

Figura 8 – Gestão da informática

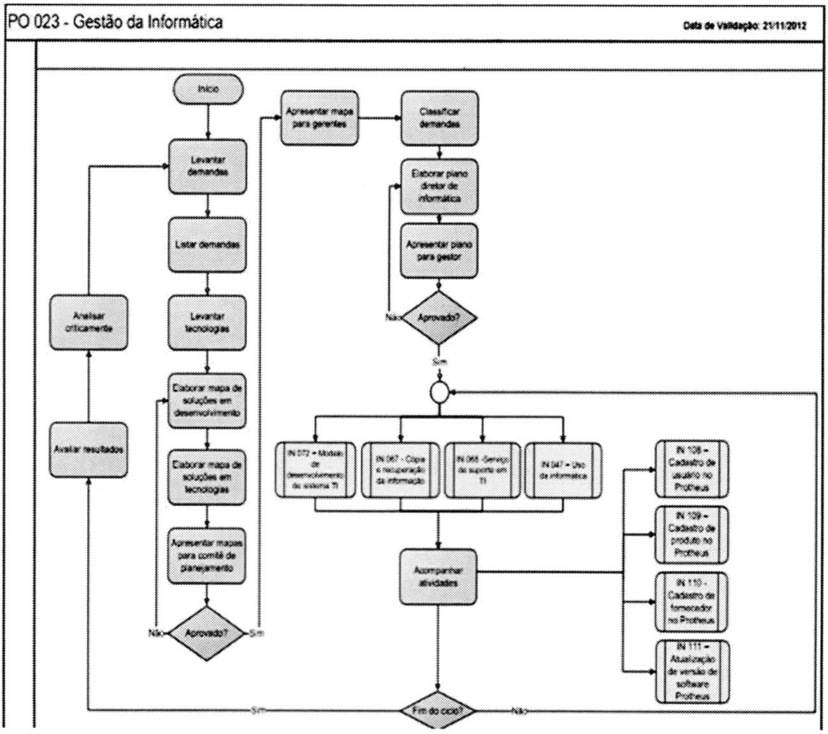

Fonte: Instituição analisada (2013)

GESTÃO CONTEMPORÂNEA, CULTURA ORGANIZACIONAL E INFORMATIZAÇÃO:
UMA ANÁLISE PSICODINÂMICA DO TRABALHO

A implantação de sistemas de informação na Instituição analisada, ocorre conforme orientações da Instrução Normativa 072. A priorização das demandas por sistemas é feita mediante análise prévia da gestão tecnológica, que elabora uma lista para registro no Plano Diretor de Informática. Novas demandas eventualmente surgidas no decorrer do desenvolvimento do plano são analisadas e priorizadas pelo gestor, a quem caberá a responsabilidade de autorizar a nova estrutura para o atendimento.

Ao tomar como base a priorização estabelecida, é feito um levantamento do escopo básico contendo as informações necessárias para o planejamento do projeto. Havendo disponibilidade de algum software no mercado, compatível com os requisitos exigidos, é feito o processo de aquisição da licença conforme Instrução Normativa 009 – Contratação de Serviços.

Não identificada a disponibilidade no mercado de programa que atenda às necessidades, o analista de sistemas designado para o projeto conduz reuniões com a área responsável pelo processo para levantar os requisitos necessários ao desenvolvimento do sistema. Com base nesses requisitos, o analista de sistemas e o coordenador da Gerência de Tecnologia da Informação da Instituição analisada elaboram projeto que contém as etapas de entrega, os requisitos a serem implementados e o cronograma de atendimento.

A instituição analisada, ao receber uma demanda de informatização de um processo, primeiro procura ver se o encontra externamente para adquiri-lo e adequá-lo para, depois, pensar em desenvolvê-lo na própria instituição.

Para estabelecer as orientações para a utilização dos recursos de informática, a Regional institui a Instrução Normativa 047 – Uso da Informática, que estabelece regras de conduta quanto ao uso dos recursos de TI. Os recursos de tecnologia da informação incluem serviços próprios de e-mail, site, intranet, gestão de suporte, segurança da informação, desenvolvimento de soluções e políticas de uso da informática.

No Departamento Regional da Instituição analisada, o acesso às informações e aos recursos da rede corporativa de computadores, as aplicações corporativas em banco de dados e internet/intranet só são permitidas a quem estiver expressamente autorizado. A utilização da senha de acesso à rede corporativa de computadores é pessoal e intransferível, sendo de responsabilidade do usuário garantir o seu sigilo e a sua troca periódica, estando responsável por qualquer uso indevido.

Os serviços de acesso à internet e intranet do Instituição analisada constituem ferramentas de trabalho, ao que deve sua utilização guardar estrita relação com as atividades desenvolvidas, bem como estar de pleno acordo com as práticas e condutas profissionais adequadas às entidades que compõem o sistema. O uso do correio eletrônico, correio de voz ou qualquer outra forma corporativa de comunicação eletrônica de mensagens deve atender exclusivamente os interesses e as necessidades de comunicação da Instituição analisada.

A avaliação dos usuários dos serviços de informação ocorre por meio da Pesquisa de Satisfação do Cliente de TI, realizada semestralmente, sob a responsabilidade da Gerência de Tecnologia da Informação Instituição analisada. O objetivo é diagnosticar o grau de satisfação dos clientes internos da área de TI para maximizar a contribuição desta na melhoria dos processos internos e no atendimento aos clientes. Outra forma de monitorar a prestação de serviços em tecnologia é por meio do "Cumprimento do Acordo de Serviço" – indicador "Atendimento de Solicitação de Manutenção de Infra-Estrutura – Rede e Bando de Dados", que traduz o tempo transcorrido entre o pedido de manutenção de infraestrutura e a execução do serviço.

Os métodos de controle utilizados para verificar o cumprimento dos padrões são monitorados e acompanhados sistematicamente por atividades de inspeção, verificação e orientação. As verificações dos padrões de segurança da informação ocorrem por meio dos métodos identificados na Figura 9.

Figura 9 – Atividades de inspeção, verificação e orientação de auditorias

ATIVIDADES DE INSPEÇÃO, VERIFICAÇÃO E ORIENTAÇÃO
- **Auditoria institucional** (CGU/TCU - fiscalizações periódicas realizadas pela Controladoria Geral da União, normalmente a cada semestre, com a finalidade de acompanhar a aplicação dos recursos oriundos da contribuição compulsória às entidades);
- **Auditoria Independente** (fiscalizações periódicas, realizadas por auditores contratados pela entidade, normalmente a cada semestre, para verificar a gestão financeira e os registros contábeis).
- **Auditoria da Qualidade** (periodicamente são realizadas auditorias no sistema de gestão da qualidade, verificando o cumprimento dos procedimentos estabelecidos e avaliando a eficácia do sistema). Tal prática permite a retro-alimentação e o contínuo aperfeiçoamento de forma a atender plenamente às expectativas dos clientes. Os resultados das auditorias são consolidados em relatórios e encaminhados para análise dos responsáveis pelos setores envolvidos, podendo originar ações corretivas e/ou preventivas. Os resultados subsidiam, ainda, a análise crítica do Sistema de Gestão da Qualidade.

Fonte: Instituição analisada (2013)

Para o gerenciamento da rede, em 2010, foi definida a Instrução Normativa IN 067 – Cópia e Recuperação da Informação para estabelecer as orientações para cópia de dados e recuperação das informações contidas nos servidores de banco de dados, de arquivos, de unidades e remotos da entidade.

As informações, em suas diversas modalidades, sejam eletrônicas, físicas ou verbais, precisam ser preservadas como valiosos ativos para os colaboradores da instituição, os quais devem ter respeitados seus direitos autorais. Demais orientações estão contidas no Código de Ética da entidade – instrumento que orienta a conduta dos colaboradores nas relações com as partes interessadas – e refletem, de forma prática, a visão, a missão, as crenças e os valores da instituição.

As novas tecnologias são tanto causa como consequência da estrutura organizacional e seus efeitos dependem de como elas são integradas à organização (WEICK, 2001). De fato, as novas tecnologias, por sua capacidade de informatizar, além de automatizar, podem permitir que a organização inicie um processo de inovação que culmine em mais autonomia e liberdade para seus membros (QUEIROZ, 2003). A tecnologia é considerada como um fator de aprendizado, inovação e disseminação de novos padrões de condutas e formas de pensar (KOTTER; HESKETT, 1994).

As informações acessadas sobre o contexto de trabalho informatizado da Instituição analisada contribuem para o embasamento do contexto de trabalho dos gestores.

A segunda fase do primeiro estudo se refere à realização de entrevistas individuais e teve como objetivo investigar a organização do trabalho, o sofrimento, as defesas e os sintomas físicos que podem ter relação com o trabalho.

4.1.5 2ª fase – entrevistas individuais – análise da dinâmica organizacional

Quinze entrevistas individuais, com duração aproximada de uma hora, foram realizadas para levantar os demais dados para análise da Instituição. A partir do questionamento inicial – "em sua opinião, quais as maiores dificuldades na organização do seu trabalho?" –, foram apontados dados sobre a organização do trabalho, a mobilização subjetiva, o sofrimento, as defesas e as patologias relacionadas ao trabalho, emanando, assim, a demanda desta análise.

4.2 ESTUDO II – ESPAÇO DE DISCUSSÃO COLETIVA – UMA ANÁLISE PSICODINÂMICA DO TRABALHO

O estudo II foi constituído por três encontros coletivos, com o objetivo de apresentar e validar as análises das entrevistas individuais realizadas no estudo I. Estavam previstos cinco encontros para realizar esta análise, no entanto, no terceiro encontro, ocorreu saturação das análises, sendo então concluída nesse momento.

Outro objetivo foi analisar a possibilidade de instauração de um espaço de discussão coletivo na Instituição analisada com o intuito de construir um espaço para reflexão que pudesse promover a emancipação dos participantes na relação subjetiva com o trabalho, tornando-os protagonistas dessa relação.

Após esclarecimentos dos objetivos da análise da Instituição para a diretoria e a gerência de recursos humanos, buscou-se, por meio de contato com os gestores, verificar se havia uma demanda implícita que justificasse a aplicação Psicodinâmica do Trabalho.

O caminho de acesso às vivências dos gestores pela entrevista individual iniciou um processo de reflexão sobre sua relação e pertinência com essa Clínica. Como as entrevistas foram realizadas para o aprofundamento sobre as dimensões de análise da Psicodinâmica do Trabalho, havia a escuta qualificada e clínica para o participante, o que por si só não caracteriza a Psicodinâmica do Trabalho.

A análise dos dados das entrevistas individuais demandou maior número de questões relacionadas ao sofrimento no trabalho quanto à informatização de processos.

Portanto, a oportunidade de desenvolver uma análise com a devolução dos dados para o coletivo analisado aproxima a possibilidade de mobilização coletiva para a concepção do espaço de discussão coletiva.

Nesse sentido, este livro apresenta formas de investigar o trabalho do gestor com base na Psicodinâmica do Trabalho, contornando os empecilhos de um trabalho real que implica lidar com angústias e frustrações no tocante às oposições entre o desejo e a realidade do trabalho.

As tentativas de reuniões em grupo foram frustradas em diversos momentos. Primeiramente, foram impossibilitadas pela incompatibilidade de horários dos gestores. A dificuldade de conciliar horários disponíveis para o encontro em grupo já mostrou dados sobre a organização do trabalho dos gestores nessa Instituição. Essa ocorrência levou a ser repensadas as possibilidades de análise da Instituição sob a ótica da Psicodinâmica do Trabalho.

Outro fato que dificultou a participação dos gestores foi que a alta direção da Instituição concordou com a análise da organização, mas não os dispensou de seus compromissos no horário de trabalho, sendo possível a realização desta somente depois das 17h. Houve também interferências externas em algumas sessões e algumas vezes o espaço de discussão coletivo foi interrompido para chamar algum gestor, que teve de se ausentar por algum momento e depois retornar ao grupo.

O resultado desse esforço será visto nas próximas páginas, com a exposição das análises relacionadas às vivências de prazer e sofrimento no trabalho, principalmente após a informatização dos processos, e de que modo elas são compatibilizadas com a organização de trabalho e a cultura da instituição analisada

A apresentação da análise do segundo estudo é feita conforme as dimensões elegidas pela Psicodinâmica do Trabalho e pela dimensão emanada do primeiro estudo. Compreende-se a organização do trabalho – conteúdo das tarefas, condições de trabalho, relações socioprofissionais, normas e controles, comunicação e gestão; mobilização subjetiva –, vivências de prazer, liberdade e autonomia, reconhecimento, espaço de discussão coletiva, sofrimento, sobrecarga de trabalho e falta de reconhecimento, estratégias de enfrentamento individuais e coletivas, cooperação, inteligência prática, doenças e patologias e informatização.

Participaram dos encontros coletivos cinco gestores, totalizando 17,2% dos participantes convidados a participar da análise organizacional. Todos haviam participado da entrevista individual e os demais gestores que nela haviam cooperado justificaram a incompatibilidade em participar dos encontros devido à agenda lotada de compromissos. Muitos ainda alegaram que poderiam até enviar o substituto eventual, mas que este também estava com a agenda cheia, substituindo-os nos compromissos em choque. Dos participantes convidados, sete não justificaram sua ausência, seja na entrevista individual, seja nos encontros para realização dos espaços de discussão coletiva.

Os encontros para o espaço de discussão coletiva ocorreram no período da tarde, após as 17h, nos meses de novembro e dezembro de 2015, ocorrendo quinzenalmente, na sala de treinamentos da Instituição analisada em Goiânia-GO. Depois do agradecimento pela participação do grupo e dos esclarecimentos sobre o objetivo da promoção do espaço de discussão coletiva, procedeu-se à sequência dos temas elaborados a partir de dimensões eleitas para análise da Instituição. Dentre as categorias funcionais dos trabalhadores, escolheu-se a do Gestor da Instituição para análise.

A dimensão "organização do trabalho" iniciou-se a partir dos questionamentos ao coletivo: "Como assumiu a gestão?", "Havia aspiração de sua parte quanto à ocupação deste cargo?", "Já atuou como gestor em outros lugares?", "Qual o primeiro lugar em que trabalhou?".

Em cada encontro houve a presença de três gestores e dois deles participaram das três reuniões coletivas. No entanto, sempre se retomavam os pontos levantados nas sessões anteriores, buscando a participação efetiva de todos os participantes.

As análises expostas nos próximos capítulos são apresentadas comparando a dimensão informatização emergida das entrevistas individuais e as dimensões eleitas para o espaço de discussão coletiva.

CAPÍTULO 5

A ORGANIZAÇÃO DO TRABALHO DO GESTOR NO CONTEXTO INFORMATIZADO

A organização de trabalho contempla a divisão hierárquica, técnica e social, metas, qualidade e quantidade de produção esperada; regras formais, missão, normas, dispositivos jurídicos e procedimentos; duração da jornada; ritmos, prazos e tipos de pressão; controles (como a supervisão); conteúdo e características das tarefas. As condições de trabalho estão inseridas na sua própria organização e que esta, principalmente a partir da década de 1960 no mundo e 1990 no Brasil, vem sofrendo os efeitos da flexibilização e precarização do trabalho na contemporaneidade, momento em que o trabalho está inserido num cenário que reverbera nos indivíduos de forma mais firme e com mais implicações (SENNETT, 2006).

Entendê-las faz parte da inquietação na busca por respostas de quem procura ampliar a compreensão sobre o trabalho e sua precarização. Ressalta-se, assim, que a precarização do trabalho está relacionada à configuração do trabalho a partir das alterações estruturais do sistema capitalista de produção e da reestruturação produtiva delas decorrentes, baseada em modelos flexíveis de produção, influenciada pela revolução tecnológica de base microeletrônica, além da financeirização do capital.

Dejours (1994) destaca que as condições de trabalho estão voltadas para questões que envolvem diretamente o corpo e poderão provocar desgaste, envelhecimento e doenças somáticas no trabalhador. Por sua vez, as condições de trabalho abrangem elementos que incluem tanto questões físicas quanto interpessoais. Recursos informacionais, suporte organizacional, suprimentos e tecnologias, política de remuneração, desenvolvimento de pessoal e benefícios também são exemplos de condições de trabalho, segundo Macêdo *et al.* (2016), que podem gerar algum tipo de pressão para os trabalhadores.

Enquanto a organização do trabalho afeta o aparelho psíquico, as condições deste agem sobre o corpo físico. A atividade de trabalho é um processo dialético: de um lado, o sujeito, que dá sentido ao que faz; de outro, as situações de trabalho, as quais interferem sobre as percepções desse trabalhador em relação a todo esse contexto.

A entrada de um indivíduo em determinado categoria de trabalho, por exemplo, a gestão, é resultado de estratégias identitárias empreendidas pelos indivíduos para atender as expectativas de uma identidade para outro (conferida) e uma identidade para si (construída). Nesse caso, a formação passa a se constituir em elemento essencial na trajetória profissional, pois permite ao indivíduo antecipar uma identidade profissional e uma trajetória no mundo do trabalho.

Então, quando analisamos a relação homem e organização do trabalho estamos não somente tratando de questões de ordem técnica, mas da identidade construída ao longo da trajetória pessoal que contempla expectativas, sonhos e desejos pessoais de autorrealização, o que hoje chamamos de projeto de vida.

Na perspectiva da psicodinâmica do trabalho de Dejours (1999), a compreensão do sujeito vai além das questões técnicas ou dos problemas de autoridade e de gestão. Ele situa esses sujeitos como envolvidos num contexto intersubjetivo, partindo do pressuposto de que o indivíduo, na condição de trabalhador, constrói a imagem de si e sua identidade de forma mediada pela organização do trabalho.

Com os relatos dos gestores analisados sobre a sua trajetória profissional, constata-se que apenas um deles foi contratado especificamente para o cargo de gestor, sendo outro contratado para o exercício da docência e os demais iniciado como estagiários. Todos ressaltaram não terem exercido a função de gestor até a ocupação dessa função na Instituição e não terem sido preparados para assumir esse cargo, tendo desenvolvido as habilidades necessárias à gestão com a prática e a experiência. No entanto, denotam identificar-se com sua função e sentem-se importantes por se tratar de um cargo de confiança.

Ao serem questionados sobre a importância de atuarem como gestores, todos consideraram a questão da responsabilidade do cargo, como enfatiza o Sujeito 3: *"[...] pra mim atuar como gestor é uma questão de muita responsabilidade, mas também tem muito a questão do aprendizado [...]".*

Quanto à oportunidade de crescimento na Instituição, apesar de a empresa oportunizá-las, são poucas, conforme fragmento apresentado, relativo à opinião do Sujeito 1: *"[...] tinha muito poucas oportunidades [...] era rara [...] então a pessoa ficava 30 anos... os gestores eram os mesmos e não construía como constrói agora núcleos [...]".*

No entanto, embora a instituição tenha crescido, as oportunidades permanecem restritas, sendo os cargos de gestão relativos a cargos de confiança, não havendo necessidade de seleção. Parte-se, então, de indicação da alta direção.

Dos participantes do espaço de discussão coletiva, três deles tiveram na Instituição a primeira oportunidade de trabalho efetivo, onde estão até o momento, e três relataram ter tido o primeiro contato com a informatização na Instituição. Dentre eles, estavam presentes o gestor que teve a primeira unidade da Instituição a ser informatizada e a ter um celular, tendo participado de todas as fases de informatização dos processos na Instituição e o gestor que teve a primeira área da Instituição a ser informatizada, o que agregou dados relevantes à análise organizacional.

Ao serem questionados sobre a rotina de trabalho, destacaram-se, do discurso dos sujeitos participantes quanto às características das tarefas as expressões *"participar de reunião..."* e *"reunião o tempo todo".* A seguir, observam-se as verbalizações, com uma dose de humor entre os integrantes do grupo ao relatarem como o trabalho do gestor se estrutura na Instituição:

> *S2: [...] pode? Não... a tia perguntou pro menino, né...seu pai trabalha? Trabalha. Onde ele trabalha? No [...]. O que ele faz? Reunião. Risos REUNIÃO... [...] A maioria das vezes sim ou mais [...].*

> *S3: [...] participa de reunião [...] Reunião... (risos) [...] é, porque ó, você liga pra mim e eu tô em reunião [...] meu filho falo isso pra mim [...] quando ele era menor [...]... nossa rotina é muito de discutir as coisas, tudo que a gente vai fazer aqui tem que reunir pelo menos 10 pessoas pra discutir, pra conversar e acertar as coisas, então por isso que eu brinco que eu sou... que eu faço, eu faço reunião.*

A partir do diálogo dos participantes, é possível verificar que o gestor percebe sua rotina, que envolve várias reuniões com o propósito de discutir algum tema ou realizar alguma atividade. Na instituição, as reuniões são consideradas importantes eventos, sendo adotadas como práticas diárias nas rotinas de trabalho do gestor, devendo este adequar as suas responsabilidades à cultura inserida na organização do trabalho.

As reuniões também podem ser feitas à distância, mediante o uso de computadores conectados a redes ou equipamentos de telepresença. Esses fatos são considerados aspectos positivos na organização do trabalho quanto ao uso de tecnologias:

> *S1: [...] a vídeoconferência, quando a gente não tá na unidade, a gente faz por ela.*

> *S3: [...] essa é outra tecnologia ótima que a gente inventou aqui... que é a vídeoconferência:[...] conversar com os colegas lá do Mato Grosso do Sul [...] "aí ele falou: "háaaa.[...] tem que alugar sala com*

> *negócio da vídeoconferência" [...] aí eu falei "não, amigo, eu tenho aqui, eu vou te convidar" [...] e a gente faz por aqui [...] [aponta para o celular] fizemos [...] ótimo, hoje eu precisava conversar com um consultor de São Paulo pra pedir uma proposta, fizemos uma vídeo eu, ele e outro trabalhador.. Assim é super eficiente!*

Destaca-se, no discurso dos participantes, as mudanças na organização do trabalho com a inserção da informatização dos processos, visto que as reuniões, antes possíveis apenas presencialmente, atualmente são possíveis a qualquer distância, possibilitando a participação efetiva de todos os sujeitos envolvidos.

No atual mundo capitalista, de economia globalizada, a tecnologia se constitui "um meio para se atingirem fins, como a ciência aplicada em ferramentas para aumentar a eficácia na produção de bens e serviços" (NOVAES; DAGNINO, 2004, p. 192). Muitas foram as transformações pelas quais as organizações passaram por causa da TI e que geraram impactos, pois, com ela, o trabalhador precisa adquirir novas habilidades para permanecer em seu cargo ou para assumir outro, pois o seu antigo posto pode ser substituído (LIMA; PINTO; LAIA, 2002).

Isso se deve ao fato de que a TI pode realizar mais atividades e, dessa forma, diminuir a mão de obra. Consequentemente, necessita de mão de obra especializada. Entretanto, ao criar outra tarefa, ou substituir um cargo por outro, pode gerar grandes problemas para a organização, pois o trabalhador precisa qualificar-se, o que ocasiona *stress* e medo diante do receio de perder o seu trabalho.

As análises apontam falhas na organização do trabalho quanto ao treinamento para operar os sistemas informatizados da Instituição. Embora a organização conceda bolsas de estudo, incentivos e apoios nessa área, deixa a desejar quanto a treinamentos específicos para que o trabalhador que inicia na instituição exerça suas funções, visto que seu treinamento de integração abrange apenas regras de convivência e políticas de recursos humanos.

Isso levou os participantes a questionarem se esse fato tem a ver com o alto índice de rotatividade que a organização tem apresentado nos últimos anos, conforme evidenciado em suas falas, o que pode ser notado nos trechos transcritos a seguir:

> **S1:** *[...] o que acontece hoje, a gente tem um tornwver altíssimo, as pessoas chegam novatas aqui e não recebem treinamento específico da ferramenta... a gente tinha que ter aqui na estrutura nossa um centro de capacitação de nossos sistemas, por que como o S2 falou,*

os sistemas são muito diferentes, então tem muita coisa, muito software aqui... aí eu chego no secretário escolar: (coitadinho), "ó esse aqui é o SIGE, SIGE, muito prazer, tudo bem" e assim ele toca [...].

S3: *[...] é... faz matrícula aí que você aprende a mexer, aí o cara não dá conta, aí quando você vai ver o trabalho do cara, não, ele é ruim, não, ele não é ruim, não ensinaram pra ele, então falta envolver mais as pessoas e falta capacitação [...].*

A Instituição fechou com o quantitativo de 961 profissionais efetivos, a média de desligamentos mensal ficou em torno de 22 empregados ao ano, entre os meses de janeiro a setembro, tendo nesse último mês o maior índice de rotatividade, conforme pode ser observado na Tabela 1:

Tabela 1 – Quadro de pessoal em 2015

Meses	Nº de empregados	Nº de admitidos	Nº de desligamentos	Índice de rotatividade
Janeiro	1125	8	14	0,98%
Fevereiro	1127	10	8	0,80%
Março	1116	7	18	1,12%
Abril	1117	11	10	0,94%
Maio	1104	17	30	2,13%
Junho	1079	9	34	1,99%
Julho	1076	8	11	0,88%
Agosto	1063	13	26	1,83%
Setembro	1019	4	48	2,55%
Média		**10**	**22**	

Fonte: Instituição analisada (2015)

Destaca-se, também, o fato de que, além de falta de treinamento para as funções específicas, não há treinamento quanto ao uso de ferramentas informatizadas, programas e sistemas de computador próprios da Instituição com características específicas. Confirma-se isso na análise da fala dos sujeitos participantes da pesquisa:

S2: *[...] nós pedimos uma sala para treinamento com oito computadores... a intenção ... era essa de sempre ter treinamento, tá? E isso se perdeu [...].*

> *S3: [...] eu falo, eu já falei várias vezes isso [...].[...] é operacional...*
> *precisa de treinamento operacional [...].*

Ao questionar a instituição quanto à sala de treinamentos para sistemas informatizados, a gestão de recursos humanos informou que optou por concentrar os recursos financeiros em espaço físico, equipamentos e instrutores apenas em uma unidade. Dadas as muitas transformações na estrutura da organização, sendo a direção de uma Instituição assumida pelo então gestor da área de tecnologia de toda a instituição, combinou-se essa concentração entre a direção regional, o novo gestor nomeado responsável pela Gestão Tecnológica, a Instituição e a gerência de RH.

Na organização, a Matriz de Responsabilidade e Competência estipula que o Gestor responsável pela Gestão Tecnológica deve gerenciar o treinamento ministrado para a área responsável pelo processo e acompanhar usuários. No entanto, tais informações são desconhecidas pelos demais gestores na discussão do espaço coletivo, e todos acreditam que essa função deve ficar a cargo da Gerência de Recursos Humanos.

O processo de aprendizagem e mudança pelo *fazer* proposto pelo grupo aproxima-se do conceito de coletivo de trabalho, que pressupõe a deliberação e a construção de regras construídas coletivamente a partir do *saber fazer* do sujeito frente ao que não está prescrito (real), reconhecido pelos pares de trabalho.

Ao serem questionados sobre "Como percebem a diferença da rotina de trabalho quando entraram na instituição e como é hoje", evidenciou-se mudança na organização do trabalho, possibilitando perceber que, no passado, as relações tinha espaço para a confraternização, as amizades, conforme evidenciado nos trechos a seguir:

> *S1: [...] a gente chegava às 5 horas da tarde e ia jogar futebol,*
> *então era uma vez, às vezes era três vezes que conseguia reunir*
> *todo mundo [...] todos os funcionários saíam [...] batiam futebol*
> *[...] a gente fazia evento dia 1º de maio, dava aquele tanto de gente*
> *[...] no final do evento reunia, churrasco, futebol... era muito mais*
> *tranquilo [...] era outra realidade... é isso [...].*

> *S5: [...] aqui [...] não é valorizado do ponto de vista político [...]*
> *aqui não tem nenhum incentivo à prática disso [...].*

> *S1: [...] eu acho que assim, foi feito um trabalho pra quebrar isso*
> *porque era muito corporativista, esse tipo de amizade, era muito,*
> *pessoal, né? [...] foi feito uma política contra isso [...], mas foi feito*

> *pra cobrar, pra profissionalizar [...] Fala assim, ah, mais distante?*
> *Profissional. O pessoal mais antigo jogava truco, fazia churrasco,*
> *tinha outro tipo de envolvimento, era legal e era outra realidade [...].*

Do ponto de vista dos gestores, para elevar a produtividade foi feito um trabalho pela Instituição para quebrar o clima de amizade e cooperação, a fim de tornar as relações estritamente profissionais.

As novas formas de gestão oferecem um relativo espaço de liberdade, mas subtraem a expressão de afetos, produzindo a exclusão da autenticidade pessoal, sendo este um dos motivos para a restrição do prazer no trabalho. As novas estruturas de organização do trabalho tornam o processo de socialização problemático, porque modifica as condições de compreensão de sentimentos relativos ao trabalho (PÉRILLEUX, 1996).

As mudanças nas condições de competitividade, a emergência de novas estruturas decisórias, a interconexão dos sistemas financeiro e securitário, a descentralização das formas políticas do capitalismo, a volatilidade dos investimentos especulativos, a transformação do padrão de comércio internacional, uniformização e padronização das práticas comerciais, as novas fontes de colaboração e conflito, a proliferação dos movimentos imigratórios e tantas outras mudanças produtivas, tecnológicas e estruturais impactam claramente os processos de trabalho. Elas são resultado e reproduzem o aumento da produtividade e da competitividade (ZANELLI, 2016).

Assim, a nova divisão de trabalho gerada pelo pós-fordismo se revelou extremamente competitiva, intensificando a capacidade adaptativa da fisiologia do trabalhador (DEJOURS, 1999a).

A nova ordem da economia mundial, instaurada nas sociedades capitalistas neoliberais, tem sido marcada pela intensa competição entre as organizações e apoiada no uso expressivo de novas tecnologias de produção em constantes transformações, ao criar ambiente mutável e de grande instabilidade nas organizações modernas. O cenário atual cogita a busca crescente por melhores resultados de produtividade, com consequentes mudanças nas organizações e forte impacto nas relações de trabalho (GUIMARÃES JUNIOR; MACÊDO, 2015).

Os sujeitos participantes dessa análise consideram que a Instituição não valoriza laços de amizade entre os trabalhadores e ressaltam que perceberam grandes modificações culturais nos últimos 15 anos na Instituição que desvalorizaram os laços afetivos entre os colegas de trabalho, como pode ser observado nos trechos descritos a seguir:

> **S5:** *[...] há 15 anos, era outra cultura, e outras relações de empresa [...] o crescimento da empresa, a gestão da empresa, a forma da gestão controle, a necessidade de dar resultados melhores diferentes, enfim, tudo isso contribui para mudar a cultura da empresa e afastar, não é acabar, mas é afastar cada vez mais ou diminuir demais esses laços de amizade profunda [...].*
>
> **S1:** *[...] a empresa não valoriza isso [...].*

A inovação tecnológica que se explicita na adoção de um novo sistema implica mudanças culturais significativas, para que os novos valores sejam realmente incorporados à prática organizacional. As empresas que adotaram novas estratégias produtivas e organizacionais desenvolveram uma cultura da qualidade ao envolverem não apenas novas relações com o mercado e com o cliente, mas, também, novas formas de interação interna (FLEURY, 1993).

Quanto à carga de trabalho e à pressão de demanda relacionada a essa nova realidade, elas são percebidas como prejudiciais à saúde pelo imperativo de fazer mais coisa em tempo limitado, o que é vivido de maneira tensa e singular. Essa situação gera estresse, ansiedade, tensão, preocupação, impotência, frustração, mal-estar e mau humor, situações na maioria das vezes não enquadradas como doenças do trabalho pela Previdência Social (MACÊDO *et al.*, 2016).

No que se refere à organização do trabalho, os depoimentos dos participantes indicam que as **condições de trabalho** se tornaram muito intensas, como a questão de segurança e da quantidade de pessoas, bem como da limpeza. Quanto à duração da jornada, ritmos, prazos e tipos de pressão se destacam no trecho a seguir:

> **S1:** *[...] chegar mais cedo... às vezes você fica até 10 horas da noite, muitas vezes eu já fiquei até 10 horas da noite, tem várias reuniões à noite também, da escola e da cidade [...] semana que vem tem reunião do [...] e tem entrega de título [...] tudo semana que vem. Então eventos da associação comercial [...] algumas coisas da prefeitura também... Então à noite é muito intensa lá... e final de semana também, períodos mais tranquilos no primeiro semestre mais tranquilo, no segundo semestre muito, muito intenso. A questão de segurança, questão da quantidade de pessoas, quantidade de limpeza, porque aí mais de mil pessoas, com aquele calorão que estava então, nossa, essa rotina é uma rotina maluca, tá, que você não tem como, é, fazer uma previsão.*

> **S5:** *[...] não sei, 16 horas por dia, sei lá quanto tempo é [...] especificamente no meu caso [...] o fato de eu sair daqui não implica o fato que eu desligue do trabalho, eu tenho que [...] entregas para fazer ao ser demandado [...].*

Ainda sobre a condição de trabalho dos gestores, evidencia-se excesso na demanda de trabalho, estendendo a jornada de trabalho, como pode ser expresso no discurso dos participantes:

> **S1:** *[...] mas a condição de tempo e esforço e tempo pra gente, tempo pra lazer, eu acho que tem piorado muito com os últimos tempos [...]. [...] então nossa [...] às vezes você fica até 10 horas da noite, muitas vezes eu já fiquei até 10 horas da noite, tem várias reuniões à noite também [...].*
>
> **S2:** *[...] só tenho horário de chegar, de sair eu não tenho, né? [...] geralmente sai depois das 18 horas, sai, aí é 19, 19 e pouco, 20 horas, dependendo do mês, mas isso também está uma constante [...].*

Em 2011, a Instituição marcou presença em 117 dos 246 municípios goianos. Esses números expressivos ampliaram consideravelmente nos períodos subsequentes, conforme pode ser observado na Figura 4, apresentada anteriormente, passando a 181 municípios atendidos em 2015.

Na Tabela 2 pode ser observado o crescimento da instituição no período de 2007 a 2015, tendo dobrado o quantitativo de trabalhadores efetivos.

Tabela 2 – Quantitativo de trabalhadores

Ano	2007	2008	2009	2010	2011	2012	2013	2014	2015
Total de funcionários	406	472	494	626	775	876	1068	1133	961

Fonte: elaborado pela autora com base nos relatórios de atividades da Instituição – 2007 a 2015

A engenharia de realinhamento dos diferentes esquemas de formação profissional constituiu um enorme desafio para a Instituição, com mais de 700 unidades operacionais, nos 27 estados brasileiros, formando, atualmente, dois milhões de profissionais por ano. Ao longo de sua trajetória, a Instituição sempre adequou a sua ação formativa aos novos perfis exigidos pelo mercado, seja na revisão de diretrizes, programas, projetos e ações, seja na intensificação de sua presença em ambientes tecnológicos (ARAÚJO, 2008).

Ao serem questionados quanto à estrutura de trabalho, esta foi considerada por todos os participantes, como muito boa, como expresso no trecho transcrito a seguir: "*S1: [...] aqui a gente tem uma condição muito boa de trabalho e de estrutura física, essa questão de iluminação, ruído, insalubridade, a gente tem uma condição* **muito** *[ênfase] boa [...] Então essa questão de estrutura? Muito boa.*"

No que ser refere às condições de trabalho demandadas pela organização quanto à jornada de trabalho, folgas e descansos dos gestores, conforme relato a seguir, percebe-se uma longa jornada de trabalho, denominada pelos gestores como "puxada", visto que lhe exige dedicação exclusiva, a se estender, inclusive, nos horários de almoço.

> **S1:** *[...] é a definição de horário de folga, de descanso de intervalo, que é complicado, e tem algumas áreas que é muito puxado com relação a isso, que eu acho que prejudica a saúde, prejudica a, quando isso é muito prolongado, então às vezes você fala assim, um dia ou outro você tem algum problema na hora do almoço, num mata ninguém, isso constantemente é muito ruim, então almoça muito rápido, não ter um intervalo direito, é não ter horário, não ter um dia de folga, não ter o final de semana, então acontece, acontecia menos, era eventual e hoje eu sinto que tem uma um carga muito grande, um estresse [...].*

Evidencia-se, assim, na fala do Sujeito 1, que a organização do trabalho invade a vida privada dos gestores, no momento em que ele tem de se abster do seu horário de almoço para atender à instituição, bem como de horários de folgas, feriados e fins de semana, gerando sobrecarga de trabalho e estresse.

As condições e exigências presentes no mundo de trabalho da contemporaneidade deixam marcas de sofrimento no corpo dos trabalhadores, que se manifestam por intermédio de doenças ocupacionais, o que pode, até mesmo, atentar contra a sua saúde mental (HELOANI, 2011). Em relação às pressões enfrentadas pela organização do trabalho, destaca-se o seguinte trecho quanto aos deletérios da função: "*S9: [...] mas eu tento me policiar, porque eu percebi que isso mudou em mim, eu estava entrando no modo automático igual ao meu chefe [...], essa mudança é grande viu [...] e eu vejo isso em todo mundo [...]*".

Diante das formas de enfrentamento da realidade de trabalho contemporânea surgem aspectos deletérios à saúde mental, pois se nota que não se vislumbra a possibilidade de ações coletivas e desenvolvem-se estratégias individuais, como a automedicação; o sobre-esforço de adaptação, com formas sutis de resistência ativa/passiva – como a autodosagem de trabalho, a não ultrapassagem do que prevê o regulamento, o horário de trabalho, as funções –, havendo um alheamento ao não se inteirar, de fato, das tarefas encomendadas e não se comprometer com os resultados do próprio trabalho (DEJOURS, 2013).

Percebe-se, também, que um direito constituído ao trabalhador regido pela norma da Consolidação das Leis do Trabalho (CLT) brasileira é visto como privilégio, segundo ilustrado na fala do Sujeito 8: *"[...] eu tenho o privilégio, ainda, de o sábado e domingo [...]."*

Para atender a tantos novos padrões de competitividade, a Instituição analisada também inaugurou novos estilos, seguiu seu tempo, pois a cada avanço da tecnologia desaparecem ocupações e outras surgem. O mapa do mercado de trabalho modifica-se continuamente (ASSIS; LIMA, 2012).

No que se refere à organização do trabalho quanto a metas, qualidade e quantidade de produção esperada, é possível perceber que a forma como a organização se organiza costuma demandar de seus gestores suprimento das atividades em cima da hora, conforme expresso na fala do Sujeito 5: *"eu lido muito com informação e eu preciso pra agora, porque eu tenho que atender algo geralmente em cima da hora e eu sofro muitas vezes com isso".*

Em relação às normas e controles que organizam o trabalho dessa organização, observa-se o aumento de formas de controle, como expresso no trecho a seguir:

> **S10:** *[...] a gente tem que ser... adequar nossas atividades aos controles, tá? E isso é terrível, quando a gente ouve uma cobrança menor de resultado de produção é uma coisa, agora, como cobrança de produção, de agilidade e você ter toda essa amarra que a gente tem, é terrível, [...] nos últimos cinco anos aumentou todos os controles [...].[...] e isso faz a gente ser burocrático demais.*

De acordo com as análises realizadas, percebe-se, também, que a sobrecarga de trabalho é um fator que gera adoecimento no trabalhador, além de mostrar-se responsável pelo alto índice de rotatividade apresentado na Instituição nos últimos anos, conforme expresso no trecho a seguir:

> **S11:** *[...] e outra coisa que está acontecendo na unidade é muito é [...] "ah, eu vou sair" [...] "é?" [...] "você vai pra onde?" "Ah, eu vou pra tal empresa", "ah, tá, lá está pagando melhor?" "Não! [...] é a mesma coisa, mas é que fica mais fácil pra mim, eh*

> [...] eu vou podê estuda!". Eu escutei isso [...] tá ?[...] eu sou, nós somos uma instituição que paga pra pessoa fazer uma pós-graduação, mas o que adianta? A gente paga e não dá tempo pra ela fazer? [...].

As mudanças decorrentes das novas formas de gestão nas organizações, originadas do capitalismo, de bens e consumo, bem como a introdução de tecnologias, ocasionam vivências de sofrimento, sendo a organização do trabalho apresentada como fonte de sobrecarga, invasão da vida privada, pressão por resultados, avaliação, adoção e dependência perversa, como compreendido pelo Sujeito 11: "*[...] nós nos tornarmos escravos, porque vira e mexe você está respondendo e-mail, é no celular ou alguma coisa que [...]*".

De acordo com os discursos dos participantes, há uma tendência em não se desligar das atividades com o uso das tecnologias, que demanda respostas em tempo real, de imediato:

> **S1:** *[...] um estresse e aí entra a tecnologia, entra no celular, você responde o tempo alguma coisa, responde e-mail, whatsApp [...] você tem uma comunicação intensa o tempo inteiro, em qualquer lugar, em qualquer hora, então você fala assim, você desliga? Não desliga, enquanto você está com o celular, você está ligado.*

Quanto à forma de gestão, apresentada como autocrática, conforme descrito pelos sujeitos, os relatos dos participantes expressam que, mesmo diante de argumentações de que não seriam viáveis implantações de sistemas informatizados, isso aconteceu, como conta o Sujeito 2:

> **S2:** *[...] foi uma coisa assim, "oh! [...] vocês vão implantá ou vão implantá", então não teve outra saída, não teve outra saída, tivemos que implantar e fazer, tivemos que implantá, tem que conviver, não tem outra maneira [...] tem implantações aí, nessas implantações Goiás sempre é eleito como piloto, eles querem um regional que tem coisa, de médio porte, que não sei o que, que tem uma boa gestão que não sei o que, que não sei o que, sempre manda essas coisas pra cá, e às vezes não é nem piloto, é cobaia, né, nunca fez, vamos mandar para Goiás pra ver como é que faz [...] teve um aí que [...] assim [...] mesmo a gente dizendo que era impeditivo foi [...] participamos, mas [...] com voto contrário à implantação, mas mesmo assim ele foi implantado [...] então aí a gente era contra, era impeditivo, mas mesmo assim foi implantado [...].*

Em projeto-piloto, a Instituição analisada coloca em operação, em 2013, o sistema de gestão empresarial *Enterprise Resource Planning* (ERP). O software integra os processos de aquisição, financeiro, contábil e de planejamento, proporcionando agilidade e confiabilidade para a tomada de decisão, por meio da automação e do armazenamento de todas as informações de negócios. A implantação na instituição em Goiás mobilizou, sobretudo, as áreas de contabilidade, financeira, suprimento e planejamento, além de grande esforço da tecnologia da informação. A consolidação do sistema depende do completo domínio da ferramenta, de ajustes nos processos internos e adequações no software pela Consultoria Totvs. O sistema envolve todas as unidades operacionais das instituições.

Sobre as implicações sociais da implantação de um sistema integrado *ERP* (sigla inglesa para sistemas informatizados de gestão integrada), não está associada à tecnologia, mas sim à reinvenção dos processos. Mesmo que a empresa esteja devotada às pessoas e às questões culturais; quando elas vierem à tona, poderão ser ignoradas juntamente com seus riscos. Os sistemas ERP são mais identificados como um sistema de controle do que como uma ferramenta na reestruturação da organização (SCHNEIDER, 2009).

A substituição de diversos sistemas por um único que integra todas as áreas é um desafio para as organizações que necessitaram de grandes investimentos e de uma equipe de profissionais especializada, pois as tarefas reestruturadas exigiram mudanças nas atividades diárias e, consequentemente, nos hábitos das pessoas.

A tecnologia, por si só, não é capaz de colocar em marcha as inovações. A maneira como os gestores e os trabalhadores responderão às alternativas de automação ou informatização, propostas pelas novas tecnologias, determinará se haverá uma nova concepção da organização, de seu trabalho e de poder, sujeita à forma como for gerida (ZUBOFF, 1988).

De acordo com a percepção dos sujeitos participantes, a informatização engessa o processo organizacional, pois o indivíduo perde sua flexibilidade e isso pode causar uma vivência de sofrimento no trabalho, conforme descrito pelo Sujeito 3: *"[...] agora isso engessa o processo, passa a não ter flexibilidade, a partir do momento que você informatiza, flexibilidade é zero, porque é sistema, então ele é rígido, é... você perde um pouco com essa flexibilidade que se tem nas institui..., nas empresas de modo geral [...]."*

A tecnologia de informação tem sido utilizada para perseguir metas como a redução do esforço do trabalho, o aumento da produtividade e a melhoria da qualidade de seus produtos e/ou serviços. Entretanto, tem causado um impacto mais amplo nas organizações, que pode ser sentido em âmbito individual, grupal ou organizacional.

Percebe-se que a falta de cooperação entre sistemas informatizados ocasiona falta de confiança e desgastes, como bem explica o Sujeito 3: *"[...] então, eu não confio no sistema então eu tenho que pegar e refazer manualmente, porque o que acontece com as auditorias é o detalhe e que desgasta e isso não atrapalhou o resultado final [...]".*

Os gestores assumem chefias de departamentos e unidades, dentre outras responsabilidades administrativas e, por sua vez, contraem também uma carga de trabalho burocrática e administrativa diante da informatização de novos processos, além de arriscarem-se à crítica dos pares e à eclosão de conflitos com os colegas. A inserção de novas tecnologias, como o celular, significa para o gestor um dispêndio de energia, cujo resultado é invisível aos olhos de muitos, senão da grande maioria.

As relações de trabalho englobam as interações internas, com chefias imediatas e superiores, pares de uma equipe, sujeitos de outros grupos de trabalho e, sobretudo, as interações externas estabelecidas com clientes e fornecedores (MACÊDO *et al.*, 2016).

A relação com o trabalho ou com o lugar do trabalho tende a se tornar a principal referência das pessoas, pois o sentimento de identidade social é fortemente ancorado na relação profissional (ASSIS; MACÊDO, 2010).

Nas relações de trabalho entre pares, percebe-se falta de preparo dos trabalhadores para lidar com conflitos impostos pela organização do trabalho, conforme expresso pelo Sujeito 3: *"[...] a gente não sabe muito lidar com conflito, a gente tem muita dificuldade, assim nos grupos de lidar com os conflitos profissionais, [...] e a gente não tem método, a gente não tem formas de lidar com essas questões [...]".*

As contradições entre as pessoas e a organização, como também dos próprios indivíduos e da própria empresa, podem levar ao conflito que o processo de mediação entre esses atores minimizará, da mesma forma que também pode levar à solução dos problemas (PAGÉS, 1993).

Logo, os indivíduos aceitam suas condições de trabalho e colaboram ativamente para sua submissão (consciente ou inconscientemente), mas o poder da organização (ou o de alguns de seus membros) prevalece na solução desses conflitos e/ou interfere decisivamente para a mediação entre essas posições.

Por esse fato, a dominação das pessoas pela organização está diretamente ligada ao desenvolvimento de um conjunto integrado e coerente de mecanismos econômicos, políticos, ideológicos e psicológicos que, uma vez associados, conseguem influir no comportamento das pessoas.

O modelo de gestão contemporâneo prescreve, como elementos essenciais, a iniciativa individual, o raciocínio lógico, a atividade cognitiva intensa, a criatividade, a capacidade de assumir riscos e reagir com presteza, além da habilidade para tomar decisões com o escopo de solucionar problemas (ARAÚJO, 2016).

Quanto às relações de poder, pode-se perceber, no relato dos participantes, a necessidade da Instituição em apresentar às demais regionais que tem uma boa gestão e se mostram dispostas a colocá-la como piloto de novos sistemas informatizados. Dessa forma, adquire mais visibilidade diante de outras regionais:

> *S2: [...] nessas implantações Goiás sempre é eleito como piloto, eles querem um regional que tem coisa, de médio porte, que não sei o quê, que tem uma boa gestão, que não sei o quê, que não sei o quê, sempre manda essas coisas pra cá, e às vezes não é nem piloto, é cobaia, né? Nunca fez, vamos mandar para Goiás pra ver como é que faz, eu já cheguei a pedir para o Diretor Regional, falei assim [...], "por favor, dá um tempo em ser piloto?" [...].*

Evidencia-se a fala dos sujeitos participantes da pesquisa por meio dos registros da organização, afirmando-se que as instituições em Goiás participam de projeto-piloto de implantação de um sistema de gestão empresarial, o *Enterprise Resource Planning* (ERP), ou Sistemas Integrados de Gestão Empresarial (SIGE ou SIG).

Quanto a interações externas estabelecidas com clientes e fornecedores, além da pressão quanto às cobranças, são possíveis perceber demais características da gestão controladora a que os gestores são submetidos, visto que não existem filtros ao Diretor Regional. Assim, eles têm os mesmos canais de comunicação direta, não propiciando autonomia aos gestores para lidar com as adversidades da instituição, como pode ser notado nos trechos descritos a seguir, nos quais se observa como as relações sociais e profissionais se organizam:

> *S1: [...] o professor atrasou, [...] liga pra o Diretor Regional [...].*

> *S5: [...] deixa eu só remendar a fala nossa lá, quando a gente falou de como é a relação com o chefe imediato, é essa, é a parte de merda na relação [...] vai em cima [...].*

Compreende-se que a organização do trabalho não leva em consideração a opinião dos gestores, como expressa o Sujeito 5: "*[...] se eu quero trabalhar aqui ou eu concordo ou eu pego o meu chapéu de ir embora, como eu não tô a fim de ir embora ok, é aceita, mas particularmente... acho que precisa de ajuste [...]*".

A falta de liberdade e autonomia nos traços da cultura organizacional que considera o trabalhador apenas quando lhe é conveniente, acompanhada pela pressão grupal de aceitar o que é imposto é ilustrado:

> **S5:** *[...] um dia por telefone, no fim do dia falaram assim: "ó [...], amanhã a gente vai ter uma reunião e a gente vai anunciar você como gerente". Ninguém nem me perguntou o que eu queria saber, se eu queria, se eu topava aí [...] falei "ah, beleza" [...] e foi assim, estava já no cargo, estava respondendo interinamente, e aí foi [...] e até hoje ninguém nunca me tirou do cargo [...].*

Muitas vezes, os sintomas de insatisfação e de ansiedade são tratados, nas organizações, como sinal de inadequação da pessoa à função, ao cargo, à cultura ou, até mesmo, como problema individual do trabalhador, que não consegue se encaixar nos moldes da organização. Esse trabalhador, por vezes, é tratado de tal forma discriminada que precisa se adaptar à realidade da organização (MESQUITA *et al.*, 2016). A falta de reconhecimento compreende e gera a vivência de injustiça, indignação e desvalorização.

Com a implantação, em 2007, do Sistema de Gestão da Qualidade (SGQ) na Instituição analisada, de acordo com a NBR ISO 9001:2008, a Instituição foi recertificada em auditoria realizada pela empresa BRTUV em 2013, com manutenção por um período de mais de três anos, até 2016. Depois de passar por diversas auditorias de manutenção e por auditorias de recertificação, o SGQ da Instituição passa por avaliações contínuas, com cobranças por correção de desvios e de ocorrências apontados pelos auditores. Ainda, está sujeita também a normas e auditorias de órgãos controladores do governo, como o Tribunal de Contas da União (TCU) e a Controladoria Geral da União (CGU), sindicatos, fornecedores, comunidade, sendo o cliente o núcleo principal.

A organização passou, também, a ter avaliação externa por órgãos fiscalizadores da educação, conforme expresso na fala do Sujeito 1: *"[...] pra pode ter tirar nota melhor no Enem, porque a gente tá sendo avaliado".*

As novas formas de avaliação adotadas também contribuíram para aumentar a ansiedade, especialmente porque os muitos critérios se tornam um mistério bem ocultado pelos gestores. A avaliação de desempenho, exaltando a concorrência generalizada entre os trabalhadores e supostamente capaz de trazer ganhos de produtividade, provoca, na realidade, o "cada um por si", que extingue as condições de apoio e cooperação (FRANCO; DRUCK; SELIGMANN-SILVA, 2010).

GESTÃO CONTEMPORÂNEA, CULTURA ORGANIZACIONAL E INFORMATIZAÇÃO:
UMA ANÁLISE PSICODINÂMICA DO TRABALHO

A larga utilização da avaliação de performance, que essencialmente promove a competição entre iguais, denega o reconhecimento pelo trabalho e os sistemas de qualidade total, que promovem uma noção de produtividade. Esta, por sua vez, gera a desconexão com o sentido do trabalho bem-feito e a terceirização, que destrói as condições de pertencimento a um coletivo de trabalho em condições de igualdade e o sentido de um projeto de vida profissional. A introdução de equipamentos mais sofisticados – inclusive para vigilância dos empregados – também trouxe novas inquietações (SZNELWAR; UCHIDA; LANCMAN, 2011).

Não há avaliação de desempenho individual até o momento da realização dessa análise na Instituição, no entanto, os trabalhadores são submetidos a constantes auditorias, de diversos órgãos controladores, conforme expresso nas falas:

> **S1:** *[...] é controle demais, que é uma coisa que eu vejo que é muito diferente de outras empresas e que a gente gasta muito com esses controles, e é um elemento de estresse pra gente aqui da atividade-fim [...].*

> **S2:** *[...] existe excessos... de normas, de controle que seria desnecessário [...].*

Quanto às normas e controles, os participantes consideram a importância de padronizar as informações:

> **S2:** *[...] devia existir alguns relatórios padrões [...].*

> **S3:** *[...] tem que definir relatórios, é isso que eu estou falando, tem que estabelecer um padrão, tem que ser fixo [...].*

Devido à percepção da maioria dos gestores quanto à necessidade de padronizar as informações, a instituição começou a estruturar as formas de padronização de acordo com a fala do S3: *"[...] é... isso, é que nós estamos fazendo lá agora [...]"*.

Percebeu-se que os gestores consideram importante a definição de regras, a padronização dos processos e controles. No entanto, ao mesmo tempo em que consideram que a organização possui excessos de controles e normas, consideram que novos devem ser inseridos. Assim, percebem-se sentimentos ambivalentes quanto às normas e controles, vistas como importantes, mas excessivas. Existem controles demais em determinadas áreas e falta em outras.

Em relação às normas quanto à informatização dos processos, os participantes consideraram a necessidade de normatizar o uso de processos informatizados, como evidenciado pela fala do S2: *"[...] eu acho que falta muito... falta muita normatização de uso dessas ferramentas, tá... é o que é oficial e o que não é oficial hoje [...]"*.

Atualmente, a implementação de sistemas de informação na Regional ocorre conforme orientações da Instrução Normativa 072. A priorização das demandas por sistemas é feita mediante análise prévia da gestão tecnológica e informação, que elabora uma lista para registro no Plano Diretor de Informática. Novas demandas, eventualmente surgidas no decorrer do desenvolvimento do plano, são analisadas e priorizadas pelo gestor, a quem caberá a responsabilidade de autorizar a nova estrutura para o atendimento.

Foi possível perceber que a característica da organização do trabalho, mesmo em 2015, anos depois de 1978 e 40 anos depois de terem iniciado o processo de informatização na Instituição, ainda há processos não informatizados, como explica S1: *"Até o momento, não há pagamento on-line de boletos nas escolas, não passam cartão, agora que estão implantando isso."*

Compreende-se, de acordo com a análise, que a instituição, apesar de desenvolver sistemas de informações e tê-los como uma de suas estratégias de negócio, não tem interesse específico na informatização de processos. Ela foi sendo inserida no contexto do trabalho sem planejamento específico de acordo com a necessidade apresentada diante do novo contexto global e dos avanços da tecnologia da informatização.

Quanto à forma como a gestão se organiza, nota-se, nas falas dos participantes, a percepção de que o perfil da alta gestão provoca insegurança e medo entre os gestores, como explicitado nos fragmentos que levaram a tal análise:

> **S1:** *[...] a gente tem um perfil de gestão centralizadora [...] faz algumas coisas que deixa a gente inseguro pra ter essa confiança e ter essa distribuição de tarefas de confiança de autoridade [...]*.

> **S2:** *[...] ela é centralizadora, nós temos medo de dar uma informação, ou alguém ou alguns que* não pegam a informação, dizendo isso que é verdadeiro se não for dado pelo gerente, *então isso me incomoda [...]*.

A gestão na organização do trabalho apresenta-as na forma de Gestão autocrática, conforme pode ser evidenciado nas falas a seguir: *"***S2:** *[...] até demandando, é complicado, você tem que ter um jogo de cintura, se não você se queima [...]"*.

Sobre a forma de gestão autocrática, percebe-se também que ela se organiza de forma centralizadora, de acordo com os participantes:

> **S1:** *[...] trata com ele coisas relevantes e coisas menores também, coisas [...] pequena, e ele acompanha tudo [...], então é, e essa, e esse tipo de acompanhamento muito próximo, muito desgastante [...].*

O gestor se espelha na alta gestão quanto ao aspecto da gestão centralizadora, no entanto, a forma com que se relacionam se diferencia quanto ao perfil do gestor, conforme evidenciam no discurso:

> **S2:** *[...] a gerência nossa é [...] espelha um pouquinho é [...] e ela é, né, um pouco centralizadora, tem perfil sim [...] tem o que conversa com sua equipe "tannananan", tem outro que é: "vamos que vamos" e ... "a fogo e ferro", mas é [...] de uma certa forma eu acho que [...] ela é centralizadora, nós temos medo de dar uma informação, ou alguém ou alguns que não pegam a informação, dizendo isso que é verdadeiro se não for dado pelo gerente [...].*

> **S1:** *[...] quando o S2 fala assim [...] a gente tem um perfil de gestão centralizadora [...] o que a gente pode fazer? E dentro desse perfil, mesmo sendo centralizador, você pode ser educado, trabalhar em equipe, ter uma condição de trabalho mais respeitosa e tem gente que sabe fazer isso, aí é bom, mesmo sendo um perfil centralizador, e tem gente que fala assim "opa, eles tão me pedindo pra fazer isso", e no entendimento da pessoa ela é incapaz de conseguir, ter esse tipo de perfil sem ser grossa, sem ser é arrogante [...].*

A gestão centralizadora é muito comum nas organizações. Na prática, toma decisões sem consultar a equipe e tem dificuldades em delegar as atividades operacionais. Mesmo quando delega, é necessário que passe por sua aprovação. Pode desestimular a equipe, pois cria o sentimento de que o seu trabalho não é valorizado. Esse estilo de gestão focada exclusivamente em resultados se torna perigosa, pelo foco no individualismo.

As formas diferentes de organização influenciam diferentemente o ritmo e o tipo de inovações, segundo as características do seu ambiente. Por exemplo, organizações muito estruturadas, com divisão de trabalho e rotinas descritas com minúcias e cadeia de comando rígida não são adequadas para ambientes que apresentem mudanças técnicas e mercadológicas rápidas (BARBIERI *et al.*, 2003).

Para uma organização ter características inovadoras, ela deve: descentralizar a responsabilidade; reduzir seus níveis hierárquicos; mudar o estilo de gestão, tornando-o facilitador, e não controlador;

disseminar por meio de seus recursos humanos; utilizar-se de formas de comunicação eficientes, sejam elas formal ou informal (PETTIGREW; MASSINI, 2003).

A partir da organização do trabalho, de suas condições e das relações socioprofissionais inseridas na empresa, os gestores mobilizam sua subjetividade e relatam que há vivências tanto de prazer quanto de sofrimento. Eles mobilizam sua subjetividade para criar estratégias para lidar com o sofrimento.

CAPÍTULO 6

A MOBILIZAÇÃO SUBJETIVA DOS GESTORES DIANTE A INFORMATIZAÇÃO DOS PROCESSOS INSTITUCIONAIS

Quando o trabalho permite a diminuição da carga psíquica, constitui-se em um fator de equilíbrio e desenvolvimento, mas, quando a organização não propicia condições para os trabalhadores gerirem seu próprio sofrimento e descobrirem formas criativas de liberarem energia pulsional acumulada no aparelho psíquico, também pode ser um fator de sofrimento e de desgaste físico e mental (DEJOURS, 1992). Assim, denomina a mobilização subjetiva do trabalhador (vivências de prazer e sofrimento) como segunda dimensão de análise da Psicodinâmica do Trabalho.

6.1 VIVÊNCIAS DE PRAZER

O prazer é uma vivência individual proveniente da satisfação dos desejos e necessidades do corpo-mente (ASSIS; MACÊDO, 2010).

Algumas características de vivências de prazer no trabalho são: as relações com as pessoas ou as relações sociais de trabalho de produção de bens e serviços; a avaliação consciente de que algo vai bem; a gratificação do reconhecimento; a valorização no trabalho; a identidade e a expressão da subjetividade individual; a vivência da sublimação, que permite a descarga do investimento pulsional; salário; carreira; viagens; contatos e o prazer de identificar-se com o poder da organização (PAGÉS, 1993; MACÊDO, 2015).

Quanto a vivências de prazer no trabalho na organização analisada, destaca-se a identificação com a imagem positiva da empresa, sendo considerada por todos os participantes como uma empresa do bem, conforme descrito nos trechos a seguir:

> **S1:** *[...] são coisas assim muito gratificantes, porque é como eu, como eu ouço, fala que é uma instituição do bem [...] então é muito jóia a atividade que a gente faz e esse trabalho com as pessoas que*

tão dependendo daquele emprego também, e principalmente, eu acho que é por ter ido para uma comunidade que precisa demais, não era uma coisa a mais era o que tinha pras pessoas [...].

S3: [...] é [...] essa questão de empresa do bem [...] isso é muito forte aqui [...] é muito legal você ouvir o depoimento das famílias das pessoas, a importância que foi por ter passado por um curso no [...], então assim é muito [...] você fica emocionado de ver, a gente pensa assim: "pô o que eu estou pensando aqui tá dando resultado lá na ponta", né? E isso... é muito rico pra gente.

O sentido positivo que promove a vivência de prazer relacionado à identificação com a imagem positiva da empresa entra, também, no aspecto da identidade, então: "se eu sou gestor de uma empresa do bem, eu sou do bem".

Percebe-se que a função de gestor promove, também, vivência de prazer aos trabalhadores participantes, sendo evidenciado fortemente pela fala do Sujeito 1: *"[...] eu A- DO-RO [...] uma construção também entendeu? [...] descobri que eu gosto muito de gente [...]".*

Confirma-se tal evidência pela fala dos demais gestores, os quais consideram que a função de gestor na organização possibilita desenvolvimento profissional e relativa autonomia, como se destaca na fala do Sujeito 3:

S3: [...] então isso me leva a grandes desafios também, então tem a questão da responsabilidade, mas tem o gostinho de ter sempre algum desafio pra que me é colocado e que isso pra mim é importante [...] eu nunca conseguiria fazer um serviço só [...] não me incluo nisso, eu não dou conta de ficar fazendo uma coisa só ao mesmo tempo, eu tenho que estar sempre mudando e aqui na empresa eu consigo fazer isso muito bem, eu participo de N projetos diferentes [...] estou sempre me atualizando e melhorando [...] e sem falar na motivação das pessoas, né, que é o melhor de tudo, uma equipe, na minha equipe e com outras equipes também [...].

Evidencia-se vivência de prazer quanto ao sentido de ser gestor, visto que gera status e reconhecimento, pois ele passa a ser visto como autoridade, conforme comprovado na fala do Sujeito 1.

S1: [...] como a gente está inserido num lugar em que precisa demais, é muita gente precisando de muita coisa [...] precisa de quantidade no que a gente faz e isso é muito gratificante por que então assim hoje eu percebo [...] antes eu não percebia, eu achava bom saber, eu era novo, gostava do status, gostava de estar e, hum, com aquelas pessoas ali, a gente vira autoridade, e hoje eu vejo muito mais que por gostar de gente, porque vê o resultado do trabalho e por isso que é muito bom [...].

Nota-se, também, que o fato de o sentido de fazer o bem estar em um lugar em que "precisa demais" e realizar inclusão social gera um sentimento de gratificação pelas atividades desenvolvidas ao considerar o resultado de seu trabalho como muito bom, de acordo com fragmentos descritos no discurso do Sujeito 1.

O sentido positivo da empresa perante a sociedade também gera vivências de prazer para seus trabalhadores e seus familiares, como expresso na fala do S2, cuja mãe só ficaria satisfeita se seu filho trabalhasse na Instituição, referindo-se com orgulho à organização, já conhecida, em 1979, ao consolidar-se em Goiás como uma instituição reconhecida nacional e internacionalmente. Destaca-se no discurso do participante S4: *"[...] aí minha mãe falou que eu tinha que trabalhar no [...], que era [...] o que servia pra ela [...] era uma empresa que já era referência [...]".*

Os participantes também consideram uma vivência de prazer poder fazer parte de uma organização que nunca apresentou indícios de corrupção, conforme evidenciado na fala do Sujeito 1: *"[...] eu tô esse tempo todo e eu nunca vi nada que pudesse [...] é [...] manchar o nome em termos de corrupção [...]".*

Percebe-se vivência de prazer quanto à relativa liberdade e autonomia em relação ao exercício da gestão, segundo evidenciado por S2: *"[...] essa liberdade pra fazer, escolher, definir um horário para fazer a tarefa é bacana, é liberdade mesmo, né [...]".*

Quanto à vivência de prazer em relação à liberdade no trabalho, nota-se também que esta é proporcionada diante da informatização dos processos e da inserção da tecnologia na organização do trabalho, ao promover, assim, sentimento de liberdade, como expresso pelo S3: *"[...] é a liberdade, por exemplo, eu não preciso estar no meu posto de trabalho pra estar trabalhando, pra fazer as coisas, pra coisa rodar, eu vou pra Brasília, eu trabalho, eu não venho trabalhar [...]".*

A mobilização de relativa liberdade em relação ao livre acesso à direção e o sentimento quando se tem a opinião considerada proporciona aos gestores vivências de prazer, conforme expresso no discurso dos participantes:

> *S2: [...] a minha opinião é levada em consideração, eu tenho livre acesso, então sou cobrado como deve ser cobrado, eu tenho as minhas responsabilidades [...].*
>
> *S5: [...] porque a relação com eles é muito boa, no meu caso especificamente é tranquila e tal, tem a porta aberta, o que a gente fala é respeitado [...].*

Dessa forma, percebe-se que quando a opinião do gestor ou de quem desenvolve a atividade prática é levada em consideração, gera um sentimento de reconhecimento, proporcionando vivência de prazer na organização do trabalho. O fragmento a seguir confirma tal análise:

> **S4:** [...] em especial [...] eu me sinto um pouco pai, porque do ponto de vista legal, no ponto de vista operacional, na minha vivência [...] foi colocado dentro do sistema pra atender essas particularidades do departamento nacional que a gente presta informação dos dados estatísticos por área e também a parte legal da legislação, tá? [...].

Em geral, as vivências de prazer só são possíveis quando o trabalho é livremente escolhido e quando a organização do trabalho é suficientemente flexível para que o trabalhador possa organizá-lo e adaptá-lo (MACÊDO, 2016).

Entre o homem e a organização prescrita para a realização do trabalho existe, às vezes, um espaço de liberdade que autoriza uma negociação, invenções e ações de modulação do modo operatório, isto é, uma invenção do operador sobre a própria organização do trabalho para adaptá-la às suas necessidades, inclusive para torná-la mais congruente com seu desejo (DEJOURS; ABDOUCHELI; JAYET, 1994).

Por ser uma característica da organização do trabalho, o cargo de gestão nessa Instituição analisada, um cargo de confiança, representa, para os gestores participantes, a confiança do diretor, sendo percebido como um aspecto motivador ao gerar vivências de prazer pelo reconhecimento recebido. Tal percepção é confirmada por meio do trecho a seguir:

> **S2:** [...] a confiança que a gente tem também [...] da direção, isso é outro fator que motiva a gente [...] e que dá um gás para gente trabalhar né, pra gente regaçar as mangas e ir pra frente [...] então é esse tipo [...] se você é reconhecido, se você [...] tem a sua responsabilidade e gosta do que faz [...] né [...] então é por isso que a gente está aí até hoje [...].

A construção do sentido do trabalho pode transformar o sofrimento em prazer e essa dinâmica do reconhecimento constitui a realização pessoal no campo social, que ganha um lugar junto à construção da identidade. A análise da Psicodinâmica do Trabalho indica que a retribuição esperada pelo indivíduo é, fundamentalmente, de natureza simbólica, ou seja, reconhecimento da realidade que representa a contribuição individual no sentido de gratidão (ASSIS; MACÊDO, 2010).

As condições oferecidas pela Instituição também proporcionam aos gestores, como expresso por 100% dos participantes, vivência de prazer, segundo o Sujeito 1: "[...] *bom em todas essas, aqui a gente tem uma condição muito boa de trabalho e de estrutura física, essa questão de iluminação, ruído, insalubridade, a gente tem uma condição muito boa*".

Quanto à vivência de prazer relacionada ao reconhecimento na organização do trabalho, nota-se, na fala dos sujeitos, que a ocorrência se dá com mais frequência entre os pares:

> **S1:** *[...] então eu acho que tem reconhecimento [...] o reconhecimento e essa melhora do seu trabalho, do seu pessoal, tem o pessoal que a gente reconhece que está ligado lá na unidade, então isso é [...] pela casa eu acho que tem um reconhecimento [...] eu acho que reconhece a melhora, porque se você perguntar assim está pior ou está melhor, reconhece que está melhor [...].*

> **S5:** *[...] aí eu concordo contigo, a gente está num nível muito próximo, então a gente conhece o trabalho, isso que eu estou dizendo [...], quando a gente conhece, você tem capacidade de, por mais que você não goste ou não queira, você fala: "pô, eu estou vendo", não tem como eu ser cego, a gente, gestores desse nível médio, a gente está muito interligado [...].*

É possível perceber, também, no discurso dos participantes supracitados, que quando o saber prático – os recursos próprios e a capacidade inventiva – do trabalhador, ao pressupor a ideia de astúcia, mobilizando-se a partir do surgimento de situações imprevistas (DEJOURS, 2004a), é reconhecido, ou seja, o esforço decorrido para se alcançar os resultados é notado, gera vivência de prazer. Assim, entra em ação um tipo de inteligência denominada de inteligência prática, que tem como uma de suas características a astúcia, pois frequentemente se opõe ao saber conceitual, bem como a **intuição**, porque está enraizada no **corpo**, ou seja, parte de percepções sensoriais (DEJOURS, 2008c).

O reconhecimento, quando vinculado ao prazer, não se limita a recompensas, abonos, mas também refere-se à ligação entre a organização da identidade e o campo social. A interação entre o indivíduo e o outro propicia a construção dessa identidade, sendo proveniente de dinâmica que implica troca com o meio, com o contexto histórico, pessoal e social no qual o trabalhador está inserido ao implicar um coletivo de trabalho (DEJOURS, 2015). Situações em que o trabalhador identifica o reconhecimento, a valorização, atividades em que se pode observar seu início, meio e fim, o prazer é vivenciado (MESQUITA *et al.*, 2016).

Em relação a quem o seu trabalho é importante, observa-se vivência de prazer quanto à realização pessoal, apresentando os participantes como realizados com suas carreiras:

> **S1:** *[...] pra mim mesmo [...] eu estou falando, assim, o que eu faço é importante pra mim, pra estar satisfeito com a minha, com o meu desempenho, o que eu espero que eu faça, tá? [...] Eu estou falando de ética, de postura, de compromisso, de interesses, de esforço, então aí, se eu tiver satisfeito com o meu trabalho eu tenho certeza, eu vou, que vai atingir os resultados que eu estou esperando [...].*

A esperança do reconhecimento influencia na dinâmica da mobilização subjetiva da inteligência e da personalidade no trabalho (motivação), pois do reconhecimento depende o sentido do prazer. O trabalho, somado ao reconhecimento, possibilita a realização do ego e o fortalecimento da identidade que oferece a proteção da saúde mental (DEJOURS, 1999a). O reconhecimento no trabalho é uma das atitudes mais esperadas por qualquer profissional que se esforça para realizar as suas atividades e sabe como tem contribuído para o sucesso dos negócios da empresa, conforme expresso pelo sujeito 5:

> **S5:** *[...] eu acho que, primeiro mais importante é pra o que eu faço é pra ajudar a ponta, deveria pelo menos ser, é, ou não [...] aí é outra história, mas o grande cliente meu é ele lá, porque quem faz a entrega é ele, então é qualquer unidade, quem faz a entrega final é eles, aí o trabalho que a gente faz lá se faz bem feito ou faz mal feito vai impactar pra bem ou pra mal a área fim, a ponta agora, mas aí a realidade, o principal é o cliente eu imagino [...].*

Quanto à motivação de trabalhar na instituição, ao serem questionados, os participantes consideram como preponderante a remuneração percebida, atrelada ao trabalho de inserção social e desenvolvimento profissional, segundo se nota nos trechos a seguir:

> **S1:** *[...] o último dia útil do mês [...] salário eu preciso, é importante [...] ter essa possibilidade de trabalhar num lugar, que faz coisa boa, e ganha pra isso, ganha bem pra caramba [...] adoro poder trabalhar num lugar de coisa boa, certo, isso tem um peso muito grande, estou falando assim, uma coisa que eu adoro trabalhar com gente, que precisa então a gente trabalha com uma classe muito excluída, pobre, que precisa [...], estou num lugar onde precisa demais e tem muito reconhecimento e muito trabalho, e só tem coisa boa, a gente não está, é, oferecendo coisa supérflua, coisa*

> *de segunda, coisa que não é necessário, a gente está oferecendo educação e saúde, isso é muito legal mesmo, ter essa possibilidade de trabalhar num lugar, que faz coisa boa [...].*
>
> ***S5:*** *[...] é gratificante, claro, o salário que me paga, a grana que me paga. Eu concordo com o que S1 falou [...] do trabalho que a gente faz, primeiro que eu gosto muito de trabalhar na minha área de atuação, com a minha profissão, então é gratificante isso, e eu gosto muito de trabalhar com as pessoas com as quais eu trabalho, então é muito bom [...] é [...] muito bom isso, trabalhar com essas pessoas igual ao S1 falou, uma empresa do bem, a nossa, o lucro é resultado lá daquela empresa, daquela pessoa e tal, então são esses os meus aspectos [...].*

Em relação às vivências de prazer, chama atenção o fato de que o sentido do trabalho é visto como positivo, uma vez que a recompensa financeira compensa (sentimento de autonomia, reconhecimento).

O prazer no trabalho se dá na construção da realização e na possibilidade de construir um cuidado individualizado, que fortalece a identidade como trabalhador que tem liberdade de rearranjar o seu modo de trabalhar, permitindo que encontre atividades e atitudes capazes de lhe fornecer prazer (DEJOURS, 2015).

O sentimento de valorização e reconhecimento produz no trabalhador o prazer com seu trabalho, possibilitando a construção de arranjos criativos na organização de suas atividades cotidianas, nas quais se sentem aceitos e valorizados pelo que fazem e produzem individual e coletivamente (MACÊDO, 2015).

As vivências de prazer-sofrimento são consideradas pela Psicodinâmica do Trabalho como um construto dialético e pode haver a preponderância de uma sobre a outra. Trata-se de um modelo de gestão que desconsidera a complexidade da atividade, negligencia as características e as diversidades dos trabalhadores e intensifica o controle de tempo e resultados, dentre outros aspectos que potencializam a existência de vivências de sofrimento no trabalho (FERREIRA; BARROS, 2003).

6.2 VIVÊNCIAS DE SOFRIMENTO

O sofrimento pode tanto assumir um papel de mobilizador da saúde do sujeito, já que o auxilia a pensar de forma crítica o seu trabalho, quanto pode ser um instrumento utilizado para o aumento da produtividade e para alienar o sujeito (DEJOURS, 1996).

Percebe-se, quanto à vivência de sofrimento nos sujeitos participantes do espaço de discussão coletiva, que há indicadores de sobrecarga, inclusive, questiona-se quando alguns gestores gozam de seu descanso semanal remunerado. Uma das respostas dadas foi:

> **S1:** *[...] a parte da manhã é muito intensa [...] tem um volume de trabalho muito grande à tarde, e à noite também eu fico geralmente [...] a gente tem o final de semana, [...] geralmente aos domingos a gente tem uma escala [...] qual o horário que a gente tem? [...] não tem jeito de ter uma rotina, tá?! Então [...] você tem que chegar mais cedo, às vezes você fica até 10 horas da noite, muitas vezes eu já fiquei até 10 horas da noite, tem várias reuniões à noite [...] Então a noite é muito intensa lá e final de semana também [...] muito intenso a questão de segurança, questão da quantidade de pessoas, quantidade de limpeza [...] Essa rotina é uma rotina maluca, tá, que você não tem como, é, fazer uma previsão [...] aumentou demais os problemas e às vezes a gente fica contaminado pelo estresse e pela parte ruim [...].*

Cada unidade mantém a mesma estrutura; no entanto, os serviços são oferecidos de acordo com a demanda local. Conforme expresso na estrutura funcional, o gestor possui, na Instituição, dentre suas atribuições, outras atividades pertinentes às outras Instituições integradas, sendo a Instituição parte de um sistema compostos por cinco empresas.

Entretanto, essa disponibilidade não é requerida por todas as funções, mas é essencial para o gestor. Diante do desdobramento de tantas atividades prescritas pela instituição e as atividades demandadas pela vivência prática, no seu dia a dia, os gestores não se sentem reconhecidos por seus esforços. Quanto a isso, a vivência de sofrimento pela falta de reconhecimento é evidenciada nos trechos abaixo:

> **S1:** *Eu acho que eu sou muito pouco reconhecido, tá? [...] pela chefia maior, tá?[...] a forma de falar, muito respeitosa [...], mas valoriza muito o errado [...].*

> **S2:** *[...] ninguém lembra o que você fez de bom, entendeu? [...] Se você for receber uma coisa, recebe tudo com qualidade [...] olhando, verificando. O dia que você não verifica, passa e vai ter um desdobramento e isso vai tudo por água abaixo [...].*

> **S5:** *[...] você fala a questão do reconhecimento? [...] ah, eu não acredito que tenha não, de forma geral não, a linhas gerais não, [...] no meu caso o pessoal mais próximo, da minha equipe, eu acho que por tá no dia a dia, pelo menos enxerga o esforço, enfim,*

> *vontade de acertar e outras coisas, e algumas outras áreas, que tem uma relação sim, em outros lugares a gente é só um, mais um, às vezes é só um cara que fica lá enchendo o saco lá, que fica cobrando, coisas.*

De acordo com a exposição dos gestores, percebe-se falta de reconhecimento pela alta direção, parecendo aos participantes que é valorizado apenas o que acontece de errado na instituição, visto que a alta direção, segundo eles, apenas menciona e aponta correções a serem realizadas, não tendo *feedbacks* positivos em relação ao trabalho. Dessa forma, o reconhecimento vem dos pares e da equipe gerida.

Observa-se vivência de sofrimento na organização do trabalho advindo do estilo de gestão autocrática, gerando alta rotatividade na Instituição:

> **S 1:** *[...] nós estamos com a rotatividade alta, isso é um sinal, então essa rotatividade é falta de entendimento, [...] a média não está entendendo o que é pra fazer e está chicoteando. Tem a rotatividade, tem a insatisfação, tem a falta de compromisso com a empresa, tem a falta de percepção de futuro [...].*

O perfil do gestor autocrático é aquele que concentra todos os processos e decisões em sua pessoa. Nesse contexto, o gestor dá ordens diretas e espera que as sigam à risca. Trata-se de uma abordagem que se mantém, pois há decisões mais ágeis, processos controlados e a equipe se concentra totalmente na execução das tarefas.

Em contrapartida, esse perfil de liderança pode gerar sobrecarga ao gestor e desgastar o relacionamento com conflitos frequentes. O poder e o conhecimento total sobre informações costuma se reservar somente ao líder, que pode escolher dividir frações de dados com pessoas selecionadas.

Vivências de sofrimento são evidenciadas por relatos que indicam falta de flexibilidade, centralização de poder, falta de autonomia, discurso diferente da prática, falta de cooperação, pressão por resultados, medo e sobrecarga de trabalho, destacados nos trechos a seguir:

> **S1:** *[...] a gente tem um perfil de gestão centralizadora, porque a gente tem auditorias, o Tribunal de Contas [...] algumas coisas que deixam a gente inseguro [...].*
>
> **S2:** *[...] ela é centralizadora, nós temos medo de dar uma informa-ção, ou alguém ou alguns que* não pegam a informação, dizendo isso que é verdadeiro se não for dado pelo gerente, *então isso me incomoda [...]. [...] isso me incomoda [...].*

> *S5: [...] se eu preciso na área dele [...], por exemplo, e lá for uma área que a hierarquia é extremamente [...] gritante e, pô, eu não posso passar essa informação sem o meu gerente da anuência, sem ele validar, por exemplo, e eu lido muito com informação e eu preciso pra agora, porque eu tenho que atender algo geralmente em cima da hora e eu sofro muitas vezes com isso, porque tem lugar que, se não tiver a benção do gerente, se ele não teve lá, a coisa não acontece. Então eu vejo que, do ponto de vista do trabalho, isso é determinado por esse perfil do gestor e isso [...] às vezes isso é ruim [...].*

De acordo com os participantes da pesquisa, a alta rotatividade apresenta sinais de que algo não vai bem. Os fragmentos a seguir indicam essa vivência de sofrimento:

> *S1: [...] tem essa pergunta na pesquisa, daqui a dois anos você pensa que, em estar aqui, a pessoa até respira e fala assim, "nunca". Então isso é um termômetro que a gente tem muito grande e que tem que mudar. Essa instituição não pode ter a rotatividade que a gente estava tendo, e a gente não pode diminuir a rotatividade por falta de opção no mercado agora, tem alguma coisa errada, e eu acho que é essa falta de, e a média liderança, gestão, tem que aprender a lidar, que é a grande falha que eu acho que a gente tem [...].*

Vivências de medo e a sensação de desconfiança também podem ser percebidas por todos os participantes, como manifestado pelo S1: "*[...] vocês tão querendo me falar alguma coisa, nas entrelinhas [...]*".

O medo da incompetência apresenta-se como o enfrentamento da defasagem irredutível entre o trabalho prescrito e o real (DEJOURS, 1999a). Ademais, a gestão do trabalho também contribui para a falta de autonomia, visto que a forma como são encarados os controles tiram a liberdade no trabalho, tornando os profissionais reféns das normas e tirando- lhes o direito de adequar suas atividades de acordo com sua subjetividade, conforme expresso:

> *S5: [...] eu vejo [...] não no controle, o controle está aí, tem que seguir. Ah, eu fico muito puto, a forma que a gente encara o controle, tem uma regra, tem uma lei, tem uma regra, enfim, tem procedimento, por exemplo, tem que fazer tal coisa. Ah, tenho que arquivar o celular, eu posso fazer isso de 300 formas, eu posso fazer no fim do dia, eu posso fazer no fim do mês, eu posso fazer isso, enfim, as pessoas interpretam às vezes determinadas regras, a gente sempre esconde atrás de "Ah, tem TCU", tem não sei o que, tem, mas eu posso fazer isso de uma forma ou de outra, e eu acho que*

> *a gente muitas vezes toma como verdade alguns procedimentos aqui que, ok, tem que cumprir, mas quem que diz que tem que ser desse jeito? Não pode ser de outra forma? Isso eu acho que é algo que, aí eu acho que isso... e aí a gente se esconde, não, mas paciência, é o TCU que pede, mas ele não pediu pra ser assim, pediu que fizesse, não disse como. Isso é demais, porque trava o meu trabalho, atrasa, demora, compromete, enfim, não é contra o controle, como já disse, é a forma que encara o controle [...].*

A autonomia no trabalho é a possibilidade de alteração da prescrição da sua tarefa, de forma a adequá-la ao real do trabalho ao possibilitar ao trabalhador a regulação de seu modo de desenvolver atividades (FERREIRA, 2010). É o grau de independência do sujeito em relação às prescrições, aos objetivos e ao método que constitui o seu trabalho (MORAES; VASCON-CELOS; CUNHA, 2012).

O exercício da autonomia se articula à resistência do trabalhador à dominação, tendo em vista o confronto entre seus desejos e as normas da organização de trabalho. Na dinâmica entre a organização do trabalho e a subjetividade, a autonomia favorece as vivências de prazer.

Em tese, uma organização de trabalho flexível valoriza o exercício da inteligência prática, da criação e da invenção do novo. Dessa forma, a autonomia favorece a conquista do prazer no trabalho, com base na transformação do sofrimento do não saber em prazer de saber fazer.

Em contrapartida, a falta de autonomia agrava o sofrimento. A questão da autonomia dos trabalhadores possui importância histórica no capitalismo industrial, tendo em vista que a sua ausência foi um dos elementos que conduziu à erosão do Taylorismo, por meio do fenômeno que ficou conhecido como "fuga do trabalho", que contribuiu para a crise do capitalismo, agravada nos anos 1970 do século XX (MORAES; VASCONCELOS; CUNHA, 2012). Essa crise foi um dos elementos que conduziu à superação parcial do padrão de acumulação fordista e à emergência do modelo conhecido como acumulação flexível do capital (MORAES, 2010).

Vivências de sofrimentos relacionados à falta de autonomia, ao controle excessivo, à burocratização, à sobrecarga de trabalho, ao discurso diferente da prática são envidenciados nas análises conforme expresso pelo sujeito 1:

> **S1:** *[...] eu vejo assim, é péssimo [...] eu acho, assim, é a pior coisa da nossa, da nossa instituição toda empresa, toda empresa privada valoriza a atividade e o controle se adéqua à atividade,*

> *[...] quer vender, quer produzir e aqui é o contrário, aqui a gente tem que ser, adequar nossas atividades aos controles, e isso é terrível, quando a gente ouve uma cobrança menor de resultado de produção é uma coisa, agora, como cobrança de produção, de agilidade e você ter toda essa amarra que a gente tem, é terrível, é uma coisa, nos últimos cinco anos aumentou todos os controles e a gente dobrou a produção, dobrou mesmo. A Instituição dobrou em quatro, em quatro anos nós dobramos. Então eu estou tendo, eu estou com o dobro de funcionários, eu estou com o dobro de matrícula, o dobro de gente com contrato, com pagamento e com não sei o que é aumento, aumenta uma assinatura, aumenta uma soli, uma autorização que tem que passar pelo diretor, valores menores, tem que passar pelo prestador, tem que fazer isso, tudo pra trava o processo. Tem aumentado muito em todos esses períodos, em cinco dessa, em [...] que a gente dobrou as atividades, não teve um ano que assim, foi, vamos rever alguma ação pra facilitar, foi, assim, vamos refazer pra não dar nenhum furo aqui, nem que se passe três vezes pra aqui, pra fazer a mesma coisa, pra poder não ter furo, é característica, eu acredito que é característica desse tipo de lógica de que chega o dinheiro aqui pra sede e a sede distribui, e o dinheiro não chega na ponta [...] Então a força que tem na ponta é pequena, porque não, o dinheiro não está lá, o dinheiro está aqui, e isso faz a gente ser burocrático demais, e controle demais que é um coisa que eu vejo que é muito diferente de outras empresas e que a gente gasta muito com esses controles, e é um elemento de estresse pra gente [...].*

Vivências de sofrimento por falta de autonomia também foram evidenciadas no contexto relatado pelos participantes, conforme expresso no trecho do S3: *"[...] tudo que a gente vai fazer aqui tem que reunir pelo menos dez pessoas pra discutir [...]".*

Ademais, vivências de sofrimento relacionadas à pressão por resultado na organização do trabalho geram sentimentos de autocobrança, como explicitado pelo S1: *"[...] em termos de atendimento, as unidades poderiam ser muito melhor [...] pode melhorar, pode melhorar muito aí [...]".*

A responsabilidade atribuída ao gestor indica vivências de sofrimento, expressos nos trechos a seguir:

> **S2:** *[...] a responsabilidade enorme, enorme [...] é [...] a gente fica muito tenso com a [...] com o tamanho da responsabilidade, na minha área [...]. Então assim, isso preocupa [...] tira agente do eixo de vez em quando [...].*

> **S1:** *[...] aumentou demais os problemas e às vezes a gente fica contaminado pelo estresse e pela parte ruim [...].*

Fica evidente o fato de que as características do trabalho dos gestores na organização geram uma cobrança para executar o prescrito que conflita com o real do trabalho, com a vivência prática das atividades, gerando, assim, uma vivência de sofrimento. Portanto, nota-se que, diante da dificuldade de cumprir com o solicitado, os gestores se sentem incompetentes diante da organização do seu trabalho, mais especificamente no que se refere ao planejamento. Este é realizado com base no que foi estabelecido por um departamento nacional, que o repassa a suas regionais, e, por sua vez, possui suas regras definidas pela Constituição Brasileira. Dessa forma, o problema adquire uma grande proporção para o gestor, que precisa utilizar sua inteligência prática para adaptar as regras à cultura local e organizacional. Os trechos a seguir evidenciam tal análise:

> **S4:** *[...] então somos meio incompetentes pra isso então [...].*
>
> **S3:** *[...] não é porque a gente não quer fazer, a gente tem dificuldade pra fazer [...] é [...] a gente está tentando tirar leite de pedra [...].*

Evidencia-se vivência de sofrimento por ser demandada por várias figuras de autoridade na instituição, conforme relato:

> **S5:** *[...] no meu caso, o que atrapalha muito, é, porque a minha chefia imediata pra estrutura da empresa, eu tenho uns quatro chefes imediatos, assim, de cara [...] é meu chefe, mas eu tenho um outro, mega, chefe, que é muito emponderado na empresa [...] e tem o [...], que não demanda muito, mas também é o chefe, se ele pede alguma coisa eu tenho que ir e às vezes contraria duas outras chefias então [...] e ainda tem o presidente, [...], então assim, no meu caso é complicado [...], porque às vezes eu tenho determinações diferentes e que alguém fica me dando prioridade diferente e com muita gente mandando, é foda você saber quando é que pode [...].*
>
> **S3:** *[...] muito chefe, tá? [...] de vez em quando você tem que ter um jogo de cintura, senão você se queima [...].*

É possível perceber, nas análises realizadas, uma vivência de sofrimento com relação a sentimentos de medo quanto a: expor suas opiniões; pressões; sobrecarga de trabalho e invasão na vida privada; além da falta de percepção da alta direção frente ao trabalho real dos gestores, como evidenciam os trechos a seguir:

> **S1:** *[...] a gente, é, eu vou falar a direção, a direção [...] está filmando? [...] Ah, eu vou falar [...] a direção não tem a percepção que a gente tem do horário, um dia de descanso é o tempo inteiro [...] e também a gente não fica à vontade, a unidade não fica tranquila porque acontece muita coisa, então a gente tem problema [...] que acontece o tempo todo [...].*

Assim como ter metas abusivas é considerado assédio moral, **ser cobrado de maneira abusiva** também é. A vivência de sofrimento por cobranças e exigências externas e internas evidenciadas decorre das pressões por resultados, conforme expresso:

> **S1:** *[...] cobrança também [...] que também a gente tem as relações com as empresas, que era para ter muito mais e cada vez mais a gente está tendo menos por que a gente fica atendendo o tempo todo o que aparece de problema [...] e eles cobram muito mais, o aluno que não paga nada hoje [...] cobra muito mais que um aluno de 10 anos atrás, tá? [...] e cobra muito [...] ele cobra professor [...] ele cobra horário [...] ele cobra o que tem que cobrar [...] o que não tem [...] e isso é o exercício do dia a dia [...].*

Por sua vez, a vivência de sofrimento por sobrecarga de trabalho e pressão por resultados também são desvelados pelo enxugamento do número de funcionários e pelo aumento das metas e demandas da empresa, como visto no discurso do participante S1: *"[...] uma coisa é eu ter 200 funcionários para 5.000 matrículas e outra coisa é ter 150 funcionários para 15.000 matrículas [...] muita diferença em termos de ritmo [...]".*

Em função da dinâmica da economia goiana, inúmeros polos de desenvolvimento industrial e comercial foram criados e têm amplas perspectivas de trabalho em diferentes empresas que tenham ou desejem ter seus processos produtivos automatizados (ASSIS; LIMA, 2012). Em 2015, o número de matrículas em cursos realizados pelas unidades da Instituição analisada no estado registrou crescimento médio de 4% em relação a 2014, nas diversas modalidades, tal fato se destaca nos trechos a seguir:

> **S1:** *[...] no primeiro ano, tinha 300 matrículas [...].*

> **S3:** *[...] (risos) agora tem 3 mil matrículas? (risos) [...].*

> **S1:** *[...] 15 mil matrículas [...] eu tinha a minha fase quase inteira de [...] 30 funcionários, então a gente estava com 200 agora está com 150 e isso está é um ritmo muito maluco, [...]*

Além do ritmo acelerado da organização, nota-se também dificuldade em pessoas que possam confiar, de acordo com os trechos explicitados a seguir:

> **S1:** *[...] é uma coisa que a gente tem uma dificuldade muito grande, é, de conseguir, assim, ter uma estrutura que você tem pessoas que você confia, pessoas que respondem por você e pra diminuir a sobrecarga que tem e a gente ter essa capacidade também de soltar [...].*

A cooperação, as construções de confiança e das regras de ofício supõem a existência de espaços de debate. Esses espaços públicos são caracterizados pela convivência e pela confrontação das opiniões. Nesses espaços, as pessoas contam histórias sobre sua vida, sobre o trabalho, sobre a articulação do profissional e do extraprofissional. Contam histórias que permitem pôr à prova o que cada um faz e como faz, as dificuldades que enfrentam, podendo obter reconhecimento dos colegas pelo que faz.

É graças às contribuições singulares, compartilhadas em espaço público, que o patrimônio (história) coletivo de um determinado grupo pode ser constituído e enriquecido. Na falta desse espaço, que fornece a base da confiança e da cooperação entre os pares, o risco no trabalho pode multiplicar-se entre os diferentes grupos na empresa, ou mesmo entre os indivíduos, conduzindo a uma fragmentação do tecido social (DEJOURS, 2012).

Os coletivos de trabalho constituem espaços de resistência para o sujeito e preservação da sua saúde mental. O compartilhamento de regras, a possibilidade de construção e reconstrução da história do sujeito no trabalho, permite ao sofrimento destinos menos patológicos. O processo de elaboração e per-elaboração dessas histórias confronta o sujeito com os caminhos da resistência à dominação simbólica.

A cooperação e a solidariedade cria certa imunidade, facilmente corroída pela perversão da organização do trabalho, quando encontra esse sujeito sozinho, vulnerável, distante do coletivo e da possibilidade do espaço fala-escuta. A Psicodinâmica do Trabalho assume, assim, um papel fundamental no sentido de mobilizar as resistências e as ações para o deslocamento do sujeito, da posição de assujeitado para a de emancipado.

Perante o contexto da organização de trabalho, percebem-se, também, vivências de sofrimento diante das mudanças nacionais sobre normas de avaliação da educação. Antes não havia avaliação de desempenho externo e, hoje, há o programa de inclusão social para estudantes desqualificados, incluído pela Instituição devido a uma lei.

A seguir, destacam-se tal sofrimento, corroboradas também pelas novas formas de avaliação, que se mostram contraditórias, constituídas pelo conflito entre o prescrito e o real, estando o gestor à mercê de um exercício diário frente aos desafios impostos pela organização do trabalho, sendo isso fator de angústia:

> *S1: [...] pra pode ter que tirar nota melhor no Enem, porque a gente está sendo avaliado [...] é que quanto mais a gente inclui mais a [...] nossa nota vai abaixar [...] quanto mais a gente insiste com as pessoas, porque a gente deve fazer isso na educação, mais o desempenho vai ser menor [...] então essa contradição [...] a gente tá com as turmas muito cheias, ah, [...] e isso é bom também [...] porque precisa ter uma produção, o custo fixo é o mesmo, então o professor, ah [...], é, ó: se o aluno não quer nada, manda embora [...] embora pra onde? [...] passa o problema para o aluno [...] tira os malandros [...] tira [...] e vai pra onde os malandros? Aí vai pra essas escolas do estado, mas, pô, a escola militar é do estado também. Então esse sentimento de exclusão [...] esse é o grande exercício que a gente tem que fazer [...] escutei isso [...] não, porque a escola é do estado. Aí tem professor que o filho estuda na escola militar, "ah, lá não é igual aqui não", então é: disciplina. Então o estado não está disciplinando?*

Vivências de sofrimento também são reveladas pela falta de treinamento para realizar as atividades informatizadas na organização do trabalho, conforme expresso nas condições de trabalho. Assim, tanto os trabalhadores efetivos como os novos aprendem os sistemas informatizados na prática diária das atividades, conforme reiterado nos trechos a seguir:

> *S2: [...] faz aí que você aprende [...].*

> *S3: [...] eh [...] faz matrícula aí que você aprende a mexer. Aí o cara não dá conta, aí quando você vai vê o trabalho do cara, não, ele é ruim, não, ele não é ruim e não ensinaram para ele. Então falta envolver mais as pessoas e falta capacitação [...].*

Foram desvelados, também, no discurso dos participantes, que a falta de preparo gerencial, apontada como características da organização de trabalho – derivada da cultura organizacional e da dificuldade de lidar com conflitos –, gera sofrimento aos trabalhadores, de acordo com o S3:

> *S3: [...] a gente não sabe muito lidar com conflito, a gente tem muita dificuldade, assim, nos grupos, de lidar com os conflitos profissionais. Então acaba que, como é que a gente lida com isso? [...] Paralelamente [...] então eu tenho mais afinidade com o S1, eu*

> *tenho mais afinidade com S2, eu converso mais com ele, eu faço uma sessão de desabafo com ele, ele faz a sessão de desabafo com o outro que ele tem mais afinidade, e aí agente vai trabalhando isso, mas isso uma coisa difícil aqui ainda, porque a gente tem [...] tem dificuldade de trabalhar a questão do conflito e a gente não tem método, a gente não tem formas de lidar com essas questões [...] eu sinto muito, por exemplo, em reunião [...] então a minha fama, é: S3 é muito grosso, S3 é muito sem educação, é muito bravo [...].*

A organização do trabalho, aliada à falta de preparo gerencial, gera vivências de sofrimento decorrente da dificuldade de lidar com conflitos. Os indicadores revelam, ademais, falta de autonomia e liberdade advinda dessa organização, conforme trecho a seguir:

> *S3: [...] às vezes você agride? [...] não é agredir, você não pode questionar, você não pode perguntar, você não pode dizer "não, eu não concordo, S1, com isso que você está me perguntando". Eu penso assim, não estou, não é má pessoa, não é pessoal, então significa o limiar entre o pessoal e o profissional aqui é muito tênue, muito difícil [...].*

Sobre as relações socioprofissionais, relatos mencionam vivências de sofrimento diante dos conflitos na organização do trabalho:

> *S5: [...] já teve uma época que não foi tão legal, tá? [...] então, como era difícil você ter que sair de casa e ter [...] beleza, tinha a grana, o trabalho que eu fazia, mas o lance de clima, pelo menos o microclima, às vezes está ruim, está uma confusão lá com o S1, mas pelo menos quem está ali, o dia a dia ali, isso faz, no meu ponto de vista, uma diferença danada [...].*

Em relação ao processo de comunicação na instituição, revelam-se vivências de sofrimento originadas, de acordo com os participantes, da falta de integração, de reconhecimento, de colaboração e interesse. Ambientes de trabalho que não reconhecem os seus colaboradores podem se tornar nocivos, impactando o bem-estar de todos. Por isso, ter um política de reconhecimento é muito importante, pois é uma maneira de garantir que todos terão os seus esforços valorizados.

Os participantes ressaltam, ainda, que as pessoas não estão conseguindo acompanhar a quantidade de atividades impostas pela organização do trabalho, a aceleração de informações e a inserção de novas tecnologias. Assim, a comunicação, enquanto área de atuação na organização, se esforça para atingir seus objetivos, esbarrando em questões relacionadas à falta de reconhecimento:

S1: [...] oh, muitas vezes [...] não comunica, a gente faz, mas não comunica, [...] se a área não for demandada não tem jeito, e outra coisa, as pessoas ficam [...], eh, o tempo que eles têm de ter alguma leitura da entidade, ver o que a entidade está fazendo, tem um clipe, tem o jornal O Popular, tem não sei o quê, já filtra tanta coisa e as pessoas não leem, mas está no Whatsapp, na internet e tal e depois fala, "ah, eu não sabia", e essas pessoas fala "não, eu não sabia". Como é que fala? Ninguém pode dizer que, desconhecimento da lei, essa comunicação aqui, eh, o que a Instituição fez e tal e coisa, o que vai ter essa semana, o que saiu na mídia, que isso e tal, as pessoas tem que saber gente, vamos lá, a pessoa de portaria, de algum nível, não, mas de um nível pra cima essas pessoas tem que ler cara, tem que ler tudo, tem que saber tudo pra dar a resposta. Agora não adianta, por mais que ele coloca lá, se as pessoas não leem, pode até saber mandar, mas as pessoas não leem, aí não adianta também, faz, tem a forma de comunicar, tem as formas, tem as televisões dentro do elevador, tem o mural, tem a intranet, tem o clipe, tem o [...] o que faz mais? O que que pode fazer mais? Eu não vejo [...].

O rompimento de vínculos de relações fundamentais para manutenção e fortalecimento da subjetividade humana desencadeia o assédio moral, o qual tem sido compreendido, atualmente, como a exposição dos trabalhadores a situações humilhantes e constrangedoras, repetitivas e prolongadas durante a jornada de trabalho; e passam a ser mais desestabilizadoras. Mesmo assim, logo as relações ficam mais desumanas e sem ética, nas quais predominam os desmandos, a manipulação do medo, a competitividade desenfreada e os programas de qualidade total associados à produtividade e dissociados da qualidade de vida no trabalho. A qualidade total sem qualidade de vida não é integral, mas parcial.

O trabalho como regulador social é fundamental para a subjetividade humana, e essa condição mantém a vida do sujeito; quando a produtividade exclui o sujeito, podem ocorrer as seguintes situações: reatualização e disseminação das práticas agressivas nas relações entre os pares, gerando indiferença ao sofrimento do outro e naturalização dos desmandos administrativos; pouca disposição psíquica para enfrentar as humilhações; fragmentação dos laços afetivos; aumento do individualismo e instauração do pacto do silêncio coletivo; sensação de inutilidade, acompanhada de progressiva deterioração identitária; falta de prazer; demissão forçada; e sensação de esvaziamento.

Identificam-se problemas relacionados à falta de integração das pessoas na Instituição, o que reflete em uma visão individualista, de cada um por si, tanto no ambiente interno como no externo à organização do trabalho:

> **S1:** *[...] nunca teve tanta gente, tanto negócio, tanta atividade. A gente era um grupo de 500, hoje são 2.500 [...] tanta coisa acontecendo [...] se você perguntar pra um aluno da educação, se ele sabe que tem uma academia lá, ele não sabe. Eh, ele chega e vai pra aula e vai embora, isso o aluno trabalhador da indústria, então ele não sabe que tem o clube, ele não desce lá e vê que tem piscina, então tem uma dificuldade interna nossa, da gente estar mostrando tudo que a gente tem e também pelo tamanho da Instituição, pelo tanto que são pulverizadas as ações da Instituição [...] pessoas que trabalham no prédio, que não tem a mínima noção de que acontece ali na ponta, então precisa[...],fazer alguma coisa, porque se as pessoas dentro da unidade começam a entender o que tem no sistema SESI e SISTEMA S, se os próprios colaboradores da comunicação interna entenderem também. Agora tem que melhorar muito, milagre não tem jeito de fazer [...].*

A cooperação passa por uma mobilização, que deve ser considerada como contribuição específica e insubstituível dos trabalhadores na gestão da organização do trabalho (DEJOURS, 2004a).

O efeito principal do descompasso entre o trabalho prescrito e o trabalho real opera-se no plano da atividade dos trabalhadores, gerando uma sobrecarga de trabalho e o aumento do custo humano da atividade. O sofrimento assume um papel de mediador entre o patológico e o saudável, tendo em vista que mobiliza o sujeito para mudar a situação desencadeadora de desconforto e conflito (FERREIRA; BARROS, 2003). Vivências de sofrimento, discurso contrário da prática/sofrimento ético, comunicação/ prescrito diferente do real do trabalho/ individualidade/sobrecarga/falta de cooperação entre as áreas são observadas a seguir:

> **S5:** *[...] muito do discurso do que de fato na prática [...].*

> **S2:** *[...] são as normas muito bem redigidas e um português perfeito que qualquer um, assim [...] quem é da área daquela norma entende, você vê que é muito bem escrito muito bem estruturado, muito bem feito. Agora, eh, existe excessos de norma de controle que seria desnecessário, outra forma de fazer chegaria ao mesmo objetivo, né? Eh, agora e aí nós somos penalizados porque, eh, nós, eh, que fizemos a norma pra nós e que temos que seguir [...], não é só auditoria interna não, a da CGU também, a CGU fala assim "você tem uma norma pra arquivar nesse celular", tem, aí ele vai auditar você em cima na norma [...] pra ver se você está fazendo em cima na norma, então aí, eh, aí que eu penso o seguinte, concordo um pouco com o S5, esta, aliás, concordo com o S1 também, porque se deixa a gente sem controle a gente*

> *não administra, mas não precisa ser uma coisa tão engessada, tem que ser só desse jeito, só desse jeito, a gente pode, chega lá no arquivo do celular de outra forma de outra forma, não precisa ser tão bacana essa escrita, esse discurso. Então a prática é o que a gente pratica [...].*

Percebe-se que, muitas vezes, as contradições entre o prescrito e real são consideradas culpa da área de comunicação, que não repassou a informação corretamente. Dessa forma, concebe-se esta como a causa de o sujeito não ter tido acesso a normas ou ter adequado as suas atividades de trabalho às instruções de trabalho, como se descreve a seguir:

> **S5:** *Tem um ponto que eu sempre falo, é que eu gosto de separar quando a gente fala de comunicação como o fato da gente estar aqui, [...] aí nós não estamos entrando no mérito dos canais formais de comunicação, por exemplo, quando a gente pega a instrução de trabalho, que você diz lá que sei lá, que o cara que vai trabalhar na piscina do clube tem que fazer tais tarefas, quando você escreve uma instrução de trabalho e você entrega, fatalmente você entrega isso para o cara quando ele vai trabalhar na empresa vocês está comunicando com o cara, você está dizendo como que é a regra naquele documento como é que o trabalho dele e muitas vezes a gente é feliz em fazer aquele documento claro, [...] muitas vezes a gente é ruim, a gente é prolixo, a gente é seja lá o que for, e cara, simplesmente ele lê, mas não entende. Por falta de instrução? Por falta de capacidade? Não, a regra tá mal escrita, está dúbia, você tem que fazer tal coisa, mas fazer como? Fazer [...] então assim, esse é um exemplo de como a comunicação na empresa é relevante e compromete o processo, compromete produção, compromete clima.*

Assim, revela-se que a falta de colaboração existe também na comunicação interna, evidenciado na fala do sujeito 5:

> **S5:** *[...] quando o [...] vira e fala pro S2 que precisa despachar com ele, coisas que às vezes deveria ser falado, dito, consultado o imediato, o gestor [...] enfim, isso quebra a lógica do processo se ele vai lá e faz a ponte igual estava falando, isso arrebenta a comunicação, porque eles podem combinar alguma coisa, uma informação pode ser interpretada, quer dizer, sei lá, erroneamente, porque faltou uma ponderação do gestor tal, ou de alguém que fala, "não, esse [...] está ai porque a gente fez tal coisa ou deixou de fazer e tanannnanana". Às vezes ele não tem propriedade pra detalhar isso, [...] e aí você cria um clima de desconfiança, cria esse [...] Então, falhas no ato de comunicar, tem [...].*

A dinâmica de grupo em organizações se refere de forma geral à análise das implicações psicológicas das tarefas que realizam e da forma como os objetivos são cumpridos, juntando a dimensão humana ou psicológica ao trabalho (subjetividade) que realizam e à forma como realizam. O sofrimento ético resulta não de um mal sofrido pelo sujeito, mas daquele que ele pode causar e cometer por seu trabalho, atos que normalmente reprova (DEJOURS, 2008a). Assim, revelam-se, nos trechos a seguir, vivências de sofrimento também quanto a questões éticas:

> **S5:** *Você já tomou a decisão de criar um clima ruim, você só está me pedindo para omitir essa informação e eu não vou [...] para isso, então, às vezes, a gente toma algumas decisões, às vezes acerta, às vezes erra, mas é [...] tem que contar pro cara a verdade, você ficar com meia informação não vai resolver. [...].*

Também existe a vivência de sofrimento pela sensação de medo de retaliações e ansiedade, em que as pessoas não têm oportunidade de falar sobre suas dificuldades e que envolve as pessoas mais comprometidas com a instituição. Para os gestores, as pessoas que precisam melhorar são as que mais criticam, conforme explicam nos relatos S1 e S2:

> **S1:** *[...] vai espirrar em mim, [...] então eu queria pode falar assim "é o seguinte, eu não estou satisfeito com a área meio", ou "eu estou satisfeito com a área meio", qual é o clima que tem entre a unidade e a área meio, isso é importante pra instituição saber e às vezes, e eu percebo o seguinte, a forma terrível que a instituição está passando. Bom, se o clima está ruim, que avalie que o clima está ruim pra gente poder tratar alguma coisa, porque se fica tudo muito misturado não tem jeito de tratar nada e pelo perfil que a gente conhece [...] e está filmando também? [...] aí vem [...]. Tá? Escreve o que eu estou te falando, vai por tudo igual japonês e a gente vai ficar mal, e quem precisava, e aonde você podia identificar, vai apontar o dedo ainda, ó, então está precisando ter essa proximidade e não sei o que, eu estou esperando isso, tá? Lê o questionário, aí eu fiquei lendo o questionário e fiquei pensando assim, na hora que compila esse resultado, um percentual que falta isso, ou o pessoal aí descer o pau, é essa questão que a gente está vivendo aqui [...].*
>
> **S2:** *[...] é, aí é porrete [...].*

O medo de retaliações é enfatizado muitas vezes pelos sujeitos, em várias falas semelhantes, referindo-se ao conteúdo da pesquisa realizada, como: "**S1:** *[...] se começar a rolar aí na nas redes sociais (risos) ... o áudio ... (risos) [...]*".

Os gestores foram frequentemente criticados, de modo que isso poderia configurar uma crise de liderança e de projeto organizacional, o que aumentaria o desafio de mobilizar trabalhadores para a mudança e o aperfeiçoamento organizacional.

As análises realizadas indicam, também, que a falta de segurança advinda da falta de colaboração das áreas promove, nos gestores, uma vivência de sofrimento, que gera fatores estressores que os adoecem e causam mais índice de rotatividade na instituição, conforme pode ser observado nos trechos seguintes:

> **S1:** *[...] nós temos que aprender a trabalhar pra chegar mais um ano, porque senão metade da equipe [...] vai estar doente, aqui no prédio a gente percebe assim, as pessoas tão com estresse muito grande [...] tem muito problema de saúde, a gente houve, ah... teve um piripaque, ah, teve um problema no coração, e a gente está chegando nesse ponto, porque a gente não está conseguindo ter [...] parar um pouquinho [...].*

Percebe-se que a falta de espaços de discussão coletivo na organização do trabalho reflete em vivências de sofrimento:

> **S1:** *[...] a gente precisa parar um pouquinho pra me conhecer [...] para entender um pouquinho, pra ver o que está acontecendo, para poder saber se é isso que quer [...] E a gente precisa entender também, o que é que a gente tá fazendo, parar, pensar e ver o que a gente pode fazer para superar essas dificuldades, porque senão é outro que vai morrer, é outro que vai ter piripaque, é outro que... vai começar a acha que isso é normal, e isso não pode ser normal [...].*

Quando não há um espaço para a inovação do trabalhador, sem o engajamento do corpo, da inteligência humana e da cooperação, a execução mecânica limitada das prescrições pode levar ao bloqueio da produção (DEJOURS, 1994). A vivência depressiva em relação ao trabalho e a si mesmo se alimenta da sensação de adormecimento intelectual, de esclerose mental, de paralisia da fantasia e da imaginação; na verdade, marca de alguma forma o triunfo do condicionamento em relação ao comportamento produtivo e criativo.

Assim, ao esgotar os recursos para executar o real do trabalho, o indivíduo vivencia o sentimento de realizar um trabalho abaixo do nível esperado, sentindo-se constrangido e sem condições de mobilizar-se subjetivamente, o que contribui para o aumento da carga psíquica do trabalho.

Logo, diminuem-se as condições de satisfação dos desejos do indivíduo, dificultando as oportunidades de engajamento, visibilidade e reconhecimento, ao enfraquecer a sua identidade e aumentar a vulnerabilidade psíquica. O real do trabalho sempre se manifesta afetivamente para o sujeito pelo sofrimento frente ao fracasso da prescrição, envolvendo sua personalidade – o engajamento do corpo, a mobilização da inteligência, a capacidade de refletir, de interpretar e de reagir às situações inesperadas.

O trabalhador então cria **estratégias de enfrentamento coletivas ou individuais**, mesmo que de forma inconsciente, para manter a normalidade. Cada pessoa, dependendo da sua história e subjetividade, busca maneiras de garantir essa normalidade e reorganizar o ambiente e as relações de trabalho.

Com isso, procura mudar aquilo que gera desestabilização por meio de seus mecanismos de defesa. Em todos os casos, tais estratégias buscam uma relação mais harmoniosa e saudável com o trabalho, no entanto, é preciso ter em mente que elas também podem se tornar fatores alienantes. Ou seja: em alguns casos, mantêm o trabalhador estagnado, preso a um ambiente gerador de patologias.

As estratégias de defesa, portanto, não buscam a cura, a mudança ou a liberdade do indivíduo. Apenas visam **reduzir o sofrimento**, fazendo com que a pessoa continue no ambiente de trabalho mesmo que ele não seja saudável. O perigo é o trabalhador não refletir sobre os prejuízos sofridos e passar a acreditar que todo o contexto patológico é normal. No capítulo a seguir são ponderadas as estratégias de defesa do grupo analisado.

CAPÍTULO 7

QUAIS AS ESTRATÉGIAS DE ENFRENTAMENTO ADOTADAS PELOS GESTORES PARA LIDAR COM O SOFRIMENTO DECORRENTE DO CONFLITO ENTRE A SUBJETIVIDADE E A ORGANIZAÇÃO DO TRABALHO INFORMATIZADO?

O trabalho pode ser estruturante da identidade do indivíduo, quando a organização valoriza e reconhece o sentido da atividade do trabalhador. Em contrapartida, ele pode ser fonte de sofrimento, quando a atividade não é significativa para o sujeito, para a organização nem para a sociedade.

A construção de sentido se dá pela palavra, pela compreensão dos processos inconscientes, que produzem as formações inconscientes – tais como sintomas, *chistes,* sonhos –, sendo o desejo considerado a força capaz de motivar o inconsciente. O sentido é uma construção no espaço intersubjetivo, supõe a existência do outro, pelo qual pessoas constroem os termos a partir dos quais compreendem e lidam com os fenômenos e as situações à sua volta.

O grupo analisado, tanto o individual quanto o coletivo, utiliza como estratégia de defesa o *chistes,* termo originado do alemão *witz,* que significam gracejos. Freud (1930) definiu esse termo como uma espécie de válvula de escape de nosso inconsciente, que o utiliza em tom de brincadeira, como aquilo que pensa. Dessa forma, considerada como uma forma de estratégia de defesa, essa foi a que mais se evidenciou no grupo pesquisado.

Percebem-se estratégias de defesa, tanto individuais quanto coletivas, entre os participantes, como racionalização e virilidade, evidenciadas a seguir:

> *S1: [...] então quando eu falo assim, às vezes a gente tem esse lado da paixão do antigamente, que a gente era tudo amigo, eu não tenho um pingo desse saudosismo, [...] e, também, fala assim "mas a gente está sendo durão". Eu acho que não tem nada a ver, [...]. Acho que a gente tem que ser profissional, ter muito critério, ser criterioso com os outros, com custo, orçamento, produção, resultado, ser muito fera de resultado, mas tem que pegar coisa boa também [...].*

A racionalização é utilizada perante a frustração para explicar de forma lógica os motivos que causam o sofrimento, tais como separação entre planejamento e execução e pela desestruturação das relações psicoafetivas com colegas.

Diante da ampliação das atividades implicando desafios que motivam para o progresso ao proporcionar oportunidade de desenvolvimento profissional por meio da oportunidade de estudos, especializações e mestrados, compreendeu-se também como estratégia de defesa a busca por capacitações externas, conforme ilustrado pelo Sujeito 3, participante desta pesquisa: "[...] as oportunidades que a gente tem de estudar, né [...] fiz duas pós-graduação depois que eu estou aqui, aí fiz mestrado e tudo a Instituição dando total apoio né [...] isso é muito legal também [...]".

Quando questionado ao grupo quais foram as estratégias que acharam para lidar com o processo de implantação de um novo sistema informatizado, S2 respondeu:

> **S2:** [...] teve gente que não se adaptou, teve gente que [...] pediu pra sair e teve outros que mesmo com o operacional grande tira férias no ano [...] porque com o operacional grande a gente procurava motivar, "então olha, essa ferramenta não tem retorno [...] vamos achar um plano B", e aí a gente tocou e aí passou, né? Então a gente conseguiu, eh, fazer algumas coisas e ainda tem outras coisas pendentes [...] tem várias coisas pendentes, mas a gente tá tentando arrumar aí pra ser [...] ter menos operacional, mas está mais [...] está melhor [...] já melhorou muito [...] está mais [...] depois de muito investimento, eh, [...] de pessoas e de recursos [...] a ferramenta já está mais a aceitável pela equipe, entendeu? Tivemos que contratar outra, fazer outra aquisição, de outro software paralelo, pra melhorar, e aí a gente está caminhando [...].

Dentre as estratégias de defesa para lidar com os processos informatizados da instituição, foram citados a saída da instituição, pedir para tirar férias, negociação, procurar outras possibilidades de resolver os problemas, contratação de outros serviços e racionalização.

A aplicação das estratégias de mobilização coletiva implica a redução ou eliminação do sofrimento e a mudança da situação de trabalho, em que o grupo compartilha o sofrimento e encontra, em conjunto, soluções para lidar com as situações desmotivadoras.

Essas estratégias de mobilização coletiva se caracterizam pelo agir coletivo dos trabalhadores e objetivam transformar o contexto de produção e reduzir o custo humano. Ademais, buscam promover o predomínio de vivências de prazer por meio da criação de um espaço público de discussão, construído com base na cooperação e na confiança mútuas dos trabalhadores no ambiente de trabalho. Dessa forma, o contexto influencia as estratégias a serem adotadas e que prevalecerão entre os trabalhadores (MESQUITA *et al.*, 2016).

Os espaços de discussão coletivos, realizados conforme os preceitos da Psicodinâmica do Trabalho, proporcionaram aos gestores vivências de prazer, confirmado por todos participantes conforme os fragmentos: S2: *"[...] nossa, quando a gente diverte nem vê o tempo passar [...]"*. S3: *"[...] ah, eu também nem vi o tempo, quando olhei pra hora falei "nossa!" [...]"*.

A análises evidenciam que a constituição de espaços coletivos com os gestores possibilita ampliar a percepção sobre ele mesmo, favorece o seu processo de emancipação e a consequente intervenção naquilo que o grupo identifica como necessário para melhorar a organização do trabalho (DEJOURS, 1994).

Esse espaço de discussão constrói um espaço de fala e escuta em que podem ser expressas opiniões contraditórias ou baseadas em crenças e valores, além de os participantes mostrarem seu posicionamento ideológico (DEJOURS, 2008b).

7.1 COOPERAÇÃO

No que se refere à cooperação, de acordo com o discurso dos participantes, percebe-se como fraca a cooperação na Instituição analisada, podendo ser um traço cultural.

Dessa forma, os participantes consideram importante a integração para melhor organização do trabalho, como expresso pelo S1: *"[...] pessoas que trabalham no prédio que não têm a mínima noção de que acontece ali na ponta, então precisa... isso é [...] precisa fazer alguma coisa [...]"*.

De acordo com os participantes da pesquisa, o fato de haver falta de cooperação entre as áreas da Instituição é considerado como grave, comprometendo o desenvolvimento das atividades de todos na organização, segundo expresso no discurso do S5:

> **S5:** *[...] aí vem 10 professores [...] aqui e você olha pros caras sem saber que entrega que ele tem que fazer lá naquele lugar, às vezes você vai selecionar mal porque você não tinha a informação que lá esse cara vai ter que [...] a entrega dele é esse, esse é o produto [...]*

> *esse é o serviço, então assim, esse pequeno exemplo de trossentas coisas que a falta da informação compromete o trabalho e eu acho que isso aqui é muito grave, é gravíssimo isso aí [...].*

Percebe-se, na organização do trabalho, a falta de cooperação entre trabalhadores, o que leva o gestor a ter de burlar regras e utilizar estratégias individuais para alcançar seus objetivos.

> **S5:** *[...] eu escuto se vira... eu preciso da resposta, no meu caso é muito imediato a porcaria da resposta eu preciso da informação, e aí como é que nós vamos fazer? [...] "ah, não tem jeito não", aí você dá [...], burla, passa por cima, vai lá na TI, o trem tá lá apropriado na base, consegui a informação que eu precisava, eu acho que passa muito, além do que o S1 falou, eu acrescentaria esse lance de proatividade, de vontade pra isso [...].*

A cooperação se mostra essencial no ambiente organizacional para que os gestores consigam desempenhar suas atividades, pois um trabalho depende do outro, como revela:

> **S5:** *[...] porque eu sempre dependo do trabalho de outro, se eu planejo: "porque hoje eu vou ligar para o S1, mais tarde a gente vai conseguir fazer tal coisa" e nem sempre o que eu planejo, que a minha, a vida dele ta indo pra outro rumo, ele não tem tempo, ele não está podendo atender, eu preciso pegar esses dados com alguém, os dados foi pra fora, então quer dizer, na natureza do meu trabalho isso é quase rotina, eu preciso chegar no resultado, agora o meio não tem como estipular qual vai ser o plano e eu tenho que ter o plano a b e c [...].*

A cooperação pode ser evidenciada nos níveis técnicos, como expresso nas falas a seguir: S4: *"[...] tranquilo, sempre tem apoio [...]"*. S2: *"[...] é de manutenção, de suporte [...]"*. S4: *"[...] suporte [...]"*.

Nota-se, na Instituição, a necessidade de cooperação entre seus membros para o desenvolvimento desta e melhora no desenvolvimento dos processos organizacionais, conforme confirma a fala do Sujeito 3: *"[...] tem que envolver mais, a experiência diz que tem que envolver [...]"*.

Para que a cooperação entre os trabalhadores ocorra, é necessário que suas condições éticas e políticas possibilitem a construção das relações de confiança entre os trabalhadores e que eles sintam desejo em cooperar. Um espaço de trabalho que transmita confiança e autorize o trabalhador a proferir críticas contra as prescrições exige relações de confiança entre colegas, subordinados, chefes e, nos dirigentes, a confiança, geralmente frágil em um ambiente marcado pela competitividade.

A cooperação é um requisito para que a construção de acordos, normas e regras se ajuste à organização do trabalho (DEJOURS, 2004a). Ou seja, ela passa por uma mobilização que deve ser considerada como contribuição específica e insubstituível dos trabalhadores na gestão da organização do trabalho. A confiança permite que os trabalhadores se arrisquem tanto na tentativa de formular o que procuram dizer quanto de exporem publicamente suas experiências. Isso pode provocar julgamentos, críticas, admiração ou inveja (DEJOURS, 2012a).

7.2 INTELIGÊNCIA PRÁTICA

A inteligência prática, enquanto parte da mobilização subjetiva, mostra-se fundamental para o trabalho do gestor, visto que ele depende da elaboração para construir opiniões sobre a melhor maneira de arbitrar as contradições e de acertar as dificuldades da organização do trabalho informatizado. Entre os gestores participantes é possível perceber o uso dessa inteligência para a resolução de problemas, conforme ilustra o trecho do participante S3, sendo confirmado por S2:

> **S3:** *[...] teve impacto nas escolas as mudanças nos processos das escolas, [...] teve resistência [...] e durante muito tempo teve gente que falava, "não, isso não funciona", "tá tudo errado", e aí a gente vai e foi ajustando até hoje e até hoje a gente tem demanda de melhoria, não para [...].*

O trecho que melhor ilustra a construção do saber prático dos gestores participantes é expresso a seguir:

> **S1:** *[...] muitas vezes você tem algo planejado, estipulado, programado e que pô, por algum motivo, não dá certo de fazer, mas quando você tem interesse, boa vontade, tesão, enfim, garra pra fazer aquilo, você rebola e faz, tem que ter experiência, tem que ter já feeling, tem que ter...essa bagagem, tem que ter tudo isso, se não tiver [...]. O fato de eu ter mais segurança, conhecer mais o processo, conhecer mais daquilo que até então eu não era especialista, de uma área passei a cuidar de várias outras, então coisa que não dá certo e hoje consigo num estalo, porque hoje eu tenho bagagem, tenho feeling, conheço, aí eu consigo resolver melhor [...].*

Para exercer a inteligência prática é necessário utilizar esforços, como confirmado na fala dos participantes, conforme relata S5: "*[...] eu acrescentaria esse lance de próatividade, de vontade pra isso, no meu dia a dia [...]*".

Destaca-se, também, a fala do Sujeito 2 quanto ao uso de inteligência prática para exercer sua função: S2: *"[...] então olha [...] essa ferramenta não tem retorno [...] vamos achar um plano B e aí a gente tocou e [...] então a gente conseguiu é [...] fazer algumas coisas e ainda tem outras coisas pendentes [...]"*.

Na tentativa de preencher a distância entre o prescrito e o real, os trabalhadores constroem um saber prático, desenvolvido no exercício da atividade. Dessa forma, "é o trabalho que produz a inteligência e não a inteligência que produz o trabalho" (DEJOURS, 2008c, p. 278). O trecho a seguir melhor ilustra:

> **S2:** *[...] se você ver, as normas muito bem redigidas e um português perfeito que qualquer um, assim... quem é da área daquela norma entende, você vê que é muito bem escrito, muito bem estruturado, muito bem feito, [...] mas não precisa ser uma coisa tão engessada, tem que ser* só desse jeito, só desse jeito. A gente pode chegar lá no arquivo do celular de outra forma, não precisa ser tão bacana essa escrita, esse discurso. Então a prática é o que a gente pratica [...].

Dessa forma, de acordo com as informações e análises coletadas, percebe-se que a inteligência prática é muito exigida dos gestores pelas características da organização do trabalho, conforme pode ser evidenciado no fragmento da fala de S2: *"[...] então, não tem um dia que vc não depara com uma situação diferente, né, ou uma exigência ou uma necessidade ou uma troca de processo, uma mudança de processo, uma mudança de postura, né? [...]"*.

A inteligência prática, como estratégia defensiva coletiva, auxilia o trabalhador que utiliza recursos próprios e sua capacidade inventiva, pressupondo a ideia de astúcia, mobilizando-se desde o surgimento de situações imprevistas. O enfrentamento dessas situações desenvolve um saber particular que se torna coletivo. Tal recurso apresenta a finalidade de minimizar o sofrimento e transformá-lo em prazer. A consciência da diferença entre a prescrição e a prática no trabalho pode auxiliar no uso de recursos próprios, especialmente quando algo dá errado, promovendo, assim, a saúde mental no indivíduo e desfavorecendo as descompensações psíquicas.

CAPÍTULO 8

QUANDO AS ESTRATÉGIAS DE ENFRENTAMENTO FALHAM: ADOECIMENTOS E PATOLOGIAS IDENTIFICADAS NOS GESTORES MEDIANTE A ORGANIZAÇÃO DE TRABALHO INFORMATIZADA

A partir dos estudos realizados em Psicodinâmica do Trabalho, a gênese e as alterações dos sofrimentos mentais, atrelados à organização do trabalho, geram tensões e constrangimentos capazes de desestruturar a vida psíquica do sujeito (DEJOURS, 1999a).

O trabalho não é simplesmente um meio de subsistência. Dentre as funções do trabalho, devem ser consideradas também a construção de laços sociais, sendo fonte de reconhecimento pessoal e tendo um papel fundamental na constituição da identidade, ou seja, também é constituinte psíquico. Entretanto, o trabalho pode se tornar fonte de adoecimento físico e/ou mental. Para Dejours (2011, p. 164), ele "nunca é neutro, ou joga a favor da saúde ou, pelo contrário, contribui para sua desestabilização e empurra o sujeito para a descompensação". O adoecimento altera o equilíbrio físico e/ou psíquico da pessoa (CAMELO; GALON; MARZIALE, 2012; ARAÚJO; PINHEIRO; GREGGIO, 2011).

Os estudos de Dejours (1992) apontam para os efeitos da organização do trabalho na economia psicossomática do indivíduo: doenças somáticas e defesas. A gravidade dos conflitos ou a realidade, bem como a desorganização à qual sucumbe o sujeito, se traduzem pelo aparecimento de uma doença somática. A somatização, processo em que um conflito não consegue encontrar uma solução mental, desencadeia, no corpo, uma variedade de desordens.

Logo, apresenta-se um processo de adoecimento e desgaste decorrente da organização do trabalho que apresenta sobrecarga. Fazer o trabalho novamente é um desgaste da carga psíquica do trabalho, como expressam os fragmentos extraídos do discurso dos participantes:

> **S 1:** *[...] a carga horária do professor é um estresse danado, você fala assim, você olha, você está morrendo de medo de pagar errado, tá? [...] E isso você ter uma percepção que você está sendo conivente com uma coisa que [...] pago errado todo mundo, um volume desses [...] é um valor muito alto, é tudo muito alto, mas o que eu queria concluir é que gera um estresse muito grande de todos os envolvidos [...].*

Tensões e constrangimentos capazes de desestruturar a vida psíquica do gestor foram revelados a seguir:

> **S 1:** *Os professores estão dando aula pra muito aluno, os coordenadores estão coordenando 20 turmas, 20 professores [...] estão fazendo um trabalho em nove municípios e às vezes ele tem que usar o carro próprio e o gestor que está o mandando fazer isso. Ele está vulnerável se acontece alguma coisa nesse período, tá? É ele que é responsável, então tem toda uma carga de estresse, de responsabilidade que a gente tem que começar a pensar, a reavaliar, outra coisa [...] qualquer erro [...] um menino que machucou, quebrou o dente [...] foi escorregar, arrancou o dedo, mas isso é normal [...] já morreu gente [...] já teve afogamento [...] teve um tiro, assassinato, tá? [...] a gente mexe com 1.500 pessoas por dia [...] então quando eu falo assim: "ó, você tem a desconfiança, a auditoria" [...] eh [...] se [...] você está fazendo certo ou está fazendo errado [...] uh! [...] a gente tem que ter... saber que vai acontecer essas coisas. Tem um menino que está mexendo com droga lá dentro, a gente tem que saber que vai pegar aquele menino, chamar os pais, sentar pra conversar, levar pra [...] e isso é natural, não, assim, vamos sentar e rezar bastante [...] orar para não acontecer nada. Tem que ter as estruturas funcionando pra aquilo que a gente sabe que vai acontecer, e vai acontecer [...] então uma mãe estressada vai reclamar do professor, o assédio [...] que o professor assediou. Então a gente tem que ter um jurídico que te dê suporte, e às vezes o jurídico te dá tra-ba-lho, desconfiando do que você fez, se você fez tudo que podia fazer [...] se estava tudo isso, se o professor estava fazendo isso mesmo... Aí entra na justiça, eh... você é questionado, por que que ele entrou na justiça [...]. Então a gente tem que ter suporte pra conseguir trabalhar, pra fala o seguinte: 1.500 pessoas passando por dia na sua unidade, ele vai ter uma série de problemas todos os dias que você tem que ter as condições pra superar aquele dia e chegar no segundo dia.*

Percebe-se, também, vivência de sofrimento em função de mudanças na organização do trabalho e que geram cobranças, desconfiança, sobrecarga e doenças psicossomáticas:

> **S1:** *[...] a gente tem sido muito mais cobrado e o que tem adoecido, o que tem estressado [...] eu percebo isso em outras pessoas. É que a gente está produzindo muito mais, com muito mais trava, enquanto eu tinha uma liberdade de fazer compra na quitanda do seu Zé, a gente fazia aquela prestação de conta, a gente fazia [...] tinha uma confiança muito grande no que a gente estava fazendo e uma proximidade com as pessoas muito grande. A gente falava assim: "vamos fazer isso? Vamos", e a gente fazia e confia [...] o exercício da confiança era muito grande, então a gente passa para o exercício da desconfiança, onde que atrapalha todo o processo, a gente tem muito mais dificuldade pra produzir o dobro, a cada ano gera esse sentimento, eu como uma das pessoas mais antiga na casa, então é muito mais produção, muito mais pessoas e muito mais trava, muito mais auditoria, muito mais desconfiança, muito mais controle, muito mais [...] e são coisas distintas. Então se a gente tivesse com todos esses sistemas para te travar e mantendo a produção a gente poderia ter menos estresse, mas não [...] mais cobrança e mais auditoria, e isso é um fator de estresse muito grande. Então você tem que responder o tempo todo que você não está desviando, que você não está usando de má-fé, que o seu pessoal não está fazendo nada de errado e essa desconfiança é [...] extremamente estressante [...].*

Sintomas de ansiedade são evidenciados por todos os participantes, relacionados à sobrecarga de trabalho gerada pela inserção da tecnologia da informatização: S1: *"[...] e eu estou aqui, agoniado pra autorizar, como se eu tivesse obrigação [...]"*. S5: *"[...] o lado ruim que é o que o S1, falou, ela te espicha o expediente pra 24 horas, a qualquer momento o telefone toca [...]"*.

Evidenciam-se, também, características da servidão voluntária entre os participantes, em que, tendo oportunidade de crescimento material, profissional e pessoal, consideram a dedicação exclusiva cobrada pela organização como uma forma de agradecimento.

> **S2:** *[...] entrei [...] era de menor [...] ... fazendo serviço de rua, fazendo serviço de entregar café... enfim ...depois tive uma oportunidade [...] como auxiliar [...] fiz o curso em técnico, a graduação e me tornei gestor [...] e até hoje... né... tão me aturando aí até hoje (risos).*

A servidão voluntária, então, relaciona-se à pós-modernidade e ao neoliberalismo. Caracteriza-se pela submissão consentida e legitimada pela naturalização e banalização do sofrimento e das injustiças, assegurando a produtividade da organização do trabalho.

Esse é geralmente o caso de trabalhadores com um status social modesto, que começam a trabalhar numa organização e se tornam parte daquela empresa. Nessas condições, as relações com os gestores são pautadas pela submissão sem protestos, pelo conformismo e por uma postura reveladora de que o trabalhador é adaptado, integrado e eficaz. Dessa forma, eles se aproveitam da vulnerabilidade de seus empregados para explorar sua produtividade, fundamentados nos preceitos da cultura de desempenho.

Evidenciam-se também nas análises, patologias resultantes de assédio moral, que se apresentam como uma forma de gerir e controlar os processos de trabalho que causa consequências negativas para a saúde física e mental do trabalhador, degradando o ambiente de trabalho, as relações profissionais e o desempenho organizacional

As formas atuais de gestão e organização do trabalho são diretamente responsáveis por alguns transtornos mentais e somáticos contemporâneos, classificados basicamente em quatro categorias: a) patologias de sobrecarga e/ou hipersolicitação, em particular, distúrbios osteomusculares, síndrome de *burnout* e morte súbita; b) patologias resultantes de assédio moral; c) patologias relacionadas a agressões em que são vítimas funcionários no setor de serviços, na execução de tarefas cotidianas (agressões de usuários, clientes, alunos de escola etc.), atingindo desde caixa de supermercados e operadores de telemarketing a funcionários do serviço público; d) patologias ligadas à intolerância e à pressão no trabalho, que podem ocasionar até suicídios no próprio ambiente do trabalho.

O sofrimento ético pode culminar em autoculpabilização, somatizações – cefaleias, problemas gastrointestinais e cardiovasculares – e transtornos mentais, como depressão, ansiedade e *burnout*. Quando o sentimento de culpa é extremo e permanente, embora condicionado pela organização do trabalho, surge a sensação de um brutal ódio a si mesmo, o que pode levar trabalhadores ao suicídio. Esses fenômenos não se dão apenas como mecanismos internos ao trabalhador e por ele determinados, mas sofrem forte influência dos contextos culturais, sociais, políticos, econômicos e, sobretudo, da *organização do trabalho* que o circundam.

O Quadro 1 apresenta a síntese das fontes de prazer e sofrimento e dos elementos relacionados a estratégias de enfrentamento dos gestores.

Quadro 1 – Fontes de prazer e sofrimento e as estratégias de enfrentamento dos gestores

Vivências de Prazer	Vivências de sofrimento	Estratégias de enfrentamento
Trabalhar em uma Instituição do bem	Aumento das demandas de trabalho	Racionalização
Atuar em um cargo de confiança	Sobrecarga	Idealização
Bolsas de Estudos	Pressão por resultados	Chistes
Reconhecimento da própria equipe	Conflitos nas relações socioprofissionais	Psicossomatização
Desafios	Falta de reconhecimento da alta Gestão	Negociação
Sentir-se responsável enquanto Gestor de uma área ou Unidade	Extinção dos espaços de convivência	Isolamento
Reconhecimento social	Invasão na vida privada	Individualismo
Condições de trabalho físico	Fraca cooperação	Virilidade
Satisfação salarial	Falta de espaços para discussão coletiva	Submissão
Uso de inteligência prática	Informatização	Produtivismo
	Competição entre áreas e gestores	Servidão Voluntária
	Comparações	Medo
		Presenteísmo
		Busca por outro trabalho

Fonte: elaborado pela autora

O medo no trabalho constitui um fator que impacta o funcionamento psíquico frequentemente. Para poder trabalhar, o medo deve ser superado, caso contrário, o corpo desmorona. Lutar eficientemente contra o medo implica agir antes que ele se manifeste. O medo, na verdade, é, sobretudo, uma vivência subjetiva e um sofrimento ou desconforto psicológico. Para poder continuar trabalhando apesar do medo é preciso formular estratégias defensivas contra o sofrimento que ele impõe subjetivamente. A participação nessas estratégias de enfrentamento se torna necessária para evitar o risco de o sofrimento levar o sujeito à crise psíquica e à doença mental (DEJOURS, 2007).

As estratégias de enfrentamento são elaboradas para ocultar ou atenuar a percepção do que está envolvido na confrontação com a vulnerabilidade (medo, desgosto, injustiça, vergonha etc.); representam, assim, compromissos inventados pelos indivíduos para permanecer na normalidade e afastar o risco de doença mental ou somática, segundo Gernet (2010).

Nas estratégias individuais, o objeto ameaçador está interiorizado e não precisa se apresentar fisicamente para gerar ações defensivas. Elas se caracterizam pelos mecanismos de defesa interiorizados. Essas estratégias possuem importante papel para a adaptação ao sofrimento, porém, são de natureza individual, não atuando sobre a violência social (DEJOURS, 1999a). São utilizadas pelos trabalhadores para resistirem psiquicamente às pressões presentes em determinadas formas de organização de trabalho.

Essas estratégias de enfrentamento funcionam tendo como base a repressão. Com isso, correm riscos de perder a autonomia subjetiva e moral para um modo operatório rigidamente concebido, que impede a atividade fantasmática e criativa. Em consequência, os trabalhadores aumentam a cadência e aceleram o seu ritmo de trabalho como uma forma de lutar contra a emergência de pensamento e de não desorganizar as atividades, permanecendo apenas o movimento frenético do corpo. Desse processo instala-se um embrutecimento, um torpor psíquico, um embotamento, e o trabalhador não percebe mais o seu sofrimento.

As estratégias de negação são operadas coletivamente e expressam a negação do próprio sofrimento e do sofrimento do outro. São caracterizadas pela naturalização do sofrimento e das injustiças e supervalorizados os resultados positivos, as desvantagens da produção e os fracassos. Também são expressas pelas atitudes de isolamento, desconfiança, individualismo e banalização dos riscos e das adversidades do trabalho.

As estratégias de racionalização se caracterizam pela evitação e pela eufemização da angústia, do medo e da insegurança vivenciados no trabalho. Essa modalidade de defesa busca justificativas socialmente aceitas para as situações desagradáveis e dolorosas, impõe a aceleração do ritmo de trabalho e de produtividade; ademais, manifesta-se pelos comportamentos de apatia, resignação, indiferença, passividade, conformidade, controle sobre as pessoas e situações, presenteísmo, individualismo e outros (DEJOURS, 1992, 1994).

GESTÃO CONTEMPORÂNEA, CULTURA ORGANIZACIONAL E INFORMATIZAÇÃO: UMA ANÁLISE PSICODINÂMICA DO TRABALHO

Dejours (2004) estabelece uma articulação da estratégia de enfrentamento viril com as práticas gerenciais adotadas pelas empresas nas situações em que, nas incumbências gerenciais de ameaça de demissão e de precarização contra seus pares e subordinados, os gerentes, para superar o medo e as pressões, apelam mais para a virilidade defensiva do que para a coragem moral. Essa estratégia converte o mal em bem e o trabalho sujo em virtude e coragem, como um meio para justificar suas condutas diante do infligir sofrimento a outrem.

O produtivismo como estratégia de enfrentamento individual tem dupla função: de um lado, é necessário para a saúde mental, minimiza o sofrimento e, por isso, é positivo porque protege o trabalhador contra os efeitos deletérios do sofrimento, pois ela mantém o seu equilíbrio psíquico. De outro lado, ao ser apropriada pela organização do trabalho, favorece o aumento da produtividade. Nesse último caso, essa estratégia corre o risco de alimentar um jogo perverso: o aumento da produtividade alimenta a possibilidade de reconhecimento para o trabalhador, porém, também funciona como armadilha que o insensibiliza contra aquilo que o faz sofrer, podendo levar à alienação, à não percepção dos limites do próprio corpo, à banalização do próprio sofrimento. Ainda, ela pode se tornar uma ideologia e provocar distúrbios como as doenças ocupacionais: LER/DORT, depressão e desordens endócrino-metabólicas (DEJOURS *et al.* 1994).

O uso dessas estratégias tem o seu lado paradoxal. Ao mesmo tempo em que possibilita o enfrentamento do tédio, da monotonia e da insatisfação da função, ela também poderá levar à alienação. O seu uso constante poderá impedir o trabalhador de se dar conta do que se passa consigo mesmo e ao seu redor, alienando-se. É importante enfatizar que a paralisia do pensamento é o resultado da defesa caracterizada pelo produtivismo (DEJOURS, 2007). Entre as consequências do seu uso frequente estão o aparecimento de doenças somáticas e a internalização das cadências e manutenção do pensamento operatório mesmo fora do ambiente de trabalho.

As estratégias coletivas de enfrentamento contribuem de forma decisiva para a coesão do coletivo no enfrentamento do sofrimento engendrado pela pressão da organização do trabalho. Elas possibilitam a estabilização psíquica do trabalhador e contribuem para a construção do sentido do sofrimento no trabalho. A proposta da Psicodinâmica do Trabalho busca promover o predomínio de vivências de prazer pela criação de um espaço público de discussão, construído com base na cooperação e na confiança mútuas dos trabalhadores no ambiente de trabalho. Dessa forma, o contexto influencia as estratégias a serem adotadas e que prevalecerão entre os trabalhadores (MESQUITA *et al.*, 2016).

As estratégias coletivas estão focadas na construção de um universo simbólico comum e ganham consistência pelo fato de serem organizadas a partir de crenças, condutas e atitudes que têm por objetivo a redução do sofrimento. Na construção das estratégias coletivas, as contribuições individuais são coordenadas e unificadas pelas regras do grupo e deixam de funcionar a partir do momento em que os trabalhadores não desejam mais vê-las funcionando de comum acordo.

CAPÍTULO 9

A IMPLANTAÇÃO DE NOVAS TECNOLOGIAS EM UMA ORGANIZAÇÃO PODE GERAR ESTRESSE, ANSIEDADE OU FADIGA?

O mundo está vivendo o advento da Quarta Revolução Industrial, a qual também é chamada de Revolução 4.0, cujas transformações impactam sobre a sociedade em velocidade, profundidade e amplitude nunca antes vistas. Essas transformações envolvem os avanços tecnológicos que fundem o mundo físico, biológico e digital, influenciando mudanças econômicas, sociais e culturais. Nesse contexto, a possibilidade de um mundo virtual com desenvolvimento de novas tecnologias, cada vez mais rápidas e sofisticadas, altera fundamentalmente a maneira como as pessoas vivem, trabalham e se relacionam, uma nova era de conexões, com benefícios e desafios que impõem uma redefinição do que é ser humano (SCHWAB, 2019).

Com o advento das tecnologias da Quarta Revolução Industrial, como inteligência artificial, internet das coisas, robótica, biotecnologia, a capacidade de automação de diversos setores, a crescente digitalização e conexões entre homem -máquina, máquina - máquina, muitos postos de trabalhos sofreram grandes transformações (SCHWAB, 2019).

Quanto à mobilização subjetiva diante da implantação de novas tecnologias, na terceira dimensão de análise do estudo realizado na Instituição, a informatização, fez-se a seguinte pergunta aos participantes: "A implantação de novas tecnologias pode gerar estresse, ansiedade ou fadiga?". No discurso a seguir, os participantes ressaltam o estresse gerado diante da informatização dos processos na organização, tema principal deste livro:

> **S 1:** *[...] foi estressante para todo mundo também e a implantação sempre é estressante... [...] pode e gerou, a gente teve a implantação [...] quase teve um treco [...], que tem um impacto que [...]. De qualquer forma, sempre está gerando ansiedade [...].*
>
> **S 2:** *[...] Nem me fala [...]. [...] é sempre [...].*
>
> **S 5:** *[...] pode, com certeza [...]. [...] E o pior que é sempre [...].*

A alteração na organização de trabalho com a introdução da informatização pode ser percebida no discurso do S2: *"[...] pra mim transformou demais a minha vida [...] então tudo está tão informatizado".*

A expansão do uso das tecnologias pode apresentar prejuízos psicossociais, seja pelo excesso de seu uso ou pelas dificuldades de adaptação, a esse fenômeno se atribuiu o nome de tecnoestresse (estresse tecnológico). O conceito de tecnoestresse é relativamente novo, tendo sua primeira definição em 1984, pelo psicólogo e psiquiatra norte-americano Craing Bord, ao escrever o livro *Techostress: The Human Cost of the Computer Revolution* (Tecnoestresse: o custo humano da revolução do computador), que o considerou como efemeridade de adaptação causada pela falta de habilidade para tratar de forma saudável com as novas tecnologias (BOBSIN, 2020). Já para Weil e Rosen (1997 *apud* CARLOTTO, 2011, p. 53), o tecnoestresse é conceituado como "qualquer impacto negativo, no tocante às atitudes, pensamentos, comportamentos ou fisiologia, causado direta ou indiretamente pela utilização de tecnologia" sendo o resultado do contato cada vez maior das pessoas com esta. Atualmente, o termo tecnoestresse é descrito como um estado psicológico negativo relacionado com a utilização ou com a perspectiva de usar as tecnologias (SALANOVA, 2003).

O tecnoestresse é considerado uma doença moderna, a doença da conectividade, e em estágio avançado se torna crônico, comprometendo seriamente a saúde dos indivíduos. Segundo Silva e Ting (2013, p. 239), "as respostas de adaptação ao estresse generalizado ocasionam a desregulação cerebral e causam vários distúrbios clínicos, dependendo de sua cronicidade e de sua intensidade".

Notam-se certos efeitos produzidos pela organização do trabalho no que tange à informatização, no isolamento do trabalho, no controle e nos tempos e ritmos da relação homem-máquina (REBECCHI, 1990). Evidências são apresentadas conforme os trechos a seguir:

> *S4: [...] é o tipo de relação passa a ser homem máquina, não homem, e então ela tem rigidez mesmo, e a partir do momento [...].ele vai obedecer ao que você programou aqui [...].*
>
> *S2: [...] a imagem é essa [...]. ele vai te dar uma informação fiel, o bacana é isso, que está no sistema, só se tira do sistema, se o sistema tiver alguma falha que você poderá burlar.*

Percebem-se sentidos de corporificação da máquina, em que esta passa a ser vista como "melhor amiga" dos seres humanos, como evidenciado pelo S3: *"[...] aí eu falei: "Nossa! O meu melhor amigo é o meu computador, se eu perder o meu computador eu estou no sal" (risos) [...]".*

O usuário vai preenchendo o computador de significados humanos, transformando-o, pouco a pouco, numa pessoa com quem pode conversar, discutir e competir. Desse modo, "de *prótese* do ser humano, de objeto inanimado, transforma-se em pessoa fictícia com quem eu trabalho e, na minha carência de relacionamentos com os seres humanos, torna-se necessariamente animada" (REBECCHI, 1990, p. 36, grifos do autor).

Observa-se que, diante das mudanças ocasionadas pela implantação de novas tecnologias, as vivências de prazer e sofrimento se mostram relacionadas aos sentidos que os sujeitos atribuem a elas. Os sentidos atribuídos estão explicitados no Quadro 1:

Quadro 1 – Sentidos atribuídos à inserção da tecnologia

Sentidos	Exemplos do discurso dos participantes
Informatização de processos	*S1: [...] então quando ele chega ao final já organizado todo o sistema, então é uma diferença muito grande do que era [...]. Agora tem uma inteligência que não te deixa errar no início [...].já faz a verificação no início ou te dá o caminho pra você poder fazer [...].* *S2: [...]. achava que a tecnologia [...] ia acabar com as pessoas [...].* *S3: [...] agora tem inteligência, né? Assim, a tecnologia no mundo do trabalho pra mim [...] ela vem pra ajudar mesmo [...] é claro que é mais tempo da gente [...] é mais esforço [...] eu lembro que na década de 90 a gente falava [...] tecnologia, que ia parar de trabalhar, né?*
Uso de tecnologia	*S3: [...] na verdade o que está acontecendo é o contrário: a gente está tendo muito mais ocupação, até porque, como a gente deixou de fazer esse trabalho braçal e [...]*
Percepção da máquina como ajuda	*S3: [...] os softwares, os sistemas também tem que nos ajudar [...], por exemplo, agora parece que a gente tem o CPF obrigatório na matrícula, antes não era, aí vinha um monte de aluno sem CPF, a gente mandava para o DN e aí não tinha CPF.*
Organização do trabalho informatizado	*S3: [...] quando eu entrei aqui eu tinha um computador desktop e aquilo me incomodava muito, tinha um notebook lá na gaveta para uso de todo mundo, mas notebook ele é pessoal, não dá pra você usar notebook, pega emprestado, aí me lembro de que na época eu conversei com o [...], falei assim [...] não é possível a gente comprar um notebook para nós, gestores, pra eu usar e [...] (risos) e ele falou não [...]. A gente está indicando agora para os gestores, porque na época não tinha em 2005 [...], porque a gente ia pra reunião e eu tinha que levar as coisas e ia para Brasília [...] na época não tinha celular, hoje celular resolve, mas [...] aí você tinha que levar papel, imprimir aquele tanto de coisa, sendo que [...] poderia levar só os arquivos [...].*

Sentidos	Exemplos do discurso dos participantes
	S1: [...] agora eu tenho um notebook e todos os coordenadores têm da minha área, a gente tem o computador grande no laboratório de informática [...]. *S2: [...] eu tinha um notebook, abri mão dele, porque eu estava levando pra casa. [...] aí esse aqui fazia eu trabalhar [...] esse aqui faz [...].* (Aponta para o celular) *S1: [...] esse faz [...].*

Fonte: elaborado pela autora

É imprescindível, entre tecnologia e organização, a natureza estratégica. Tal fato ocorre porque a competência tecnológica influencia as estratégias da organização e, assim, diretamente os sistemas e estruturas operacionais, com impacto direto no contexto, na configuração, no arranjo e na natureza das atividades produtivas (GONÇALVES, 1994).

A informatização de processos se apresenta de forma ambígua ao gerar vivências de prazer e vivências de sofrimento, como se discute adiante. No entanto, apreende-se que a tecnologia se tornou indispensável às atribuições dos gestores, que se questionam sobre o trabalho antes e depois da tecnologia, como o faz o S5: "*[...] eu sempre vejo melhoras e eu fico pensando, cara como é que a gente fazia isso antes?*".

Diante de tal relato, os gestores participantes do espaço de discussão coletiva se perguntaram como realizavam o trabalho antes de ele ser informatizado, visto que isso facilita o desenvolvimento dos processos organizacionais. Tal análise é revelada nos trechos a seguir:

> *S5: [...] quando eu entrei em 2000 tinha e-mail, ruim, lento, mas tinha e-mail. Depois foram informatizando sistemas [...] desde quando eu entrei e eu sempre vejo contínuo e eu sempre vejo melhoras e eu fico pensando: "Cara, como é que a gente fazia isso antes?". Alguém falou isso no começo aqui: "Como que a gente faz essa porcaria antes?". Antes não tinha, o pedido de compra a gente tinha que digitar, imprimir e ir lá e entregar. Agora você faz por e-mail, você faz por um software que já aparece na tela do cara [...].*

> *S3: [...] é assim [...] uma coisa [...] eh... não dá para você imaginar ou viver sem tecnologia [...] a tecnologia é um negócio fantástico na vida da gente [...] e aí eu acho que inclusive contribuiu para os sistemas de gestão da empresa, né? Então esse conceito de parceria, de visão sistêmica da empresa, vem por conta da tecnologia, porque a tecnologia te dá essa possibilidade [...].*

Assim, revela-se, nos relatos a seguir, o desencadeamento de dicção em relação à informatização, em que, a partir do momento em que a tecnologia "entra na veia", há uma ânsia por melhorias, como dito pelo S2: "*Está na busca da qualidade, a gente tem que falar nisso. Agora o uso dessa ferramenta [...] já entrou na veia*".

A crescente necessidade de tecnologia gera dependência, seu uso pode provocar sobrecarga mental e dificuldades de lembrar, pensar com clareza, compromete o devido descanso em virtude da superestimulação recebida (WEIL; ROSEN, 1997 *apud* SALANOVA, 2003). O sentido de dependência da máquina/tecnologia/informatização se tornou imprescindível para trabalhar:

> **S3:** *[...] esse é um problema que a gente tem, você perder seu computador, já pensou? [...] até pouco tempo não tinha nuvens, se você perder o computador, nossa senhora, o valor da máquina [estrala os dedos três vezes], não é nada, mas o que tem lá dentro [...] nossa senhora!*

As análises indicam também que pensar em perder o computador gera vivência de sofrimento aos gestores participantes do processo, conforme percebido no discurso do S3, citado no fragmento anterior.

Nota-se, também, a angústia quanto à falta da tecnologia, que, hoje, tornou-se indispensável para a realização do trabalho dos gestores nessa organização. Na falta ou no funcionamento inadequado dos sistemas informatizados há sobrecarga e aumentam as pressões por resultado, pois os novos modelos de gestão exigem velocidade na entrega. Os trechos a seguir indicam também ansiedade quanto à falta da tecnologia:

> **S4:** *[...] mas outra coisa que tem que ser falado é o seguinte: que, se não tivesse a tecnologia, a gente ia ter que ter o dobro, o triplo de equipe, não sei se a gente conseguiria dar a resposta [...] dentro do tempo, porque a velocidade [...].*

> **S2:** *Olha, eu passei por isso, [...] eu não tinha relatórios e a gente tinha que fazer na mão, né [...] em Excel [...] entendeu? [...] e aí foi [...] problema [...] enorme [...] é um absurdo, é um absurdo, a gente pensa [...] é um absurdo [...] é [...] (respira fundo) e eu estou até hoje fazendo na mão [...] está informatizado, mas eu estou fazendo na mão [...] juntando ali [...] tem um cardápio de necessidade, eu acho que era de 25 itens [...].*

> **S3:** *[...], pois é, [...] essa é uma experiência boa, você passou o quê? [...] alguns meses, não sei quanto tempo nessa situação [...] cega, né! [...] e isso deve ter te dado um pânico [...].*

Quanto aos sentidos atribuídos às novas tecnologias no trabalho, há sentidos ambíguos que os trabalhadores concedem aos computadores utilizados em seu cotidiano de trabalho (TONELLI, 2000).

Os sentidos são agrupados em três grandes categorias: as máquinas corporificadas (com se fizessem parte do corpo humano), as máquinas encantadas (um objeto quase mágico, recoberto de afeto) e as máquinas vistas como instrumentais (parte indispensável do trabalho, sem as quais este não seria possível).

As tecnologias nomeadas como corporificadas – o computador e o relógio, por exemplo – seriam descritas como uma extensão do corpo dos sujeitos. Percebe-se que com isso foram feitas modificações significativas na concepção subjetiva do sujeito conforme expostos nos relatos a seguir (TONELLI, 2000).

> *S2: Olha, no meu caso é uma ferramenta extremamente necessária [...] informatizada [...] necessária porque a gente atende as partes interessadas e as partes interessadas vão desde o governo até a nossa gerência para tomada de decisão, decisões, então, eh..., eu fico imaginando hoje se a gente não tivesse isso informatizado, né, [...] quantas pessoas a gente teríamos na minha área para lançar o volume de documentos [...] que são exigência hoje [...] então [...] eu acho que [...] foi um avanço enorme [...] agora [...] existe outras... outros softwares que são utilizados, não só na minha área, mas, por exemplo, o e-mail, existe o facebook, whatsapp [...] também ajuda alguma coisa aí [...], mas precisa saber utilizar, se for aquele todo dia "bom dia", aquelas mensagens [...] (risos) [...] a gente fica louco na hora que toca a buzininha para visualizar [...] (risos)[...] e isso é [...] mau uso da ferramenta [...] né! [...] essa ferramenta que foi disponibilizada pra nós [...] com telefone a gente faz muito serviço [...] a gente trabalha à noite [...] né! [...] fora do expediente [...] tem nos ajudado [...] eu não sei como é que seria a minha área sem informatização [...] seria um caos [...] Eu vejo que a velocidade da informação é enorme e o tempo nosso de trabalho é pouco pela exigência que é feito e na rapidez que é solicitado e que a gente acha [...] a gente tornou-se escravo dessa tecnologia [...] eu acho que o ponto ruim é esse [...] a gente ficou meio escravo da tecnologia [...].*

> *S3: [...] a gente que viveu na década de 1980, 1990, a gente viu muito o avanço da tecnologia. Nos anos 2000 foi uma loucura aqui no Brasil, né [...] então isso é muito [...], mas agora você olha para trás assim e como assim? Como que era o mundo sem internet [...] e como é que era o mundo sem computador [...].*

Ao mesmo tempo em que facilita a função do gestor, a informatização dos processos também gera sobrecarga de trabalho, invadindo a vida privada do gestor, que se vê na obrigação de estar o tempo todo à disposição da Instituição, pois, mesmo fora de expediente, está resolvendo questões relacionadas à sua função.

Negroponte (1995) já alertava para cenários que hoje são vivenciados por todos: "a vida digital exigirá cada vez menos que você esteja num determinado local, em determinada hora, e a transmissão do próprio lugar vai começar a se tornar realidade" (p. 28). Cita também que os domingos já não seriam tão diferentes das segundas-feiras, uma vez que as mensagens profissionais (nessa época ainda eram apenas os e-mails) começariam a se misturar com as pessoais, apontando para uma possível flexibilização de horários, porém com indícios da necessidade da conexão o tempo todo e da tecnoinvasão (sensação de que é necessário sacrificar a vida pessoal), conforme Marchiori (2015), que já rompia com as barreiras casa/trabalho, e também, menciona a perda de emprego para sistemas automatizados.

A informatização contribui para a individualização predominante nos ambientes de trabalho contemporâneos e para mudanças na forma de se relacionar:

> **S4:** *[...] a tecnologia ela tirou muito essa oportunidade que a gente está tendo aqui, né, [...] que é conversar sobre o processo, a gente conversa sobre as coisas, mas nunca sobre o processo, se o processo foi desenvolvido, certo? [...] a gente tem um sistema da qualidade que às vezes a gente não aprofunda pra resolver o processo e aí a gente tem essas dificuldades que a mudança tecnológica, eu concordo com a [...] a mudança tecnológica é muito mais rápido, muito, se você hoje tem um processo e passar para um programador, ele vai te estabelecer em 20, 30 dias pra te entregar isso programado, dependendo do que você precisa, mas ela tira também um pouco essa conversa, né? [...] passa um whatsapp pra [...], passa um e-mail, né, beleza, já está resolvido (risos). [...] às vezes o olha no olho e fala ou você lembra do que eu falei isso e tal, ainda é uma coisa que é do ser humano, isso pode ser que um dia mude futuramente [...].*

As análises revelam que a falta de revisão e inserção de regras quanto ao uso de processos informatizados e tecnologia indica vivência de sofrimento, sobrecarga de trabalho e desconfiança. É preciso alimentar sistemas e depois comprovar a fonte com evidências físicas, pois as evidências por meio dos sistemas informatizados não atendem aos critérios de verificação prescrita, não sendo considerada a vivência prática do auditor, conforme pode ser evidenciado no trecho a seguir.

S4: [...] a legislação [...] olha [...] não aceita os registros, não aceita os registros eletrônicos, pra você ter uma ideia, nós passamos por uma auditoria do CGU aqui, e a auditoria separou [...] e queria a frequência do grupo de alunos e alunos de [...] 14 escolas diferentes [...]. Está bom, nós temos [...] tem um sistema informatizado, beleza [...] nós mostramos aqui pra ele e se for o caso a gente imprime do sistema, não [...] eu gostei [...] beleza, está ótimo, você me mostrou está perfeito dentro do sistema aqui, eu sei onde os alunos estão estudando, mas eu preciso de cópia do diário. "Ah, eu posso imprimir?" "Não [...] tem que ter assinatura do professor, se não tiver [...] assinatura do professor, não, eu não posso aceitar como documento", tá? E a visão do computador, tem que ser oficial [...], então assim [...] quer dizer [...] a tecnologia tem que nós não evoluímos [...] é [...] nem legalmente [...] então assim, muitas coisas que são feitas hoje [...] pela tecnologia, não tem uma legislação embasada pra isso [...] eh, tanto é que os crimes tecnológicos poucos se punem alguém que entra na conta do outro e tira dinheiro [...]. não encontra às vezes, né [...].

A entrada da tecnologia abrange toda a organização do trabalho. Dessa forma, as vivências de sofrimento observadas quanto aos sistemas informatizados levam as pessoas a burlarem regras para ter acesso às tecnologias, o que contribui para um clima de desconfiança e propicia a corrupção, como exposto pelo S3: "*[...] então assim, é má-fé, não é má-fé, eu preciso resolver o problema, aí eu [...] ah, achei uma brecha, mas isso é muito ruim [...]*".

Todos os gestores da Instituição analisada receberam, em 2014, um celular capaz de realizar serviços que antes eram feitos apenas por computador, propiciando-lhes, inclusive, que acessem sistemas informatizados da instituição e deem resposta instantaneamente, conforme revelado no discurso a seguir:

S5: [...] é porque eu antes [...] já no telefone, pra mim transformou demais a minha vida, tá [...] foi dois anos antes, não parava de ver e-mail, responder coisas e tal, passou a fazer agora com celular e isso eu acho que impactou na vida de todo mundo, eh, [...] teve um salto [...] então tudo está tão informatizado, a gente já estava com notebook, não é nem o computador mais que ficava na empresa.

S1: [...] mas a diferença do celular, ainda mais a implantação, quando veio a implantação que, do e-mail eu autorizo compra que estão realizando, me manda o whatsapp me autorizando as

> *compras para que que o cara está me mandando o whatsapp às sete horas da noite? Então o meu supervisor está trabalhando, pedindo para eu autorizar a compra, e eu estou aqui, agoniado para autorizar, como se eu tivesse obrigação e como se ele fosse fazer alguma coisa agora à noite, né? [...] assim, nunca pensei nisso, então eu vou [...] antes de entrar no carro eu faço supererrado, eu faço super, eu acho o maior barato esse sistema, então eu entro pelo celular, eu aprovo uma compra agora às sete horas da noite, e com a [...].*
>
> **S5:** *[...] mesmo sabendo que "ah, ninguém vai correr com mais nada hoje" (risos) está viciado nisso [...] (risos) tá viciado nisso [...].*
>
> **S4:** *[...] (risos) [...] então assim, a gente acaba não trabalhando só 8 horas, trabalha mais, porque você tem isso a sua disposição [...] eu ia falar da dependência [...].*

A vivência de sofrimento quanto à utilização de processos informatizados/desconfiança gera sobrecarga de trabalho, pois tem de conferir manualmente as operações realizadas pelo sistemas informatizados:

> **S3:** *[...] tem problemas mesmo, mas, assim, as relações, por exemplo, no sistema de gestão escolar, eu matriculo o aluno e ele vai até a conclusão, então eu não tenho que ficar perguntando se o professor deu aula ou não deu, não é função da auditoria fazer isso, por que ele tá lá, tá registrado, porque que eu não vou acreditar? Então [...] eu tenho um sistema que faz o controle, que faz o registro que em princípio está correto, mas eu falo assim: "Ah, mas às vezes ele não fez, né?!" Então vou pegar o papelzinho [...] e aí e talvez a gente não tenha feito essa relação com o sistema. Então eu não confio no sistema, então eu tenho que pegar, porque o que acontece com as auditorias são o detalhe que desgasta e isso não atrapalhou o resultado final [...].*

A falta de cooperação e reconhecimento quanto à necessidade de executar as tarefas informatizadas de forma adequada dá espaço ao isolamento, ao individualismo e à competitividade, o que gera vivência de sofrimento entre os trabalhadores. Os participantes revelam que há indícios de maldade entre colegas nos trechos a seguir: S3: *"[...] não, isso não é jeitinho, isso é maldade mesmo [...]"*. S4: *"[...] maldade, isso [...]"*.

Quanto à dificuldade de as pessoas se adaptarem às constantes mudanças decorrentes da informatização nos processos organizacionais, elas demonstram resistência, prorrogando o uso da ferramenta e provocando sobrecarga de trabalho, como explica o S3:

> **S3:** *[...] esse é um amuleto joia que usam aqui: não olha, é muito burocrático, [...] é muito, é muito clique que eu tenho que dar, eu prefiro atender meu cliente, fazer a proposta boca a boca para ele e já tem que começar a, "não, meu filho, você não faz assim mais não, porque aqui é uma empresa, tem 3.000 funcionários trabalhando aqui, então se você fez a proposta aqui, você tem que ir lá digitar a proposta o que você acertou o quanto vai custar, tem que ter isso, tem que fazer a compra no encontro [...]". Só que as pessoas, a cultura é difícil mudar, demora mais que a tecnologia então [...].*

As análises anteriores indicam a resistência das pessoas em atender o prescrito por se identificarem apenas com a atividade prática, não vendo sentido na informatização dos processos. Assim, percebe-se que os sistemas informatizados fazem mais sentido para os gestores do que para os trabalhadores de forma geral, por serem uma ferramenta importante no auxílio do controle, função principal dos gestores.

Contudo, o que parece obstáculos para uns pode ser encarado por outros como motivador diante dos desafios, como expresso pelo S3: *"[...] eu acho que a questão da tecnologia ela coloca mais desafio, motiva muito, é uma motivação para mim"*.

Quanto ao sentido positivo referente à informatização dos processos, encontra-se evidências nos trechos:

> **S3:** *Acho que é a agilidade, a facilidade de obter a informação. [...] velocidade da informação, e o resultado.*

> **S4:** *[...] velocidade da informação resultado.*

> **S5:** *[...] eu não vejo nenhum problema algum no ato de informatização [...] eh [...] olha [...] eu não vejo nenhum problema no ato de informatização, pelo contrário, eu acho que isso facilitou, com toda a tecnologia, com tudo envolvido, tende a facilitar. Muitas vezes o processo não é bem feito, aí nós estamos falando da nossa realidade, se o processo é bem feito, porque anteriormente não se discutiu/programou direito, é o tal de comunicação, combinou [...] pra não lançar essa matrícula, a realidade dele lá na ponta, onde ele recebe o cliente é aquela? É assim que funciona? Ah, informatizou e vai ter que digitar e escanear 10 documentos do cliente lá, cara, não dá, tem muitas coisas que é bem feita e tem muitos processos que não pelo ato de se informatizar, o processo, a regra, faltou conversar muitas vezes, faltou discutir com a ponta, né, avaliar.*

Com a aceleração das atividades, ocorrem mudanças em curto espaço de tempo. Dessa forma, a velocidade das mudanças tecnológicas acarreta impactos nos processos informatizados e, consequentemente, altera os

GESTÃO CONTEMPORÂNEA, CULTURA ORGANIZACIONAL E INFORMATIZAÇÃO:
UMA ANÁLISE PSICODINÂMICA DO TRABALHO

processos organizacionais. No entanto, os sistemas informatizados também são consequência dos processos decorrentes da organização do trabalho. Portanto, em caso de mudança no sistema, altera-se o processo e, logo, também o sistema. Desse modo, tornam-se imprescindíveis treinamentos e capacitações constantes:

> *S4: Normalmente, no sistema, para ser implantado, deve se ter um período de capacitação, se não ele não gera problemas [...] o operacional, a pessoa que vai operacionaliza, né, vou citar um exemplo, eu sou um cara que tenho pouco domínio de informática, de tecnologia, se eu não for capacitado, eu até entendo o sistema [...] no geral, mas quem programou quem fez, o passo a passo das telas teve que me capacitar, mas, assim, eu sabia o que eu queria [...] lá na frente eu tive que ser treinado operacionalmente pra chega ao resultado esperado [...].*

De acordo com os indicadores apresentados, considera-se que as demandas das áreas são específicas e, com isso, as mudanças geram conflitos e resistências, ocasionando vivências de sofrimento. Tais análises são observadas na descrição a seguir, cujo discurso se inicia após o questionamento quanto à implantação de sistemas informatizados na organização:

> *S3: [...] ixi [...] brigas [...] foice [...] assassinato [...] (risos) pedrada [...] deve ter tido muitos. [...] resistência demais [...]. Tem aquela turma do não vai dar certo [...].*

> *S2: [...] teve muita... restrição à mudança, muita [...] resistência [...].*

> *S1: [...] muita resistência né, [...] eh, mas também tem aquele sentimento [...] agora que esse trem começou a funcionar está querendo mudar [...], eh, mas custa o negócio funcionar também? Quando você passa o momento de adaptação, aí geralmente quando o negócio vem para mudar, aí você fala assim: mas agora que esse trem está funcionando? (risos) [...]. Mas olha, não tem só mudanças, por que às vezes fala assim: "Ah, porque o sistema mudou" [...] essas mudanças de processos vem em cima de muitas mudanças de processos, mudança de atuação, mudança de foco, então ela não vem [...] estão separada do todo, às vezes a gente nem percebe... se a gente está ali com o foco da mudança no sistema, mas juntos que foram três anos, foram dois anos, tem uma série de mudanças dos processos, da filosofia, do que a gente está fazendo, então, vem o sistema e uma serie de coisas juntos.*

Nota-se que os sistemas informatizados são constituídos pelos processos prescritos e isso provoca também vivência de sofrimento diante dos processos informatizados, que não atendem às atividades práticas, visto que elas entram em conflito com as atividades prescritas, conforme os trechos a seguir: S2: "[...] não atendia [...]". S3: "[...], *mas ele está atendendo hoje melhor que os outros [...]*". S2: "[...] *não [...] não está atendendo [...]*".

Quanto ao desenvolvimento dos sistemas informatizados, os gestores se questionaram quanto ao entendimento da prática desenvolvida pelos operadores dos sistemas informatizados, visto que, em sua percepção, para o programador a informatização de um processo é mais um trabalho técnico. Entretanto, há a necessidade de ouvir o cliente, dando vazão para além do que está prescrito, para fazer a programação de acordo com a realidade prática deste, segundo expresso:

> *S3: [...] com a convivência desde 2008 com o pessoal de tecnologia [...], o programador ele é mais ligado no trabalho dele e ele precisa ouvir o cliente dele, pra atender, pra fazer a programação dele de acordo com o cliente, né [...], porque [...] esse pessoal que vai fazer o desenvolvimento do sistema [...], está preocupado em desenvolver o sistema, quando que ele vai terminar [...] ele não está preocupado em saber fazer essa interação [...], então assim, o sistema é nós que temos que perceber o processo, como é que nós vamos desenvolver essa integração e quando você começa a usar o sistema é que você percebe as condições de melhoria, se o sistema for construído por nós mesmos e a maioria dos nossos sistemas aqui é construída pela GETIN , então isso facilita muito, aí quando você compra um sistema de outro fornecedor, fica mais complicado fazer essa integração [...].*

Assim, a informatização dos processos é desenvolvida pelos programadores e desenvolvedores de programas e sistemas informatizados, em que desenham a estrutura do processo a ser informatizado a partir do fluxograma de atividades da área, sendo este o único meio de contato com o processo, não tendo vivência na prática. Os trechos a seguir ilustram tal análise:

> *S3: [...] Então, por exemplo, o gerente de tecnologia, não que ele entenda do processo nosso, mas ele quando, às vezes, eu converso com ele eu falo alguma coisa, e ele e fala [...] "se a gente fizesse assim", aí eu falo "nossa, é isso que eu quero", então assim, porque eu não sei pedir também, então essa é a questão, o usuário dono do processo também não sabe explicar o que [...] aí você conta a história para o engenheiro que entende disso e ele consegue desenhar alguma coisa ou então ele fala de uma tecnologia aí eu falo "opa, esse negócio aí e se eu fizer assim, funciona?" "Funciona", então é isso [...] então é muita interação entre áreas, né? [...].*

> **S4:** *[...] quando você, fala dessa parte, eh, nos processos, na verdade [...] a tecnologia só pode facilitar se você tiver os processos todos definidos dentro da gestão empresarial, por exemplo, eu estou falando especificamente se a gente tivesse tudo desenhado processualmente, onde se integra as informações da educação com informação contábil, com informação, eh, jurídica, então esse processo tinha que estar superdefinido [...].*

Compreende-se, também, que o fato de os sistemas informatizados serem desenvolvidos pelos engenheiros da própria instituição interfere no maior atendimento das ferramentas, conforme evidenciado nos relatos a seguir:

> **S4:** *[...] os nossos sistemas [...] vou dizer, os que foram criados aqui a gente explora bem, os que são criados aqui, mas na ferramenta nova, teríamos que, às vezes a gente não tem a mesma habilidade de operacionalizar. Eu posso estar falando mais por mim, mas de fazer a operação que o sistema demanda do operador, capacidade de operar e usar os limites, é igual à calculadora, quando lançou a calculadora científica, né, a gente ia ali e usava só dentro do limite que a gente fazia, então o sistema aqui a gente usa é dentro do limite que é necessário [...] eu mexi um pouquinho, mas eu uso um bocadinho, a pesquisadora olhou mais um pouquinho, usa mais, então assim, é muito difícil você usar 100% algum produto.*

A falta de participação dos usuários na construção dos sistemas é revelada nos trechos a seguir:

> **S1:** *[...] participa um pouco, a gente tem a noção até a implantação, mas é talvez o que precisa, a gente tem a necessidade, eh, essa, na, no acompanhamento sistemático da evolução, [...] participa mais das pessoas que manuseiam ele também, não que a implantação do sistema defina na decisão, mas precisa ter essa proximidade [...] do usuário, constantemente na evolução, e até naquele usuário, eu falo assim, secretário escolar, ia ter um ganho muito grande, a gente precisa [...]. Então assim, ter essa aproximação aí ajuda demais no desenvolvimento dos programas que tem uma distância grande, o pessoal tem que colar em quem tá próximo, [...].*

Os conhecimentos e as habilidades dos profissionais são importantes, porque devem combinar os conhecimentos das diversas áreas das organizações, para que a tecnologia possa ser bem empregada e oferecer um retorno satisfatório. A tecnologia modifica a força de fatores que atuam na vida das pessoas. Se antes se tratava de eliminar os riscos visíveis e determinados, hoje se trata de desvelá-los. Há uma sutileza para mascarar os ambientes e as relações, e a tecnologia passa a não ser mais um risco, e sim a integrar a ideia de uma vida mais saudável, tornando-se necessário que haja um desocultamento.

Desse modo, caso a tecnologia não seja bem empregada, pode acarretar desconfiança e resistência para consolidar a sua implantação, conforme se evidencia:

> *S3: [...] no momento da implantação, ele foi um Deus nos acuda [...] então assim, uma dificuldade terrível, das unidades não aderirem [...], então pra gente ter o controle dos atendimentos eu preciso ter isso lançado dentro da ferramenta, e muitas unidades assim, já tem uns 3 anos, 4 anos que está [...] rodando e agora, o ano passado e esse ano que a gente consegue ver relatório, e consegue olhar pro relatório e ver que está expressando a realidade mesmo: [...] tem problemas mesmo, mas assim, as relações, por exemplo, no sistema de gestão escolar, eu matriculo o aluno e ele vai até a conclusão, então eu não tenho que ficar perguntando se o professor deu aula ou não deu, não é função da auditoria fazer isso, por que ele está lá, está registrado, porque que eu não vou acreditar [...] então, eu tenho um sistema que faz o controle, que faz o registro, [...].*

Portanto, de acordo com os gestores, a confirmação dos dados, quando o programa é desenvolvido e desenhado de acordo com as necessidades da área ele funciona e, com isso, não gera estresse. Entretanto, quando um sistema já está desenvolvido, mas não especificamente para a área em questão, causa um transtorno.

Nas discussões, foi possível analisar o impacto que a tecnologia gerou em algumas áreas dos participantes. Um gestor, por exemplo, relatou que tinha uma restrição quanto ao programa informatizado que seria implantado em sua área por sua experiência de trabalho. Os motivos que o levaram a ser contra são justamente os mesmos que o fizeram entrar em confronto quanto veio a decisão da alta gestão de implantar o software: fatores políticos. Alguns sentimentos foram atribuídos a tal forma de gestão autocrática, que impôs alterações na organização do trabalho e gerou sobrecarga de trabalho, como descrito a seguir:

> *S2: [...] não só eu como a equipe desmotivada, né [...] desmotivada, porque, eh, mesmo a gente querendo dar resposta a gente não extraía isso do sistema e tinha que fazer isso na mão [...] o operacional aumentou muito [...] então extremamente desmotivado, extremamente, assim, cansado com tanto de operacional, [...] mas foi isso [...].*

Sobre o estresse tecnológico nas organizações, Crispim e Cappellozza (2019) realizaram uma pesquisa na qual comprovaram a hipótese de que "O tecnoestresse influencia positivamente a exaustão no trabalho", tendo como consequências o absenteísmo, diminuição da produtividade, falta de motivação e insatisfação no trabalho.

No que se refere à vivência de prazer, a tecnologia proporciona mais autonomia e liberdade para exercer as atividades de trabalho, pois é possível desenvolvê-la em qualquer espaço físico, conforme revelado no relato dos sujeitos participantes desta pesquisa:

> **S5:** *A tecnologia, o computador apresenta muita liberdade para trabalhar, no meu tipo de trabalho, ele é muito [...] é checar as coisas [...] acompanhar, despachar, então isso, a ferramenta no meu caso ela facilita muito nesse aspecto [...].*

> **S3:** *[...] eu posso passar o dia inteiro na minha casa trabalhando, normalmente, sem problemas [...] é a liberdade, por exemplo, eu não preciso estar no meu posto de trabalho para estar trabalhando, para fazer as coisas, para as coisas rodarem.*

> **S2:** *[...] a internet né [...] ela te apresenta liberdade para fazer, escolher, definir o horário para fazer as tarefas [...] é bacana, é uma liberdade mesmo.*

A informatização dos processos também proporciona oportunidade de desenvolvimento da capacidade pessoal e profissional, apresentando-se como vivência de prazer diante da experiência relatada pelo S1:

> **S1:** *[...] então [...] eu acho que nossa capacidade de gestão era de tantas pessoas, tantas matrículas, e ampliou [...] imensa, a minha capacidade como gestor, a minha capacidade, para estimular a equipe, então eu tenho um grupo só de supervisores que eu fico informando, é uma coisa útil, mas também falamos muita abrobrinha [...] aí agora a gente está começando a saber usar o whatsapp pra coisa mais útil, mas a gente precisa saber lidar com isso, pois tem muitos benefícios.*

O sentido positivo da tecnologia pode facilitar o trabalho, os grupos de conversas, a cooperação. S1: "*[...],tem professor que faz um grupo, onde ele pega esse grupo passa trabalho, passa orientação [...] é muito legal [...]*".

A falta de cooperação e a ausência de integração também se apresentam entre os sistemas informatizados, de acordo com o descrito no discurso emergido:

S3: *[...]a tendência hoje dos softwares gerenciais são que todos sejam hoje ERP, [...] que atende uma parte do serviço, mas, ele poderia ser ampliado pra recursos humanos e outras áreas de planejamento, recursos humanos e jurídico, tudo podia passar pelo mesmo ERP, então é uma tendência, agora [...] e normalmente quem traz pra gente é quem conhece esse tipo de tecnologia [...].*

S4: *[...] quando você desenvolve um sistema de controle de estoque que vai ele falar como faz e o sistema de gestão [...] então é tudo você tem que definir é o processo [...] então se o processo estiver bem definido a integração vai ser perfeita [...] se você tem um, por exemplo, uma integração, como a integração do Sistema de gestão escolar com os recursos humanos, quando eu precisar de uma informação do docente X eu tenho todas as informações dentro do sistema, [...]. Então é assim, são exemplos simples que permitem essa integração.*

Dessa forma, na percepção dos gestores, a integração de sistemas informatizados entre áreas enxugaria mais o processo e diminuiria a incidência de esquecimentos na alimentação de sistemas:

S4: *[...] a gente tem alguns programas que poderiam trabalhar, ou uns sistemas que poderiam trabalhar mais integrados, a gente visualizaria isso quantos usuários de sistemas têm sistemas que poderiam estar mais integrados, mas isso é outra questão, que às vezes eu desenvolvo um sistema pensando só na minha área e esqueço que ele vai interagir com as outras áreas, e aí quando eu vejo o trabalho, né! Por exemplo, aqui, vamos imaginar [...] eu vou agora citar um exemplo prático até da conversa que eu tive com o gerente de recursos humanos ali, que está fresquinho então [...] (risos). Eu acho que [...] o FPW, eu tenho um colaborador que estava inclusive recebendo diária viajando, e foi na época de fechar e eu também estava viajando, não fiz a justificativa no FPW e hoje ele deve dois dias de trabalho, deve no FPW, porque na prática ele estava trabalhando, eu sei, tem outros registros, inclusive registros de diárias, de afastamento dele, que ele tem o documento na mão [...] (risos). [...] falei: "a gente tem que resolver a situação, porque [...] isso nós não podemos deixar [...] e organizar essa questão", [um celular faz barulho de mensagem e o distrai] [...] quer dizer, um sistema não conversa com o outro, porque se eu já fiz o afastamento não devia nem gerar presença para ele, pois ele está prestando serviço, eu sei que ele está fora trabalhando. Aí eu tenho que entrar lá manualmente e colocar a opção "trabalho externo", o gestor tem que acompanhar. Agora, se eu assumo uma falha minha, se foi uma falha minha, eu assumo, mas tem que pensar nessa integração. Então assim, enquanto usuário é mais fácil você perceber... algumas possibilidades de integração.*

Quanto às melhorias, os gestores acreditam que a tecnologia na Instituição analisada poderia ser mais bem administrada:

> **S3:** *[...]é a questão da integração, porque hoje em dia tudo tem que ser integrado, se não funciona, né? E é isso que a gente tem que trabalhar, porque [...] hoje está aí um monte de coisa nova rolando [...] sendo estudada para ver se a gente consegue integrar mais as informações, a gente implantando [...] começando a utilizar o biai no planejamento eu tenho acesso às informações diretas, porque antes os meninos tinham que buscar no Protheus, buscar no Sige para criar relatórios para passar para as áreas externas. A forma que a gente tá fazendo hoje é um pouco mais a mão, o biai vai lá, busca tudo e manda só os relatórios pra mim, então a palavra-chave eu acho que é integração mesmo [...].*

> **S2:** *[...] se estão ligados em uma mesma área, eh [...] que recebe esse relatório [...] que vai pra uma área, que vai para outra e que está interligada e que não tem à mão o manual lá [...] isso da fidedigna informação, isso dá uma transparência maior, isso dá uma segurança maior, entendeu? Então é isso mesmo, é interligar esses aplicativos aí [...].*

Ao considerar as informações e o conhecimento acumulados, destaca-se a importância da cultura organizacional durante o processo de implantação de sistemas informatizados, ao ressaltar que eles apresentam uma boa aceitabilidade no mercado, porém, frequentemente apresentam divergências com os aspectos culturais, como resistências que, às vezes, demonstravam-se relevantes. Essas questões desencadearam a motivação para a escrita deste livro.

A substituição de diversos sistemas informatizados por um único que integra todas as áreas é um desafio para as organizações que necessitaram de grandes investimentos e de uma equipe de profissionais especializada, pois as tarefas reestruturadas exigiram mudanças nas atividades diárias e, consequentemente, nos hábitos das pessoas.

De acordo com Silva e Ting (2013, p. 239), as manifestações do estresse crônico e do tecnoestresse são: dores musculares e dor de cabeça; dificuldades de relaxar e de dormir à noite; ansiedade; depressão e transtorno obsessivo-compulsivo; angústia; dificuldade de concentração; cansaço crônico; aumento de consumo de álcool e drogas; disforia e alterações do humor e agressividade; reações de medo, confusão mental e sintomas dissociativos, incluindo desmaios e crises epiléticas fotossensíveis; dentre outros sintomas.

Os psicólogos Assis (2020) e Peuker (2020) destacam três características do tecnoestresse em sua prática, que corroboram com os estudos apresentados anteriormente, são elas: a hiperconexão ou "overdose de tecnologia", quando a pessoa passa muito tempo exposta a telas, por exemplo; a nomofobia, que é o vício em eletrônicos, como não conseguir ficar longe do celular; e o sentimento de incapacidade diante da tecnologia, que pode surgir da dificuldade em usar alguma ferramenta, entre outras razões. Segundo Assis (2020) e Peuker (2020), o desconforto psicológico e o estresse gerado ocorrem devido à constante necessidade de adaptação para lidar com as tecnologias em suas rotinas, o que pode provocar alterações de humor e grande sensação de angústia.

O Quadro 2 apresenta a síntese das fontes de prazer e sofrimento e os elementos relacionados à estratégias de enfrentamento para lidar com o sofrimento diante a informatização de processos.

Quadro 2 – Vivências dos gestores em relação à informatização dos processos

Informatização		
Vivência de sofrimento	Vivência de prazer	Estratégias de enfrentamento
- Mudanças bruscas de sistemas - Divergências com auditorias internas e externas - Falta de cooperação entre processos informatizados e colegas - Falta de reconhecimento nos esforços para operar os sistemas e resolver problemas técnicos - Sentido de corporificação da máquina - Sobrecarga de trabalho - Extensão da carga horária de trabalho - Invasão na vida privada - Ausência de espaços de discussão coletiva - Gestão autocrática	- Desafios - Agilidade - Facilidade em obter informações - Velocidade nas informações - Relativa autonomia e liberdade - Quando está adequado aos processos	- Adicção - Resistência - Brigas - Conflitos - Ansiedades - Inadequação - Chistes - Racionalização - Negociação - Comunicação - Busca por meios de adequação - Estresse - Isolamento - Individualismo - Desconfiança - Medo - Psicossomatização - Submissão - Tirar Férias - Demissão

Fonte: elaborado pela autora

A análise do Quadro 2 revela mais fatores de sofrimento do que de prazer no contexto de trabalho analisado. A falta de lugar para a subjetividade e a vida no trabalho limita a mobilização subjetiva. As estratégias de enfrentamento utilizadas pelo grupo não contribuem para a cooperação e o relacionamento entre os pares, gerando o esvaziamento dos coletivos.

A liberdade e a autonomia são recursos apontados pelos gestores quanto à inserção de novas tecnologias, mas ambas apresentam efeitos da sobrecarga no trabalho, desconfiança, individualismo e falta de cooperação.

As condições que geram as vivências de sofrimento podem levar à perda da iniciativa e à passividade dos trabalhadores, prejudiciais para a instituição e para os que dependem dos resultados de seu trabalho, sobretudo quando se solicita o engajamento do sujeito. A organização de trabalho imposta e sem espaço de discussão para dar visibilidade ao saber-fazer dos trabalhadores dificulta a dinâmica do reconhecimento no trabalho, conduzindo o trabalhador a um sentimento de impotência, de desconfiança e dúvida a respeito de si mesmo, propiciando sua perda de controle ou do seu sentimento de incapacidade em relação aos desafios impostos pelo trabalho, principalmente quando este é informatizado (LANCMAN *et al.*, 2007).

Os motivos que configuram essa realidade podem estar ancorados na identidade profissional, no senso de ética e no comprometimento dos gestores, mas também se relacionam às condições de trabalho. A esperança de reconhecimento influencia as estratégias de defesa utilizadas pelos gestores para enfrentamento das adversidades no trabalho.

Os gestores buscam ressignificar seu sofrimento pelo reconhecimento de suas equipes. Investem também em atividades nas quais o reconhecimento seja possível. De toda forma, as defesas contra o sofrimento no trabalho influenciam o contexto de trabalho e as vivências de prazer e sofrimento dos gestores.

Entre as estratégias promotoras do adoecimento, destaca-se o aumento do ritmo de trabalho exigido pela organização do trabalho, sendo a prática da autoaceleração incitada pela organização e sustentada por ideais culturais.

O ritmo e a própria organização do trabalho alteram a forma dos laços sociais e do funcionamento psíquico das pessoas. Nesse sentido, percebe-se nas últimas décadas, que as novas tecnologias provocaram uma redefinição na repartição das tarefas e uma menor flexibilidade na autogestão da organização do trabalho. Aliado diretamente a esse fato é que se tem conhecimento de um aumento vertiginoso das doenças relacionadas ao trabalho.

Nesta análise utilizando a Psicodinâmica do Trabalho, as estratégias de promoção à saúde foram construídas, pelos participantes, com o novo conhecimento, decorrente do conjunto de vivências e experiências mobilizadas e compartilhadas pelos integrantes do grupo, ao pensarem, sentirem, agirem tanto individual como coletivamente sobre a tarefa proposta.

Por meio desse processo de aprendizagem, a mudança na realidade social e no próprio sujeito pôde ser construída, ao tornar possível o rompimento com pactos, laços sociais, ideologias, formas de pensar e de sentir, que vinham funcionando como obstáculos à promoção da saúde.

O processo de aprendizagem e mudança pelo fazer proposto pelo grupo se aproxima do conceito de coletivo de trabalho, proposto por Dejours (1992), que pressupõe a deliberação e construção de regras de ofício construídas coletivamente a partir do saber fazer do sujeito frente ao que não está prescrito (real), reconhecido pelos pares de trabalho.

A clínica do trabalho permite a fala e a escuta do sofrimento, o espaço público de discussão e a construção do coletivo. A escuta do saber, contido na fala compartilhada entre os participantes, sobre o adoecimento, foi um elemento prioritário para a melhor compreensão desse processo, ainda que o participante, a princípio, não estivesse consciente de que ele próprio trazia um conhecimento ímpar sobre seu trabalhar e sobre o seu sofrimento. A Psicodinâmica do Trabalho busca compreender a dinâmica, que envolve a organização do trabalho, a subjetividade, o prazer-sofrimento e a saúde mental.

Essa análise, desta forma configurada, pretendeu contribuir para o fortalecimento da mobilização subjetiva em direção à saúde, incluindo o enfrentamento das vivências de sofrimento e dos transtornos psíquicos, decorrentes do adoecimento e da perda da capacidade laborativa.

Os resultados representam contribuições nas análises sobre a relação entre organização do trabalho informatizado e saúde mental do gestor ao desvelarem as defesas que o grupo utiliza para enfrentar o sofrimento imposto pelo real do trabalho em um ambiente competitivo individualista e produtivista, em que predomina o assédio normal em sua cultura, capaz de transformar a liberdade e a autonomia dos gestores em um conceito limitado e insuficiente para que o pensamento crítico e a solidariedade possam transformar a sua rotina de trabalho e a da instituição como colaborativa.

Conforme as análises discutidas, é importante compreender que os novos recursos tecnológicos podem modificar nossos comportamentos e padrões, e que o emprego de algumas tecnologias pode modificar energi-

GESTÃO CONTEMPORÂNEA, CULTURA ORGANIZACIONAL E INFORMATIZAÇÃO:
UMA ANÁLISE PSICODINÂMICA DO TRABALHO

camente nossas formas de ser, isto é, como pensamos, percebemos e organizamos os nossos mundos interno e externo, o modo como estabelecemos nossas relações com os demais e conosco mesmos, o que sentimentos a partir disso, entre outros aspectos. Com o advento de novas tecnologias, a sociedade pôde passar por marcantes alterações subjetivas e o entendimento de tal aspecto é fundamental.

Outro fator que merece destaque é a maneira aparentemente inofensiva e invisível que a dependência da tecnologia permeia a humanidade, pois passa despercebida devido ao contato diário e permanente. Isso fica evidente quando os participantes relatam que não sabem se realmente conseguem dar pausas no dia a dia para não ficarem conectados e, ao mesmo tempo, ficam ansiosos quando não conseguem se conectar, eles consideraram o seu uso de tecnologia mais intenso do que gostariam, passam mais tempo com a tecnologia do que gostariam, todavia, gostam de utilizar a tecnologia.

A sobrecarga de informações, o abuso do uso das mídias digitais leva à hiperconectividade e os sintomas do tecnoestresse podem aparecer, como: irritabilidade; prejuízos no sono, na memória e na atenção; baixa imunidade. E para resolver essas questões muitos recorrem às medicações ou aos energéticos e suplementos vitamínicos que prometem melhorar sua performance cerebral dando foco, memória, reduzindo a fadiga mental. Dessa maneira, os sintomas vão sendo amenizados, porém não são tratados de fato, ou não há uma investigação maior sobre eles, comprometendo a saúde mental e física.

A melhor compreensão do estresse tecnológico contribui para amenizar seus sintomas de maneira mais efetiva, pois, como visto, os sintomas de estresse tecnológico são ocasionados por um esforço muito grande para adaptação, caso o estado de tensão se resolva, provavelmente, o sintoma pode desaparecer sem a necessidade, na maioria das vezes, de medicação.

Com os avanços tecnológicos surgem novas perspectivas em vários âmbitos com transformações muito rápidas, e isso cria uma certa ansiedade, por não estarem preparadas emocional e psicologicamente, gerando um clima de instabilidade e necessidade constante de capacitação para que as pessoas possam se adaptar às novas ferramentas do processo tecnológico. Quando os ambientes não têm uma postura proativa com relação ao uso das tecnologias, mantendo uma atitude reativa (agem depois que as mudanças são impostas), o estresse é inevitável. Ao não ver o tecnoestresse como uma doença, seu diagnóstico e tratamento ficam comprometidos. A longo prazo, pode acabar desenvolvendo o *Burnout* ou Síndrome de *Burnout*.

Os espaços de discussão coletivos, realizados conforme sugerido por Dejours (1992), proporcionaram aos participantes vivências de prazer, portanto, sua implantação na instituição mobilizaria as estratégias coletivas desses trabalhadores. As constituições de espaços coletivos possibilitam ampliar a percepção do trabalhador sobre ele mesmo, bem como favorecer o seu processo de emancipação e a consequente intervenção naquilo que o grupo identifica como necessário para melhorar a organização do trabalho informatizado.

A aplicação das estratégias de mobilização coletiva implica a redução ou eliminação do sofrimento e a mudança da situação de trabalho em que o grupo compartilha o sofrimento e encontra, conjuntamente, soluções para lidar com as situações desmotivadoras, favorecendo a saúde mental dos indivíduos.

CAPÍTULO 10

A INFLUÊNCIA DA TECNOLOGIA DA INFORMAÇÃO NA GESTÃO CONTEMPORÂNEA – UMA SÍNTESE

As mudanças produtivas, tecnológicas e estruturais impactam claramente os processos de trabalho e tanto são resultantes como reproduzem o aumento da produtividade e da competitividade (MADALOZZO; ZANELLI, 2016). O que é conhecido como fenômeno da globalização coincide com a adoção de novas tecnologias, técnicas produtivas flexíveis, desregulamentação dos direitos trabalhistas, queda dos níveis de emprego formal e outras ocorrências que provocam a exclusão de larga margem de trabalhadores do mercado formal.

Para os que gerenciam o trabalho nas organizações, é frequente a ideia de que o chamado fator humano deve ser objetivado a fim de que as prescrições possam ser seguidas fielmente e, nesse caso, o desejo do trabalhador passa a ser constantemente negado. "É preciso fazê-lo calar, é preciso "reprimir" o Desejo, por medo de que ele venha a incomodar este "comportamento" que constitui o modo cotidiano de operação" (DEJOURS; ABDOUCHELI, 1994b, p. 40).

Santos e Macêdo (2018) consideram que em meio ao século XX, grandes avanços tecnológicos vêm repercutindo intensamente na produção econômica e no trabalho no mundo todo. Para Singer (1998), essas transformações que levaram à Terceira Revolução Industrial se traduzem no impacto das novas tecnologias, como o microcomputador, a microeletrônica, a robótica, a engenharia genética, a telemática – uso combinado de computadores e meios de telecomunicações, como fax, celular, internet, televisão – entre outras.

Em seus estudos, Macêdo (2010) denota que tem ocorrido um aumento significativo no interesse no campo de estudos relacionados ao mundo do trabalho nos mais diversos segmentos. Nesse sentido, a renovação tecnológica trabalho e satisfação e saúde do trabalhador se estabelecem como uma forma de subjetivação que incide na proporção da autonomia e do domínio que o sujeito consegue imprimir ao seu trabalho, bem como ao grau de realização que daí decorre para a sua realização profissional (SANTOS; MACÊDO, 2018).

Rifikin (2004) fez uma análise enfatizando a influência da tecnologia na forma como as pessoas realizam suas tarefas, despontando que houve uma transformação em alguns aspectos operacionais, antes mais brutalizados, para os atuais, mais calcados em máquinas e equipamentos que podem ser operados em ambientes mais limpos e menos conturbados.

Os estudos de Rebecchi apontaram que o trabalhador pode se sentir impotente e ansioso por não ser aquele que tem a iniciativa e o controle da atividade e, mais do que isso, para o usuário o computador é uma máquina inteligente e tem suas razões para assim proceder. Considerou que: "há uma transferência da inteligência do homem para a máquina e uma nova dependência, pelo homem, dessa inteligência que ele mesmo depositou na máquina, no computador, no cérebro artificial" (REBECCHI 1990, p. 22).

A compreensão do papel da tecnologia na vida do sujeito trabalhador remete, pois, a uma relação de interdependência entre sociedade, tecnologia, cultura e trabalho e processo saúde-doença (CECÍLIO, 1998).

Diante o contexto atual nas organizações, julgou-se importante fazer uma análise de como passou a ser o cotidiano dos trabalhadores de uma Instituição do Sistema S, após a implantação de sistemas informatizados, esta presente no estado de Goiás desde 1952, tendo passado por diversas mudanças. Compreender a realidade mencionada se mostra relevante para os empregados, uma vez que, conforme Koopmans *et al.* (2011), embora a taxa de recorrência dos distúrbios mentais seja alta, os afastamentos devido aos transtornos mentais comuns, ainda não foram estudados.

Esse tema é importante e atual, pois as pesquisas realizadas no âmbito da saúde mental do trabalhador, especificamente usuários de TI, têm ocorrido de forma relevante. No estado de Goiás, não foram realizados estudos identificados até o momento. Essa temática se apresenta de forma original.

Macêdo (2015) afirma que as práticas clínicas nas organizações apresentam um crescimento significativo no cenário brasileiro. Empresas públicas, privadas, Centros de Referência de Saúde ao Trabalhador, Centros de Atenção Psicossocial, universidades, cooperativas, sindicatos, instituições sociais e hospitais públicos têm realizado a prática clínica do trabalho.

A Psicodinâmica do Trabalho considera o trabalho como eixo central de estruturação do sujeito e prioriza, em sua análise, a organização do trabalho para compreender como são produzidos os processos de subjetivação e de saúde e as patologias (DEJOURS, 2007). A centralidade do trabalho se refere à capacidade do sujeito de manter a saúde por intermédio do trabalho, ou seja, pela reapropriação do poder de transformar a organização do trabalho e reconquistar as condições favoráveis à construção da saúde (DEJOURS, 2007).

Os gestores, cuja função é dirigir as equipes, de acordo com Dejours (2016), devem dispor de uma teoria da cooperação que coloquem em prática, especialmente na cooperação vertical entre gestor e subordinados e entre gestor e equipe de trabalho. Seus estudos apontam que, quando funciona adequadamente, a cooperação gera aumento da produtividade.

Os sistemas de computadores são utilizados em muitas atividades, das mais simples às mais complexas. O sucesso de um sistema é determinado pelos seres humanos que o usam e, portanto é profundamente afetado pela sua facilidade de uso, pela sua capacidade de desfazer ações indesejadas e de auxiliar a minimizar erros – que correspondem a alguns dos critérios de usabilidade que torna o sistema agradável e eficiente – na perspectiva dos seus usuários.

Com o levantamento bibliográfico realizado, verificou-se a escassez de publicações a respeito das vivências de gestores no âmbito da informatização de processos na Instituição e a organização do trabalho informatizado. Os ensaios existentes, as análises e as reflexões escritas sobre o tema na sociedade brasileira são tímidos e isolados, emergindo a necessidade de se questionar, no tocante ao futuro da humanidade, sobre a criação de uma cultura de socialização dos benefícios e de diminuição dos malefícios sociais causados pelas inovações tecnológicas.

A utilização da abordagem Psicodinâmica do Trabalho se mostrou adequada para as análises realizadas, por privilegiar a relação subjetiva do sujeito com o seu trabalho, enfatizando a investigação na subjetividade. Para Dejours (1992), a análise da organização do trabalho e das relações e condições do labor podem promover a mobilização subjetiva e possibilitar a ressignificação das vivências de sofrimento advindas dessas categorias.

A análise realizada com gestores de uma Instituição do Sistema S lotados na cidade de Goiânia/Go e interior do estado de Goiás foi por meio de escolha aleatória, a fim de verificar os questionamentos levantados quanto aos impactos da informatização na organização do trabalho.

Essa população foi escolhida devido ao fato de a Instituição estar presente no estado de Goiás desde 1952, tendo passado por diversas mudanças, como também tem como foco de trabalho o desenvolvimento de tecnologias. Há empregados que estão na Instituição desde o seu início, dessa forma, possuem uma visão da estrutura da empresa, podendo assim informar com melhor precisão as características dos processos de mudança organizacional na Instituição, bem como expor alguns dos seus conceitos pessoais sobre o assunto em questão.

Os trabalhadores expressaram claramente como no decorrer dos últimos dez anos o contato com o outro diminuiu, interferindo nas relações ou até mesmo substituindo relações humanas por relações homem-máquina. O computador passou a ser o melhor amigo, e de acordo com os entrevistados, conversar com ele é melhor do que conversar sozinho.

No entanto, outras ferramentas, além do computador advindo desse novo mundo tecnológico, nos leva a uma corporificação, como o celular que parece ter se tornado um membro a mais do homem, muitas vezes sendo referido pelos trabalhadores pesquisados como braço direito, sendo possível se abster de outras tecnologias, mas o celular sempre se está em contato, como enfatiza um participante. Percebeu-se que cada vez mais as ordens chegam por tecnologias, não há voz, não há gesto, não há expressão do corpo, tornando-se algo sem afetividade. A informatização contribui para a individualização predominante e mudanças na forma de relacionar.

As tecnologias foram criadas para melhorar, agilizar, simplificar e substituir o trabalho braçal, no entanto, percebe-se que diante essa nova realidade que se é apresentada ocorre uma aceleração e sobrecarga de trabalho, tais fatores são evidenciados no trecho a seguir:

> *S3: [...] na verdade o que esta acontecendo é o contrário, a gente esta tendo muito mais ocupação até porque como a gente deixou de fazer esse trabalho braçal e S2 sabe muito bem disso né S2? Porque na sua área você sem tecnologia [...] porque assim [...] imagina você fazer lançamento de diária de não sei o que lá [...] o tanto de coisa que você faz [...].*

> *S2: Eu vejo que velocidade da informação é enorme e o tempo nosso de trabalho é pouco da exigência que é feito e a rapidez que a gente é [...] a gente acha que isso é na verdade [...] a gente tornou-se escravo dessa tecnologia [...] eu acho que o ponto ruim é esse [...].*

> **S3:** *[...] a tecnologia por mais que elas nos sulgue [...] que nem você diz nos tornando escravos [...] nos demanda muito mais, sem ela seria [...] praticamente impossível de trabalhar hoje [...].*

Destaca-se entre os participantes sentidos positivos e negativos quanto à informatização dos processos organizacionais:

> **S4:** *[...] Eu vejo que velocidade da informação é enorme e o tempo nosso de trabalho é pouco pela exigência que é feito e na rapidez que é solicitado e que a gente acha [...] a gente tornou-se escravo dessa tecnologia [...] eu acho que o ponto ruim é esse [...] a gente ficou meio escravo da tecnologia [...].*

> **S5:** *[...] a gente que viveu na década de 80, 90 a gente viu muito o avanço da tecnologia, nos anos 2000 foi uma loucura aqui no Brasil, né [...] então isso é muito [...], mas agora você olha para trás assim e como assim? Como que era o mundo sem internet [...] e como é que era o mundo sem computador [...].*

Quanto à dificuldade de as pessoas se adaptarem às constantes mudanças decorrentes da informatização dos processos organizacionais, demonstram resistência, prorrogando o uso da ferramenta levando a sobrecarga de trabalho conforme expresso:

> **S3:** *[...] esse é um amuleto joia que usam aqui: não olha é muito burocrático, é muito papel, é muito, é muito clique que eu tenho que dar, eu prefiro atender meu cliente, faze a proposta boca a boca para ele e já tem que começa a, não meu filho você não faz assim mais não porque aqui é uma empresa, tem 3000 funcionários trabalhando aqui, então se você fez a proposta aqui, você tem que ir lá digitar a proposta o que você acertou o quanto vai custar, tem que ter isso, tem que fazer a compra no encontro [...] só que as pessoas, a cultura é difícil mudar, demora mais que a tecnologia então [...].*

Vivência de sofrimento por sobrecarga de trabalho e pressão por resultados também são evidenciados pelo enxugamento do número de funcionários e aumento das metas e demandas da empresa, como visto do discurso do participante S1: *"[...] uma coisa é eu ter 200 funcionários para 5.000 matrículas e outra coisa é ter 150 funcionários para 15.000,00 matrículas [...] muita diferença em termos de ritmo [...]".*

Além do ritmo acelerado da organização, percebe-se também dificuldade em pessoas nas quais se possa confiar, conforme evidenciado nos trechos a seguir:

> **S1:** *[...] a gente começou a área da saúde, a gente integrou com o S [...] o S[...] no primeiro ano tinha 300 matrículas [...].*
>
> **S3:** *[...] kkkkk agora tem 3 mil matrículas [...].*
>
> **S1:** *[...] 15 mil matrículas [...] pagamento é 15 eu estou com 12 juntando com então a progressão foi uma loucura [...] eu tinha a minha fase quase inteira de S[...] 15 anos de S[...] tinha 30 funcionários então a gente estava com 200 agora está com 150 e isso está é um ritmo muito maluco porque a presença é fundamental, e a gente não tem como fazer [...] e isso é uma coisa que a gente tem uma dificuldade muito grande, é de conseguir, assim, ter uma estrutura que você tem pessoas que você confia, pessoas que responde por você e pra diminuir a sobrecarga que tem e a gente ter essa capacidade também de soltar porque as questões hoje nós temos questões legais com relação a áreas da saúde então qualquer problema que tiver é uma questão séria a empresa vai ter um problema serio de um laudo nosso errado e eles cobram muito mais [...].*

Foram evidenciados nos entrevistados sobrecarga de trabalho demandado pela nova organização de trabalho onde a tecnologia é inserida e questionamentos quanto à normatização e ao discurso ser diferente da prática. No mundo do trabalho atual, presencia-se o esvaziamento das condições para reunião do coletivo de trabalho, porque tudo passou a ser feito pelo computador. O trabalhador tem que se informar sozinho, a sua interface é com a máquina, e sem condições sociais, torna-se difícil a construção do coletivo de trabalho.

O grupo de gestores que assumem chefias de departamentos e unidades, dentre outras responsabilidades administrativas, contraem também uma carga de trabalho burocrática e administrativa diante da informatização de novos processos, além de arriscarem-se à crítica dos pares e à eclosão de conflitos com os colegas. A inserção de novas tecnologias, como o celular, significa para o gestor um dispêndio de energia, cujo resultado é invisível aos olhos de muitos, senão da grande maioria.

Algumas questões nortearam o desenvolvimento desta análise, dentre elas as que ressaltam as mudanças provocadas pela informatização dos processos no contexto de trabalho do gestor no S[...]-GO e como a inserção de novas tecnologias pode influenciar a mobilização subjetiva dos gestores.

A informatização de processos se apresenta de forma ambígua, gerando ora vivências de sofrimento, ora vivências de sofrimento; no entanto, percebe-se que a tecnologia se tornou indispensável às atribuições dos gestores, conforme o relato de um participante "*... eu sempre vejo melhoras e eu fico* *pensando, cara como é que a gente fazia isso antes?"*. Diante disso, questiona-se como realizavam o trabalho antes de ser informatizado, visto que a informatização facilita o desenvolvimento dos processos organizacionais.

Ao investigar os sentidos atribuídos às novas tecnologias no trabalho dentro de uma perspectiva socioconstrucionista, Tonelli (2000) analisou sentidos ambíguos que os trabalhadores concediam aos computadores utilizados no seu cotidiano de trabalho. Os sentidos produzidos por esses sujeitos foram agrupados em três grandes categorias: as máquinas corporificadas (como se fizessem parte do corpo humano); as máquinas encantadas (um objeto quase mágico, recoberto de afeto); e as máquinas vistas como instrumentais (parte indispensável do trabalho, sem as quais este não seria possível). As tecnologias que foram nomeadas pela autora como corporificadas, tendo como exemplo o computador e o relógio, seriam descritas como uma extensão do corpo dos sujeitos. Percebe-se com isso que foram modificações significativas na concepção subjetiva do sujeito.

As mudanças produtivas, tecnológicas e estruturais impactam claramente os processos de trabalho e tanto são resultantes como reproduzem o aumento da produtividade e da competitividade (MADALOZZO; ZANELLI, 2016). O que é conhecido como fenômeno da globalização coincide com a adoção de novas tecnologias, técnicas produtivas flexíveis, desregulamentação dos direitos trabalhistas, queda dos níveis de emprego formal e outras ocorrências que provocam a exclusão de larga margem de trabalhadores do mercado formal. Zanelli (2016) ressalta que se questiona na atualidade o rompimento de padrões decorrentes de um cenário de competição cada dia mais aguda.

Os princípios tayloristas e fordistas são questionados, embora subsidiem ainda muitos procedimentos. Sobre eles se desenvolveram novos conceitos e procedimentos: produção enxuta, qualidade total, automação, flexibilidade, descentralização produtiva e outros. Tal reestruturação tende a redesenhar contornos na organização e gestão do trabalho. Sob o nome de reestruturação produtiva, inovações tecnológicas, organizacionais e de gestão, almejam processos de trabalho integrados e flexíveis.

Vivência de sofrimento por sobrecarga de trabalho e pressão por resultados também são evidenciados pelo enxugamento do número de funcionários e aumento das metas e demandas da empresa, como visto do discurso do participante S1: *"[...] uma coisa é eu ter 200 funcionários para 5.000 matrículas e outra coisa é ter 150 funcionários para 15.000,00 matrículas [...] muita diferença em termos de ritmo [...]"*.

Em 2015, a despeito da forte crise econômica, o número de matrículas em cursos realizados pelas unidades do S[...] no estado registrou crescimento médio de 4% em relação a 2014. O aumento da produtividade, na lógica imperativa do "produzir mais com menos", acentua as sobrecargas, os desgastes e a perda de saúde e de qualidade de vida do trabalhador. A exclusão de parcela dos trabalhadores com vínculo formal acaba por sobrecarregar os que permanecem trabalhando. Crescem as atividades informais e é reduzida a retribuição pelas qualificações para o exercício das tarefas. A exclusão de milhões de pessoas dos postos formais ou de condições dignas afeta a sociedade, seja pelo empobrecimento e adoecimento de grandes contingentes, seja pela violência em todos os níveis, em escala assustadora (MADALOZZO; ZANELLI, 2016).

Percebe-se que os espaços de discussão coletivos, realizados conforme sugerido por Dejours (1992), proporcionam aos participantes desta análise vivências de prazer, como pode ser observado no trecho a seguir: S2: *"[...] nossa quando a gente diverte nem vê o tempo passa [...]"*. S3: *"[...] ah eu também nem vi o tempo, quando olhei pra hora falei nossa [...]"*.

A aplicação das estratégias de mobilização coletiva implica a redução ou eliminação do sofrimento e a mudança da situação de trabalho onde o grupo compartilha o sofrimento e encontra conjuntamente soluções para lidar com as situações desmotivadoras, favorecendo a saúde mental dos indivíduos.

A mobilização coletiva busca promover o predomínio de vivências de prazer por meio da criação de um espaço público de discussão, construído baseado na cooperação e na confiança mútuas dos trabalhadores no ambiente de trabalho. Dessa forma, o contexto influencia as estratégias a ser adotadas e que vão prevalecer entre os trabalhadores (MESQUITA *et al.*, 2016).

Dejours (1994) constatou que a constituição de espaços coletivos possibilita ampliar a percepção do trabalhador sobre ele mesmo, favorecendo o seu processo de emancipação e a consequente intervenção naquilo eu o grupo identifica como necessário para melhorar a organização do trabalho. Espaço de discussão, a construção de um espaço de fala e escuta em que podem ser expressas opiniões contraditórias ou baseada em crenças, valores e posicionamento ideológico dos participantes do espaço (DEJOURS, 2008).

Compreendeu-se por meio desta análise que a Psicodinâmica do Trabalho pode contribuir para o estudo dos processos de informatização na estrutura organizacional a partir da identificação das vivências subjetivas dos trabalhadores, compreender e propor ações de melhoria para estes em suas organizações e ainda analisar os reais interesses dos que ali se propõem a desenvolver seu trabalho.

REFLEXÕES FINAIS

O objetivo geral desta obra foi descrever e analisar, com base nas categorias de análise da Psicodinâmica do Trabalho, as vivências dos gestores de uma Instituição do Sistema S em relação à informatização dos processos na instituição.

O desenvolvimento deste livro também buscou descrever e analisar o trabalho gestor no contexto de uma Instituição do Sistema S, identificar os elementos que causam vivências de prazer e de sofrimento nos gestores e que se relacionam ao seu contexto de trabalho, compreender as estratégias de enfrentamento coletivas utilizadas pelo grupo em decorrência do sofrimento gerado pelos constrangimentos no trabalho e verificar as possibilidades de constituição de um espaço de discussão coletivo.

Algumas questões nortearam o desenvolvimento das análises apresentadas, dentre elas as que ressaltam as mudanças provocadas pela informatização dos processos no contexto de trabalho do gestor e como a inserção de novas tecnologias pode influenciar as vivências de prazer e de sofrimento destes.

Por meio da abordagem Psicodinâmica do Trabalho, pretendeu-se responder às seguintes questões: na percepção dos gestores, o que causa vivências de sofrimento e vivências de prazer no trabalho após a informatização de processos na Instituição? Quais as estratégias de defesa adotadas para lidar com o sofrimento decorrente do conflito entre a sua subjetividade e a organização do trabalho informatizado?

Com o levantamento bibliográfico realizado, verificou-se a escassez de publicações a respeito das vivências de gestores no âmbito da informatização de processos na Instituição e a organização do trabalho informatizado. Os ensaios existentes, as análises e as reflexões escritas sobre o tema na sociedade brasileira são tímidos e isolados, emergindo a necessidade de questionar-se, no tocante ao futuro da humanidade, sobre a criação de uma cultura de socialização dos benefícios e de diminuição dos malefícios sociais causados pelas inovações tecnológicas.

A utilização da abordagem Psicodinâmica do Trabalho mostrou-se adequada para o atingimento desses objetivos, por privilegiar a relação subjetiva do sujeito com o seu trabalho, enfatizando a investigação na subjetividade. Para Dejours (1992), a análise da organização do trabalho e das relações e condições do labor podem promover a mobilização subjetiva e possibilitar a ressignificação das vivências de sofrimento advindas dessas categorias. A Psicodinâmica do Trabalho defende que a criação de espaços de discussão coletivos é o caminho para identificar as estratégias de defesas coletivas.

A análise documental realizada no primeiro estudo apontou um contexto que busca responder às crescentes exigências da indústria goiana. Tanto a análise dos relatórios anuais de atividades da Instituição quanto os dados gerenciais e os documentos disponíveis em sua página eletrônica denotam a duplicação do quadro de trabalhadores efetivos no período de 2007 a 2015 e a ampliação das exigências por novas tecnologias, revelando o aumento das demandas de trabalho, de atendimentos, metas, controles e burocracias, além de exigências por constantes capacitações.

Nas entrevistas individuais, os gestores apresentaram novos dados sobre o contexto de trabalho, suas vivências de prazer e sofrimento e como enfrentam as adversidades de uma organização do trabalho marcada pela sobrecarga de atividades e sofrimento quanto à informatização de processos. Sentidos positivos e negativos são atribuídos pelos participantes tanto à tecnologia quanto à invasão da vida pessoal, saúde e cultura.

Dejours (1999a) considera que quando o triunfo da robotização, da informática e da automação deveria trazer a emancipação dos homens em relação ao trabalho, ocorre o contrário. As tarefas de manutenção deveriam ter diminuído, assim como o trabalho desaparecido, e tudo passaria a ser feito pelas máquinas, entretanto, na realidade, evidencia-se uma explosão de patologias de sobrecarga.

O grupo de gestores que assumem chefias de departamentos e unidades, dentre outras responsabilidades administrativas, contraem também uma carga de trabalho burocrática e administrativa diante da informatização de novos processos, além de arriscarem-se à crítica dos pares e à eclosão de conflitos com os colegas. A inserção de novas tecnologias, como o celular, significa para o gestor um dispêndio de energia, cujo resultado é invisível aos olhos de muitos, senão da grande maioria.

Os dados coletados no primeiro estudo foram validados com os participantes mediante os espaços de discussão coletiva. Apesar dos obstáculos enfrentados pela autora para a construção desta obra, os espaços de discussão contribuíram significativamente para a compreensão das questões norteadoras deste livro. Os obstáculos apresentados constituíram um dado que apontou a utilização de estratégias defensivas coletivas do individualismo e do isolamento para o enfrentamento da sobrecarga de trabalho, da cobrança por produtividade, dos sistemas informatizados, inserção de novas tecnologias e das relações interpessoais conflituosas.

O trabalho do gestor na Instituição analisada tem sido marcado por um significativo processo de intensificação e exigências. Esse contexto adverso é reflexo de mudanças no mundo do trabalho com a introdução de novas tecnologias e da informatização de processos que atingiram o sistema industrial, expostos a um movimento de reconfiguração.

Ao considerar as informações e o conhecimento acumulados, destaca-se a importância da cultura organizacional durante o processo de implantação de sistemas informatizados, ao ressaltar que esses sistemas apresentam uma boa aceitabilidade no mercado, porém, frequentemente divergem dos aspectos culturais, mostrando resistências que, às vezes, eram relevantes. Essas questões desencadearam a motivação para a escrita deste livro.

A informatização dos processos, ao mesmo tempo em que facilita a função do gestor, também gera sobrecarga de trabalho, invadindo a vida privada do indivíduo e fazendo com que ele se veja na obrigação de estar o tempo todo à disposição da Instituição, visto que mesmo fora de expediente está resolvendo questões relacionadas à sua função. Esse aspecto delineia um modo de viver do gestor, em que ele não reconhece os limites entre tempo de trabalho e não trabalho.

Quanto ao desenvolvimento dos sistemas informatizados, os gestores questionaram-se quanto ao entendimento da prática desenvolvida pelos operadores dos sistemas informatizados, visto que, na percepção dos gestores, para o programador a informatização de um processo é mais um trabalho técnico. Para a informatização dos processos há a necessidade de ouvir o usuário, dando vazão para além do que está prescrito na descrição dos processos, para fazer a programação dele de acordo com a realidade prática do usuário.

De acordo com os gestores, quando o programa é desenvolvido e desenhado de acordo com as necessidades da área contribui para o melhor desenvolvimento do setor, sem gerar estresse. Contudo, quando o sistema já vem desenvolvido, mas não especificamente pra sua área, causa inúmeros transtornos.

Percebe-se, assim, que o fato de os sistemas informatizados serem desenvolvidos pelos engenheiros da própria instituição interfere no maior atendimento das ferramentas, conforme evidenciado no espaço de discussão coletivo. Compreendeu-se o impacto gerado em algumas áreas dos participantes pela decisão da alta gestão de implantar o software, ocorrida por fatores políticos.

No que se refere à vivência de prazer, a tecnologia proporciona mais autonomia e liberdade para exercer as atividades de trabalho, podendo desenvolvê-la em qualquer espaço físico. Em geral, as vivências de prazer só são possíveis quando o trabalho é livremente escolhido e quando a sua organização é suficientemente flexível para que o trabalhador possa organizá-lo e adaptá-lo (MACÊDO *et al.*, 2016).

A liberdade e a autonomia são recursos apontados pelos gestores quanto à inserção de novas tecnologias, mas apresentam efeitos da sobrecarga no trabalho, da desconfiança, do individualismo e da falta de cooperação. Vivências de sofrimento são evidenciadas por relatos que indicam falta de flexibilidade, centralização de poder, falta de autonomia, discurso diferente da prática, falta de cooperação, pressão por resultados, medo e sobrecarga de trabalho.

De acordo com os gestores, o fato de haver falta de cooperação entre as áreas da Instituição é considerado grave, comprometendo o desenvolvimento das atividades de todos na organização, principalmente no que diz respeito aos processos informatizados.

Apesar da falta de cooperação e da utilização de estratégias defensivas para enfrentar o sofrimento advindo da organização de trabalho, parece não haver risco de paralisia, pois o reconhecimento social ressignifica o sofrimento e mobiliza os gestores a engajarem-se no desenvolvimento de soluções para os problemas enfrentados em seu contexto de trabalho.

Os gestores, cuja função é dirigir as equipes, de acordo com Dejours (2016), devem dispor de uma teoria da cooperação que coloque em prática, especialmente na cooperação vertical entre gestor e subordinados e entre gestor e equipe de trabalho. Seus estudos apontam que, quando funciona adequadamente, a cooperação gera aumento da produtividade.

Um espaço que autorize o trabalhador a proferir críticas contra as prescrições exige relações de confiança entre colegas, subordinados, chefes e dirigentes. A confiança é geralmente frágil em um ambiente marcado pela competitividade, mas é requisito para que a construção de acordos, normas e regras ajuste a organização do trabalho (DEJOURS, 2004a).

A organização do trabalho, representada pela alta gestão da Instituição analisada, deve contribuir para a institucionalização de espaços de debates que possibilitem superar as barreiras comunicacionais e promover a construção de um ideário e de um projeto comum (NASCIMENTO; VIEIRA; ARAÚJO, 2012).

Em relação a quem o seu trabalho é importante, os gestores mobilizam vivência de prazer quanto à realização pessoal, estando realizados com suas carreiras. Evidenciam-se características da servidão voluntária entre eles, em que, por terem oportunidade de crescimento material, profissional e pessoal, consideram a dedicação exclusiva à organização como uma forma de agradecimento.

Os gestores buscam ressignificar seu sofrimento pelo reconhecimento de suas equipes. Investem também em atividades nas quais o reconhecimento seja possível. De toda forma, as defesas contra o sofrimento no trabalho influenciam esse contexto, bem como as vivências de prazer e sofrimento dos gestores.

O sentimento de valorização e reconhecimento produz, junto ao trabalhador, o prazer com seu trabalho, possibilitando a construção de arranjos criativos na organização de suas atividades cotidianas, nas quais se sentem aceitos e valorizados pelo que fazem e produzem individual e coletivamente (MACÊDO, 2015).

Os resultados apresentados neste livro representam contribuições significativas sobre a relação entre organização do trabalho informatizado e saúde mental do gestor ao desvelar as defesas que o grupo utiliza para enfrentar o sofrimento imposto pelo real do trabalho. Em um ambiente competitivo individualista e produtivista, transforma a liberdade e a auto-nomia dos gestores em um conceito limitado e insuficiente para que o pensamento crítico e a solidariedade possam transformar a sua rotina de trabalho e a da instituição como colaborativa.

A limitação das análises apresentadas deveu-se à impossibilidade de realizá-la com um maior número de participantes, os quais poderiam pro-mover o aprofundamento de algumas questões importantes para o grupo, contribuindo para a transformação de cada participante. A limitação se refere à dificuldade de conciliar as agendas dos gestores, mas também aos elementos discutidos nesta obra, referentes às defesas utilizadas por eles para o enfrentamento do real do seu trabalho.

Para Dejours (2012a, p. 204), o estabelecimento de uma política do trabalho implica a elaboração de uma doutrina de trabalho baseada na "rea-valiação sistemática das relações entre trabalho e a política, entre o trabalho e a violência, entre o trabalho e a cultura, entre o trabalho e a democracia".

A instituição do espaço de discussão coletivo só será possível se envolver uma discussão no plano nacional, introduzindo, na gestão de todas as regionais da Instituição analisada, uma revisão da política de trabalho. Se o Departamento Regional da Instituição for o campo que envolverá a discussão de tema tão relevante para a saúde dos trabalhadores, o estudo sobre ela, analisando sua organização de trabalho, é imprescindível que essa compreensão auxilie o movimento de reflexão acerca da relação intersubjetiva dos trabalhadores com o trabalho informatizado diante da inserção de novas tecnologias mobilização coletiva busca promover o predomínio de vivências de prazer por meio da criação de um espaço público de discussão, construído com base na cooperação e na confiança mútuas dos trabalhadores no ambiente de trabalho. Dessa forma, o contexto influencia as estratégias a serem adotadas e que prevalecerão entre os trabalhadores (MESQUITA *et al.*, 2016).

Os espaços de discussão coletivos, realizados conforme sugerido por Dejours (1992), proporcionaram aos participantes desta obra vivências de prazer, portanto, sua implantação na instituição mobilizaria as estratégias coletivas desses trabalhadores. As constituições de espaços coletivos possibilitam ampliar a percepção do trabalhador sobre ele mesmo, bem como favorecer o seu processo de emancipação e a consequente intervenção naquilo que o grupo identifica como necessário para melhorar a organização do trabalho.

Como contribuição à organização do trabalho dos gestores, foi sugerido a implantação do espaço de discussão coletivo na Instituição, a fim de mobilizar as estratégias coletivas, caracterizando o modo de agir coletivo dos trabalhadores com o objetivo de transformar o contexto de trabalho para melhor produtividade e saúde mental dos trabalhadores.

A aplicação das estratégias de mobilização coletiva implica a redução ou eliminação do sofrimento e a mudança da situação de trabalho em que o grupo compartilha o sofrimento e encontra, conjuntamente, soluções para lidar com as situações desmotivadoras, favorecendo a saúde mental dos trabalhadores.

REFERÊNCIAS

ACOSTA-HOYOS, L. E.; GUERRERO GUTIERREZ, J. S. de J. **Tecnologia e qualidade de vida (uma polêmica de nosso tempo)**. Viçosa: Imprensa Universitária da UFV, 1985.

AGÊNCIA EUROPEIA PARA A SAÚDE E SEGURANÇA NO TRABALHO. **Riscos psicossociais e estresse no trabalho**. [s.d.]. Disponível em: https://osha.europa.eu/pt/themes/psychosocial-risks-and-stress. Acesso em: 25 nov. 2015.

AGÊNCIA SENADO. Sistema S — Senado Notícias. [s.d]. Disponível em: https://www12.senado.leg.br/noticias/glossario-legislativo/sistema-s. Acesso em: 15 dez. 2022.

AGUIAR, V. B. **Psicodinâmica da relação gestor-equipe**: análise do prazer-sofrimento no trabalho em uma organização pública. 2013. 107 f. Dissertação (Mestrado em Psicologia) – Programa de Pós-graduação em Psicologia Social, do Trabalho e das Organizações, Laboratório de Psicodinâmica e Clínica do Trabalho, Universidade de Brasília, Brasília, 2013.

ALADWANI, A. Implications of some of the recent improvement philosophies for the management of the information systems organization. **Industrial Management & Data Systems**, v. 99, n. 1, p. 33-39, 1999.

ALADWANI, A. *et al.* Knowledge-based risk management framework for information technology project. **International Journal of Information Management**, v. 32, n. 1, p. 50-65, 2012.

ALMEIDA, M. E. B. O relacionamento entre parceiros na gestão de projetos de educação a distância: desafios e perspectivas de uma ação transdisciplinar. *In:* CONGRESSO MUNDIAL DE TRANSDISCIPLINARIDADE, 2., 2005, Vitória. **Anais** [...]. Vitória: CMT, 2005.

ALVES, A. C.; ALMEIDA, E.; TORQUETE, S. Tecnologia de Informação como ferramenta de gestão. **Administradores.com**, [*s. l.*], 12 mar. 2011.

ANTUNES, R. **Os sentidos do trabalho**: ensaio sobre a afirmação e a negação do trabalho. São Paulo: Boitempo, 1999.

ARÃO, I; MACÊDO, K, B. Gestão de riscos ocupacionais: a perlaboração dos engenheiros de segurança do trabalho. **International Journal of Development**

Research, v. 13, n. 2, p. 61582-61586, 2023. Disponível em: https://journalijdr. com/sites/default/files/issue-pdf/26239.pdf Acesso em: 30 jan. 2024.

ARAÚJO, A. R. de. A organização do trabalho como fator de adoecimento. *In*: MACÊDO, K. B. *et al.* **Organização do trabalho e adoecimento** – uma visão interdisciplinar. Goiânia: Ed. da PUC Goiás, 2016. (Cap. 6).

ARAÚJO, L. C. G. de. **Gestão de pessoas**. São Paulo: Atlas, 2008.

ARAÚJO, P. G.; PEREIRA, J. R. Análise da aplicabilidade do modelo gerencial na administração municipal. **Revista de Administração Pública (RAP)**, v. 46, n. 5, p. 1179- 1199, set./out. 2012.

ARENDT, H. **A condição humana**. Rio de Janeiro: Forense Universitária, 1983.

ASSIS, R. G. C. **Tecnoestresse**: desenvolvendo a autopercepção em saúde mental. Santarém, 2020. (90 min.). Disponível em: https://www.youtube.com/watch?v=-w4WNTYMa2Tg. Acesso em: 7 maio 2023.

ASSIS, D. T.; LIMA, D. **Da carpintaria** à **automação industrial/SISTEMA S-DR/Goiás**. Goiânia, 2012. (SISTEMA S Goiás 60 anos).

ASSIS, D. T.; MACÊDO, K. B. O trabalho de músicos de uma banda de blues sob o olhar da psicodinâmica do trabalho. **Revista Psicologia: Organizações e Trabalho**, v. 10, p. 52-64, 2010.

ATAÍDE, M. C. E. S.; SILVA, B. V. C. As metodologias de ensino de Ciências: contribuições da experimentação e da História e Filosofia da Ciência. **Holos**, ano 27, v. 4, p. 171-181, 2011.

AZEVEDO, F. de. **A cultura brasileira**. 3. ed. Rio de Janeiro: IBGE, 1958.

BARBIER, R. **Pesquisa na instituição educativa**. Rio de janeiro: Zahar, 1985.

BARBIERI, J. C. Assuntos ambientais polêmicos e o princípio da precaução: discutindo o aquecimento global em sala de aula. **Administração: Ensino e Pesquisa (RAEP)**, v. 14, p. 519-556, 2013.

BARDALL, G. R. Let's change this place so I feel more confortable. **Public Administration and Management An Interactive Journal**, 2000. Disponível em: www.pamij.com. Acesso em: 30 jun. 2015.

BARRETO, R. G. Tecnologia e educação: trabalho e formação docente. **Educação & Sociedade**, Campinas, v. 25, n. 89, p. 1181-1201, set./dez. 2004.

BARROS, N. M. G. C.; HONÓRIO, L. C. Riscos de adoecimento no trabalho de profissionais que atendem emergência e um hospital público mato-grossense: o caso de médicos e enfermeiros. *In*: ENCONTRO DA ASSOCIAÇÃO NACIONAL DE PÓS-GRADUAÇÃO EM ADMINISTRAÇÃO – EnANPAD, 37., 2013, Rio de Janeiro, 2013. **Anais** [...]. Rio de Janeiro: ANPAD, 2013.

BASSETTI, E. B. Gestão de Recursos Humanos. *In*: DE MORI, F. *et al*. (org.). **Administrando pequenos negócios**. Florianópolis: ENE, 1998.

BASTOS, A. V. B.; GONDIM, S. M. G. (org.). **O trabalho do psicólogo no Brasil**. Porto Alegre: Artmed, 2010.

BATISTA, J. T. **Reforma trabalhista**: para além do discurso de liberdade, a alienação e precarização das relações de trabalho no Brasil. 1. ed. Curitiba: Appris Editora, 2023.

BAZZO, W. A. **Ciência tecnologia e sociedade e o contexto da educação tecnológica**. Florianópolis: Editora da UFSC, 1998.

BEBBER, J. C. Danos extrapatrimoniais (estético, biológico e existencial): breves considerações. **Revista LTr: Legislação do trabalho**, São Paulo, v. 73, n. 1, jan. 2009.

BENDASSOLLI, P. F.; SOBOLL, L. A. P. (org.). **Clínicas do trabalho**: novas perspectivas para compreensão do trabalho na atualidade. São Paulo: Editora Atlas, 2011a.

BENDASSOLLI, P. F.; SOBOLL, L. A. P. Clínicas do trabalho: filiações, premissas e desafios. **Cadernos de Psicologia Social do Trabalho**, São Paulo, v. 14, n. 1, jun. 2011b.

BEYER, J. M. Culture, meaning, and belonging at work. **Comportamento organizacional e gestão**, v. 7, n. 1, p. 89-93, 2001.

BLANCHARD, K. **Empowerment** – exige mais do que um minuto. Rio de Janeiro: Objetiva, 1996.

BOBSIN, D. Uma análise da produção acadêmica sobre o technostress (2000-2020). **Read. Revista Eletrônica de Administração**, Porto Alegre, v. 27, n. 1, p. 285-312, abr. 2021. FapUNIFESP (SciELO). Disponível em: http://dx.doi.org/10.1590/1413-2311.312.105432. Acesso em: 30 jan. 2024.

BOLOGNA, I. **Roberto Mange e sua obra**. [*S. l.*]: Unigraf, 1980.

BOUCINHAS FILHO, J. C.; ALVARENGA, R. Z. de. **O dano existencial e o Direito do Trabalho**. Publicado em 8 de agosto de 2013. Disponível em https://jus.com.br/artigos/25183/o-dano-existencial-e-o-direito-do-trabalho. Acesso em: 11 nov. 2015.

BRANT, L. C.; MINAYO-GOMEZ, C. Do nascimento da clínica à psicodinâmica do trabalho: a transformação do sofrimento em adoecimento. **Ciência e Saúde Coletiva**, Rio de Janeiro, v. 9, n. 1, p. 213-223, 2004.

BRASIL. Ministério da Previdência Social. **Instrução normativa n. 98, de 5 de dezembro de 2003**. Aprova Norma Técnica sobre Lesões por Esforços Repetitivos-LER ou Distúrbios Osteomusculares Relacionados ao TrabalhoDORT. Brasília, DF, 10 dez. 2003. Disponível em: http://www.usp.br/drh/novo/legislacao/dou2003/mpasin98.html. Acesso em: 30 jan. 2024.

BUENO, M.; MACÊDO, K. B.; HELOANI, R. A sublimação e o processo criativo do escritor literário: um olhar psicodinâmico. *In*: FERREIRA, M. C. *et al.* (org.). **Dominação e resistência no contexto trabalho-saúde**. São Paulo: Mackenzie, 2011. p. 212-228.

BUENO, M.; MACÊDO, K. B. Viver e escrever no processo criativo do trabalho do escritor literário. *In*: CONGRESSO DE PSICOLOGIA ORGANIZACIONAL E DO TRABALHO, 5., 2012, Rio de Janeiro. **Anais** [...]. Rio de Janeiro: , 2012. p. 152.

CARVALHO, A. V de. **Administração de recursos humanos**. São Paulo: Ed. Pioneira, 1993.

CECCARELLI, R. P. O sofrimento psíquico na perspectiva da psicopatologia fundamental. **Psicologia em Estudo**, Maringá, v. 10, n. 3, p. 471-477, set./dez. 2005. Disponível em: http://www.scielo.br/pdf/pe/v10n3/v10n3a14. Acesso em: 5 jun. 2015.

CECÍLIO, L. C. O. **A importância da definição do projeto como balizador da mudança organizacional**. Campinas, 1998.

CHANG, P.-Y. *et al.* Usando predicated execution para melhorar o desempenho de uma máquina dinamicamente agendada com execução especulativa. **Jornal Internacional de programação paralela**, v. 24, n. 3, 1996.

CODA, R. Pesquisa de clima organizacional e gestão estratégica de recursos humanos. *In*: BERGAMINI, M. C. (org.). **Psicodinâmica da vida organizacional**: motivação e liderança. 2. ed. São Paulo: Atlas, 1997.

COHAN, P. S. **The technology leaders** – creating a winning culture. Jossey-Bass Publishers, 1997. Disponível em: www.meansbusiness.com.

COMPUTER MUSEUM HISTORY. **Timeline of computer history**. 2006. Disponível em: http://www.computerhistory.org/timeline/. Acesso em: 15 maio 2015.

CORRAL, M. J. S. Cultura e assimilação de inovações tecnológicas em empresas mexicanas. **Revista de Administração**, v. 28, n. 1, p. 75-80, jan./mar. 1993.

COUTINHO, Í. de A. **Estudo da aderência dos processos de gestão de projetos em empresas de engenharia consultiva de Belo Horizonte**. 2009. 153 f. Dissertação (Mestrado em Administração) – Faculdade de Ciências Empresariais, Universidade Fundação Mineira de Educação e Cultura (FUMEC), Belo Horizonte, 2009. Disponível em: http://www.fumec.br/anexos/cursos/mestrado/dissertacoes/completa/italo_azeredo_coutinho.pdf.Acesso em: 25 jul. 2015.

COUTINHO, M. C. **Participação no trabalho**. São Paulo: Casa do Psicólogo, 2006.

CROZIER, M. Mudança individual e mudança colectiva. *In*: **Mudança social e psicologia social**. Lisboa: Livros Horizonte, 1982.

DALGALARRONDO, P. **Psicopatologia e semiologia dos transtornos mentais**. 2. ed. Dados eletrônicos. Porto Alegre: Artmed, 2008. Disponível em: http://pablo.deassis.net.br/wp-content/uploads/Psicopatologia-e-semiologia-dos transtornos-mentais-Paulo-Dalgalarrondo.pdf. Acesso em: 17 ago. 2015.

DAMANPOUR, F. Organizational innovation: a meta-analysis of effects of determinants and moderators. **Academy of Management Journal**, n. 34, v. 3, p. 555-590, 1991.

DAMANPOUR, F.; SZABAT, K.; EVAN, W. M. The relationship between types of innovation and organizational performance. **Studie Journal of management**, v. 26, n. 5, p. 587-602, 1989.

DaMATTA, R. **A casa e a rua**: espaço, cidadania, mulher e morte no Brasil. São Paulo: Brasiliense, 1985.

DaMATTA, R. **Carnavais, malandros e heróis**: para uma sociologia do dilema brasileiro. 6. ed. Rio de Janeiro: Rocco, 1997.

DaMATTA, R. **Carnaval, malandros e heróis**. 5. ed. Rio de Janeiro: Guanabara, 1983.

DEITEL, P. J.; DEITEL, H. M. **Ajax, rich internet applications e desenvolvimento web para programadores**. Uper Saddle Riuver: Ed. Pearson Prentice Hall, 2008.

DEJOURS,C. **A loucura do trabalho**: estudo de psicopatologia do trabalho. São Paulo: Cortez, 1992.

DEJOURS, C. Uma nova visão do sofrimento humano nas organizações. *In*: CHANLAT, J. F. (org.). **O indivíduo na organização**: dimensões esquecidas. São Paulo: Atlas, 1993.

DEJOURS, C.; ABDOUCHELI, E.; JAYET, C. **Psicodinâmica do Trabalho**: contribuições da Escola Dejouriana à análise da relação prazer, sofrimento e trabalho. São Paulo: Editora Atlas S/A, 1994a.

DEJOURS, C. **Psicodinâmica do trabalho**. SãoPaulo: Atlas, 1994b.

DEJOURS, C. Comment formuler une problématique de la santé en ergonomie et en Médecine du Travail? **Le Travail Humain**, v. 58, n. 1, p. 1-16, 1995.

DEJOURS, C. **O fator humano**. Tradução de Maria Irene Stocco Bestiol e Maria José Tonelli. Rio de Janeiro: Fundação Getúlio Vargas, 1997.

DEJOURS, C. **A loucura do trabalho**: estudo da psicopatologia do trabalho. São Paulo: Cortez, 1998.

DEJOURS, C.**A banalização da injustiça social**. Rio de Janeiro: Editora FGV, 1999a.

DEJOURS, C. Sofrimento, prazer e trabalho. *In*: DEJOURS, C. **Conferências brasileiras**: identidade, reconhecimento e transgressão no trabalho. São Paulo: Fundap/EAESP/FGV, 1999b.

DEJOURS, C. Subjetividade, trabalho e ação. Tradução de De Heliete Karame Júlia Abrahão. **Revista Produção**, v. 14, n. 3, p. 27-34, 2004a.

DEJOURS, C. Addendum: da psicopatologia à psicodinâmica do trabalho. *In*: LANCMAN, S.; SZNELWER, L. I. (org.). **Psicopatologia**. Brasília: Paralelo 15, 2004b.

DEJOURS, C. A metodologia em psicodinâmica do trabalho. *In*: LANCMAN, S.; SZNELWAR, L. I. (org.). **Christophe Dejours**: da psicopatologia à psicodinâmica do trabalho. 3. ed. Brasília: Paralelo 15; Rio de Janeiro: Editora Fiocruz, 2004c. p. 105-126.

DEJOURS, C. O trabalho como enigma. *In*: LANCMAN, S.; SZNELWAR, L.(org.). **Christophe Dejours**: da psicopatologia à psicodinâmica do trabalho. Rio de Janeiro: Fiocruz; Brasília: Paralelo 15, 2005. p. 127-140.

DEJOURS, C. A psicodinâmica do trabalho na pós-modernidade. *In*: MENDES, A. M.; LIMA, S. C. C.; FACAS, E. P. (org.). **Diálogos em psicodinâmica do trabalho**. Brasília: Paralelo 15, 2007. p. 13-26.

DEJOURS, C. Avaliação do trabalho submetida à prova do real – crítica aos fundamentos da avaliação. *In*: SZNELWAR, L. I.; MASCIA, F. L. **Trabalho, tecnologia e organização**. São Paulo: Editora Blucher, 2008a.

DEJOURS, C. Análise psicodinâmica das situações de trabalho e sociologia da linguagem. *In*: LANCMAN, S.; SZNELWAR, L. I. (org.). **Christophe Dejours**: da psicopatologia à psicodinâmica do trabalho. 2. ed. Brasília: Paralelo 15; Rio de Janeiro: Editora Fiocruz, 2008b, p.143-158.

DEJOURS, C. Inteligência prática e sabedoria prática: duas dimensões desconhecidas do trabalho real. *In*: LANCMAN, S.; SZNELWAR, L. I. (org.). **Christophe Dejours**: da psicopatologia à psicodinâmica do trabalho. 2. ed. Brasília: Paralelo 15; Rio de Janeiro: Editora Fiocruz, 2008c. p. 277-299.

DEJOURS, C. Sofrimento e prazer no trabalho: a abordagem da psicopatologia do trabalho. *In*: LANCMAN, S.; SZNELWAR, L. I. (org.). **Christophe Dejours**: da psicopatologia à psicodinâmica do trabalho. 2. ed. Brasília: Paralelo 15; Rio de Janeiro: Editora Fiocruz, 2008d, p.143-158.

DEJOURS, C. Novas formas de servidão e suicídio. *In*: MENDES, A. M. (org.).**Trabalho e saúde**: o sujeito entre emancipação e servidão. Curitiba: Juruá Editora, 2008e.

DEJOURS, C. **Travail vivant 2**: travail et emancipation. Paris: Payot, 2009.

DEJOURS, C. Entre sofrimento e reapropriação: o sentido do trabalho. *In*: LANCMAN, S.; SZNELWAR, L. I. (org.). **Christophe Dejours**: da psicopatologia à psicodinâmica do trabalho. 3.ed. Brasília: Paralelo 15; Rio de Janeiro: Editora Fiocruz, 2011, p. 433-448.

DEJOURS, C. **Trabalho vivo**: trabalho e emancipação. Brasília: Paralelo 15, 2012a, v. 2.

DEJOURS, C. Clínica do Trabalho e psiquiatria: roteiro interdisciplinar. *In*: MENDES, A. M. *et al.* (org.). **Psicodinâmicae Clínica do Trabalho**: temas, interfaces e casos brasileiros. Curitiba: Juruá, 2012b. p. 139-144.

DEJOURS, C. A carga psíquica do trabalho. *In*: DEJOURS, C.; ABDOUCHELI, E.; JAYET, C. (org.). **Psicodinâmica do trabalho**: contribuições da Escola Dejouriana à análise da relação prazer, sofrimento e trabalho. São Paulo: Atlas, 2013.

DEJOURS, C. Organização do trabalho e saúde mental: quais são as responsabilidades do Manager? *In*: MACÊDO, K. B. (org.). **O diálogo que transforma**: a Clínica Psicodinâmica do Trabalho. Goiás: Editora da PUC Goiás, 2015.

DEJOURS, C.Organização do trabalho e saúde mental: quais são as responsabilidades do Manager? *In*: MACÊDO, K. B. *et al.* (org.). **Organização do trabalho e adoecimento** – uma visão interdisciplinar. Goiânia: Ed. da PUC Goiás, 2016. (Cap. 15).

DEJOURS, C.; MELLO NETO, G. A. Psicodinâmica do trabalho e teoria da sedução. **Psicologia em Estudo**, Maringá, v. 17, n. 3, p. 363-371, set. 2012. Disponível em: http://dx.doi.org/10.1590/S1413-73722012000300002. Acesso em: 30 jan. 2024.

DIAS, R. **Cultura organizacional**. Campinas: Editora Alínea, 2003.

ÉSTHER, A. B. **A construção da identidade gerencial dos gestores da alta administração das universidades federais em Minas Gerais**. 2007. 276 f. Tese (Doutorado em Administração) – Faculdade de Ciências Econômicas, Universidade Federal de Minas Gerais, Belo Horizonte, 2007.

FERNANDES, K. R.; ZANELLI, J. C. O processo de construção e reconstrução das identidades dos indivíduos nas organizações. **RAC – Revista de Administração Contemporânea**, v. 10, n. 1, p. 55-72, 2006.

FERREIRA, M. C. Chegar feliz e sair feliz do trabalho: aportes do reconhecimento no trabalho para uma ergonomia aplicada à qualidade de vida no trabalho. *In*: MENDES, A. M. (org.). **Trabalho e saúde**: o sujeito entre a emancipação e a servidão. Curitiba: Juruá, 2010.

FERREIRA, M. C.; BARROS, P. C. R. (In)compatibilidade do trabalho prescrito--trabalho real e vivências de prazer-sofrimento dos trabalhadores: um diálogo entre a ergonomia da atividade e a psicodinâmica do trabalho. **Revista Alethéia** (Ulbra), v. 16, n. 1, p. 115-128, Canoas, 2003. ID: lil-404016

FIGUEIREDO, A. D. **"Perfis de Emprego dos Engenheiros Informáticos", documento de referência para a Reforma da Licenciatura em Engenharia Informática**. Universidade de Coimbra: Comissão Científica do Departamento de Engenharia Informática, 1995.

FLEURY, A. R. D.; MACÊDO, K. B. A clínica psicodinâmica do trabalho: teoria e método. *In*: MACÊDO, K. B. (org.). **O diálogo que transforma**: a clínica psicodinâmica do trabalho. 1. ed. Goiânia: Editora da Pontifícia Universidade Católica de Goiás, 2015. v. 1, p. 95-134.

FLEURY, M. T. L. A gestão de competência e a estratégia organizacional. *In*: FLEURY, M. T. (coord.). **As pessoas na organização**. São Paulo: Gente, 2002.

FLEURY, M. T. L. Cultura da qualidade e mudança organizacional. **Revista de Administração de Empresas**, v. 33, n. 2, p. 26-34, mar./abr. 1993.

FLEURY, M. T. L. O desvendar a cultura de uma organização – uma discussão metodológica. *In*: FLEURY, M. T. L.; FISCHER, R. M. (org.). **Cultura e poder nas organizações**. São Paulo: Atlas, 2007.

FLEURY, M. T.; FLEURY, A. Os desafios da aprendizagem e inovação organizacional. **Revista de Administração de Empresas, RAE Light**, v. 2, n. 5, p. 14-20, 1995.

FOUCAULT, M. **O nascimento da clínica**. Rio de Janeiro: Forense Universitária, 1977.

FRANCO, T.; DRUCK, G.; SELIGMANN-SILVA, E. As novas relações de trabalho, o desgaste mental do trabalhador e os transtornos mentais no trabalho precarizado. **Revista Brasileira de Saúde Ocupacional**, v. 35, n. 122, p. 229-248, 2010.

FREITAS, A. B. Traços brasileiros para uma análise organizacional. *In*: MOTTA, F. C. P.; CALDAS, M. P. **Cultura organizacional e cultura brasileira**. São Paulo: Atlas, 1997. p. 38-54.

FREITAS, M. E. Cultura Organizacional: grandes temas em debate. **Revista de Administração de Empresas**, v. 31, p. 73-82, jul./set. 1991.

FREUD, S. O mal-estar na civilização, 1930 [1929]. *In*: FREUD, S. **O futuro de uma ilusão**. Rio de Janeiro: Imago, 1996. p. 65-147. (Edição standard brasileira das Obras Psicológicas Completas de Sigmund Freud, 21).

FURLAN, J. D. **Reengenharia da informação**: do mito à realidade. São Paulo: McGraw- Hill, 1994.

GEERTZ, C. **A interpretação das culturas**. Rio de Janeiro: LTC Editora, 1989.

GOMES, F. A. M.; GOMES, C. F. S.; ALMEIDA, A. T. de. **Tomada de decisão gerencial**: enfoque multicritério. São Paulo: Editora Atlas, 2002.

GONÇALVES, J. E. L. Os impactos das novas tecnologias nas empresas prestadoras de serviços. **Revista de Administração de Empresas**, São Paulo, v. 34, n. 1, p. 63-81, jan/fev. 1994.

GOUNET, T. **Fordismo e toyotismo na civilização do automóvel**. São Paulo: Boitempo Editorial, 1999.

GUIMARAES JUNIOR, E. H.; MACÊDO, K. B. Uma nova doutrina de gestão baseada na psicodinamica do trabalho. *In*: MACÊDO, K. B. (org.). **O diálogo que transforma**: a clínica psicodinâmica do trabalho. 1. ed. Goiânia: Editora da Pontifícia Universidade Católica de Goiás, 2015. v. 1, p. 276-298.

GUIZZO, E. M. **Internet**: o que é, o que oferece, como conectar-se. São Paulo: Ática, 1999.

HALL, R. **Organizações**: estruturas e processos. 3. ed. Rio de Janeiro: Prentice Hall do Brasil, 1984.

HELOANI, J. R. **Gestão e organização no capitalismo globalizado**: história da manipulação psicológica no mundo do trabalho. 1. ed., 4. reimpr. São Paulo: Atlas, 2011.

HELOANI, J. R. O diálogo que transforma: a clínica psicodinâmica do trabalho. **Fragmentos de Cultura**, Goiânia, v. 26, n. 2, p. 333-336, abr./jun. 2016.

HELOANI, J. R; LANCMAN, S. Psicodinâmica do trabalho: o método clínico de intervenção e investigação. **Prod.** [on-line], v. 14, n. 3, p. 77-86, 2004.

HOFSTEDE, G. Culture's consequences: international diferences. *In*: **Work-related values**. Abridged Edition. Beverly Hills, CA: Sage Publications, 1984.

HOFSTEDE, G. **Culture and organizations**: software of the mind, intercultural cooperation and its importance for survival. London: Harper Collins, 1994.

HOLLANDA, S. B. **Raízes do Brasil**. Rio de Janeiro: José Olympio, 1989.

KOTTER, J. P.; HESKETT, J. L. **A cultura corporativa e o desempenho empresarial**. São Paulo: Makron, 1994.

LACAZ, F. A. C. A saúde/adoecimento do trabalhador em saúde: aspectos teórico-conceituais. **BIS - Boletim do Instituto de Saúde**, v. 15, p. 27-33, 2014a.

LACAZ, F. A. C. Diferentes formas de apreensão das relações trabalho e saúde/doença. O campo Saúde do Trabalhador: aspectos históricos e epistemológicos.

In: PAIM, J. S.; ALMEIDA- FILHO, N. (org.). **Saúde coletiva**: teoria e prática. Rio de Janeiro: MedBook, 2014b. p. 595- 610.

LACAZ, F. A. C. Qualidade de vida no trabalho e saúde/doença. **Ciência & Saúde Coletiva**, Rio de Janeiro, v. 5, n. 1, p. 151-61, 2000.

LAMANNO-ADAMO, V. L. C. Da experiência clínica ao desenvolvimento de um conceito. **Jornal de Psicanálise**, São Paulo, v. 39, n. 70, jun. 2006.

LANCMAN, S.; SZNELWAR, L. **Christophe Dejours**: da psicopatologia à psicodinâmica do trabalho. Brasília: Paralelo 15; Rio de Janeiro: Editora Fiocruz, 2004.

LANCMAN, S.; UCHIDA, S. Trabalho e subjetividade: o olhar da Psicodinâmica do Trabalho. **Cadernos de Psicologia Social do Trabalho**, v. 6, p. 79-90, 2003.

LANCMAN, S. *et al.* O trabalho na rua e a exposição à violência no trabalho: um estudo com agentes do trânsito. **Interface (Botucatu)**, v. 11, n. 21, p. 79-92, 2007.

LAVNCHICHA, G. R. F. da S. A clínica psicodinâmica do trabalho: teoria e método. **Khóra: Revista Transdisciplinar**, v. 2, n. 2, maio 2015.

LE GUILLLANT, L. *et al.* A neurose das telefonistas. **Revista Brasileira de Saúde Ocupacional**, v. 17, n. 47, p. 7-11, 1984.

LEEK, T. R. **Information extraction using hidden Markov models**. Master's thesis, UC San Diego, 1997.

LEVI, P. **Cibercultura**. São Paulo: Editora 34, 2000.

LHUILIER, D. Cliniques du travail: enjeux et pratiques. **Pratiques Psychologiques**, v. 12, p. 205-219, 2006.

LIMA, M. E. A. A psicopatologia do trabalho: origens e desenvolvimentos recentes na França. **Psicologia: Ciência e Profissão**, v. 18, n. 2, p. 10-15, 1998.

LIMA, G. A. B. O.; PINTO, L. P.; LAIA, M. M. Tecnologias da informação: impactos na sociedade. **Informação & Informação**, Londrina, v. 7, n. 2, p. 75-94, jul./dez. 2002.

LODI, J. B. **A empresa familiar**. 4. ed. São Paulo: Pioneira, 1993.

LUCK, H. **Gestão participativa na escola**. Petrópolis: Vozes, 2006.

LUPPI, I. Desafios com os sistemas de informação. **Oficina da Net** – Construindo conhecimento, 2008a. Disponível em: www.oficinadanet.com.br. Acesso em: out.

LUPPI, I. Tipos de sistemas de informação na empresa. **Oficina da Net**, 2008b. Disponível em: http://www.oficinadanet.com.br/artigo/738/tipos_de_sistemas_de_informacao_na_empresa. Acessado em: 20 out. 2015.

MACÊDO, K. B. A administração simbólica nas organizações: uma nova forma de religião? **Sociedade e Cultura**, v. 9, p. 131-142, 2006.

MACÊDO, K. B. A Clínica Psicodinâmica do Trabalho e sua contribuição para a sustentabilidade. *In*: ABC – Associação Brasileira de Dandidatos da Febrapsi (org.). **Construções II**: psicanálise e sustentabilidade. 1. ed. Ribeirão Preto: Editora ABC/ Associação Brasileira de Candidatos da Febrapsi, 2011. v. 1, p. 33-36.

MACÊDO, K. B. Cultura, poder e decisão na organização familiar brasileira. **RAE-eletrônica**, v. 1, n. 1, jan.-jun. 2002. Disponível em: http://www.rae.com. br/eletronica/index.cfm?FuseAction=Artigo&ID=1009&Secao=ORGAN IZA&-Volume=1&Numero=1 &Ano=2002.

MACÊDO, K. B. **O trabalho de quem faz arte e diverte os outros**. Goiânia: Editora da PUC Goiás, 2010.

MACÊDO, K. B. O desamparo do indivíduo na modernidade. **Ecos Revista**, v. 2, p. 94-107, 2012.

MACÊDO, K. B. (org.). **O diálogo que transforma**: a Clínica Psicodinâmica do Trabalho. Goiânia: Ed. da PUC Goiás, 2015.

MACÊDO, K. B. O trabalho com o desamparo e o trauma na Clínica Psicanalítica. **Revista EDUCAmazônia**, Manaus, v. 2, p. 185-202, 2004.

MACÊDO, K. B.; FLEURY, A. R. D. O mal-estar docente para além da modernidade: uma análise psicodinâmica. **Revista Amazônica**, Amazonas, ano 5, v. IX, n. 2, p. 217-238, 2012.

MACÊDO, K. B. *et al.* A saúde mental e o trabalho: o olhar da clínica psicodinâmica do trabalho. *In*: MACÊDO, K. B. *et al.* (org.). **Organização do trabalho e adoecimento** – uma visão interdisciplinar. Goiânia: Ed. da PUC Goiás, 2016. (Cap. 11).

MACÊDO, K. B. *et al.* (org.). **Organização do trabalho e adoecimento**: uma visão interdisciplinar. 1. ed. Goiânia: Editora da Pontifícia Universidade Católica de Goiás, 2016. v. 1. 312 p.

MACHADO, L. S. *et al*. Research studies into psychodynamics of work that were made available via the Capes/Mec (Brazilian Ministry of Education) portal between 2004 and 2014. **Business Management Review (BMR)**, v. 1, p. 40-54, 2015.

MADALOZZO, M. M.; ZANELLI, J. C. **Segurança no trabalho** – a construção cultural dos acidentes e catástrofes no cotidiano das organizações: uma perspectiva da psicologia. Curitiba: Juruá, 2016.

MALIK, A. M. Desenvolvimento de recursos humanos, gerência de qualidade e cultura das organizações de Saúde. **Revista de Administração de Empresas**, v. 32, n. 4, p. 32-41, set./out. 1992.

MARCONDES FILHO, C. Haverá vida após a Internet? **Revista Famecos**, v. 16, p. 35-45, 2001.

MARTINS, A. P. Implantação e consolidação de escritório de gerenciamento de projetos: um estudo de caso. **Revista Produção**, v. 15, n. 3, p. 404-425, set./dez. 2005.

MARTINS, H. F. A ética do patrimonialismo e a modernização da administração pública brasileira. *In*: MOTTA, F. C. P.; CALDAS, M. P. (org.). **Cultura organizacional e cultura brasileira**. São Paulo: Atlas, 1997.

MARTINS, S. R. A escuta do sofrimento na clínica do trabalho. *In*: MENDES, A. M. *et al*. **Psicodinâmica e clínica do trabalho**: temas interfaces e casos brasileiros. Curitiba: Juruá, 2010.

MENDES, A. M. (org.). **Psicodinâmicas do trabalho**: teoria, método e pesquisas. São Paulo: Casa do Psicólogo, 2007. p. 111-126.

MENDES, A. M. **Valores e vivências de prazer** – sofrimento no contexto organizacional. Tese (Doutorado em Psicologia) – Universidade de Brasília, Brasília, 1999.

MENDES, A. M.; ARAUJO, L. K. R.; MERLO, A. R. C. Prática clínica em Psicodinâmica do Trabalho: experiências brasileiras. *In*: BENDASSOLLI, P. F.; SOBOLL, L. A. P. (org.). **Clínicas do trabalho.** novas perspectivas para a compreensão do trabalho na atualidade. São Paulo: Atlas, 2011. Cap. 9, p. 169-187.

MENDES, A. M.; MORRONE, C. F. Trajetória teórica e pesquisas brasileiras sobre prazer e sofrimento no trabalho. *In*: MENDES, A. M. *et al*. (org.). **Psicodinâmica e Clínica do Trabalho**: temas, interfaces e casos brasileiros. Curitiba: Juruá, 2012. p. 29-52.

MENDES, A. M.; ARAÚJO, L. K. R. **Clínica psicodinâmica do trabalho**: práticas brasileiras. Brasília: Ex-libris, 2011.

MERLO, A. R. C. **A informática no Brasil**: prazer e sofrimento no trabalho. Porto Alegre: Ed. da Universidade/UFRGS, 1999.

MERLO, A. R. C. Psicodinâmica do Trabalho. *In*: JACQUES, M. G; CODO, W. (org.). **Saúde mental e trabalho**. Leituras. Petrópolis: Vozes, 2002.

MESQUITA, S. M. M. *et al*. Ergonomia, psicodinâmica e riscos. **ECOS**, v. 6, n. 1, p 136-149, 2016.

MINTZBERG, H. **Criando organizações eficazes**: estruturas em cinco configurações. São Paulo: Atlas, 1995.

MINTZBERG, H. **Safári de estratégia**: um roteiro pela selva do planejamento estratégico. Porto Alegre: Bookman, 2000.

MITCHAM, C. Cuestiones éticas en ciencia y tecnologia: análisis introductorio y bibliografía. *In*: GARCÍA, M. I. G.; CEREZO, J. A. L.; LÓPEZ, J. L. L. **Ciência, tecnología y sociedad**: una introducción al estudio social de la ciencia y la tecnologia. Madrid: Tecnos, 1996.

MOLINIER, P. **O trabalho e a psique**: uma introdução à psicodinâmica do trabalho. Brasília: Paralelo 15, 2013.

MOLINIER, P.; FLOTTES, A. Travail et santé mentale: approches cliniques. **Travail et emploi**, v. 129, p. 51-66, 2012.

MONROY, R.; BUNDY, A.; GREEN, I. **Engenharia Automatizada de Software**, v. 7, n. 3, 2000. Doi: 10.1023 / A: 1008770222354.

MOOG, V. **Bandeirantes e pioneiros**. 13. ed. Rio de Janeiro: Civilização Brasileira, 1981.

MORAES, R. D. **Prazer-sofrimento no trabalho com automação**: estudo em empresas no Pólo Industrial de Manaus. Manaus: EDUA, 2010.

MORAES, R. D.; VASCONCELOS, A. C. L.; CUNHA, S. C. P. Prazer no trabalho: lugar da Autonomia. **Revista Psicologia: Organizações e Trabalho**, Manaus, v. 12, n. 2, p. 217-228, 2012.

MORGAN, G. **Imagens da organização**. Trad. de Cecília Whitaker Bergamini *et al*. São Paulo: Editora Atlas S.A., 1996.

MOTTA, F. C. P.; VASCONCELOS, I. F. **Teoria geral da Administração**. 3. ed. rev. São Paulo: Pioneira Thomson Learning, 2006.

NASCIMENTO, E. L. A.; VIEIRA, S. B.; ARAÚJO, A. J. S. **Psicologia: Ciência e Profissão**, v. 32, n. 4, p. 840-855, 2012.

NASSIF, L. F. A. Origens e desenvolvimento da Psicopatologia do Trabalho na França (século XX): uma abordagem histórica. **Memorandum**, v. 8, p. 79-87, 2005. Disponível em: http://www.fafich.ufmg.br/~memorandum/artigos08/nassif01. htm. Acesso em: 9 set. 2015.

NOVAES, H.; DAGNINO, R. O fetichismo da tecnologia. **Org & Demo**, v. 5, n. 2, p. 189- 210, 2004.

NOVO, L. C. Considerações acerca da informática na atitude humana: o computador e a internet como ferramentas do ser humano. *In*: FARAH, R. M. **Psicologia e informática**: o ser humano diante das novas tecnologias. São Paulo: Oficina do Livro, 2004.

NORMA REGULAMENTADORA –NR 17 – ERGONOMIA - https://www.gov. br/trabalho-e-emprego/pt-br/acesso-a-informacao/participacao-social/conse-lhos-e-orgaos-colegiados/comissao-tripartite-partitaria-permanente/arquivos/normas-regulamentadoras/nr-17-atualizada-2022.pdf. Acesso em: 17 jul. 2023.

OMS – Organização Mundial da Saúde. **Administração da OMS**. Disponível em: http://www.who.int/governance/en/index.html. Acesso em: 17 jan. 2014.

PAGÉS, M. *et al.* **O poder das organizações**. São Paulo: Atlas, 1993.

PEREIRA, L. C. B. O modelo estrutural de gerência pública. **Revista de Administração** Pública (RAP), Rio de Janeiro, v. 42, n. 2, p. 391-410, mar./abr. 2008.

PERILLEUX, T. Entre le spectacle de la souffrance et l'engagement dans l'action. **Revue Internationale de Psychosociologie**, v. 3, n. 5, p. 127-139, 1996.

PETTIGREW, A. M.; MASSINI, S. Innovative forms of organizing: trends in Europe, Japan and the USA in the 1990ís. *In*: PETTIGREW, A. M. *et al.* (ed.). **Innovative forms of organizing**. London: Sage, 2003. p. 1-32.

PEUKER, A. C. Tecnoestresse: como saber se o excesso de tecnologia está estressando. [Entrevista concedida a] Larissa Coldibeli. **6 Minutos**, São Paulo, 2020. Disponível em: https://6minutos.uol.com.br/tecnologia/tecnoestresse-como-sa-ber-se-o-excesso-de-tecnologia-esta-estressando-voce/. Acesso em: 23, abr. 2023

PICCHIAI, D. **Dimensionamento quantitativo de recursos humanos em hospitais privados e públicos no estado de São Paulo**. São Paulo: FGV-EAESP, 2000. (Relatórios de Pesquisa, n. 9/2000).

PIRES, J. C. S.; MACÊDO, K. B. Cultura organizacional em organizações públicas no Brasil. **Revista Brasileira de Administração Pública**, v. 40, n. 1, p. 81-105, 2006.

PIRES, R. V. **As vivências dos profissionais de uma companhia de teatro em relação ao seu trabalho**: uma abordagem psicodinâmica. 2011. Tese (Doutorado em Psicologia) – Pontifícia Universidade Católica de Goiás, Goiânia, 2011.

PORTO, C.; RÉGNIER, K. **O ensino superior no mundo e no Brasil** – condicionantes, tendências e cenários para o horizonte 2003-2025. Uma abordagem exploratória. [*S.l.: s.n.*], 2003.

PRADO JUNIOR, C. **Formação do Brasil contemporâneo**: colônia. São Paulo: Brasiliense, 1965.

PRESSMAN, R. S. **Engenharia de Software**. 6. ed. Rio de Janeiro: McGraw-Hill, 2006.

QUEIROZ, A. B. **La medición del capital intelectual en el sector público**. 2003. 373f. Tesis (Doctoral) – Facultad de Ciencias Económicas y Empresariales de la Universidad de Zaragoza, Zaragoza, 2003.

REBECCHI, E. **O sujeito frente** à **inovação tecnológica**. Petrópolis: Vozes/Ibase, 1990.

REED, M. **Sociologia da gestão**. Oeiras: Celta Editora, 1997.

RIFIKIN, J. **O fim dos empregos**. São Paulo: MBooks, 2004.

RITZMAN, L. P.; KRAJEWSKI, L. J. **Administração da produção e operações**. São Paulo: Pearson Prentice Hall, 2004.

ROBBINS, S. P. **Comportamento organizacional**. São Paulo: Pearson Prentice Hall, 2005.

ROSA, M. I. **Trabalho, subjetividade e poder**. São Paulo: Letras e Letras, 1994.

ROSSI, Z. E. **Reabilitação e reinserção no trabalho de bancários portadores de LER/DORT**: análise psicodinâmica. 2008. Tese (Doutorado em Psicologia Social, do Trabalho e das Organizações) – Instituto de Psicologia da Universidade de Brasília, Brasília, 2008.

SÁ, L. F. R. Sistemas integrados. **Administradores.com**, [*s. l.*], 17. out. 2010. Disponível em:

http://www.administradores.com.br/informe-se/artigos/sistemas–integrados–de–gestao– erp/49044/. Acesso em: 25 ago. 2015.

SANMARTÍN, J. **Tecnología y futuro humano**. Barcelona: Anthropos Editorial del Hombre, 1990.

SANTANA, S. M. V. **Tecnologias da Informação e da Comunicação e pequenas e médias empresas**: uma abordagem centrada na aprendizagem organizacional. 2009. Tese (Doutorado em Engenharia Industrial) –Universidade de Aveiro, Aveiro, 1999.

SANTOS, C. M.; **As Vivências dos Gestores do Senai/Dr-Goiás em Relação ao Processo de Informatização**: um Estudo de Caso Embasado na Clínica Psicodinâmica do Trabalho. 2016. 257 f. Dissertação (Mestrado em Psicologia) – Pontifícia Universidade Católica de Goiás, Goiânia, 2016.

SANTOS, C. M. **O trabalho no Centro de Referência Especializado em Assistência Social (CREAS)**: uma leitura mediada pela psicodinâmica do trabalho. 2021. 315 f. Tese (Doutorado em Psicologia) – Escola de Ciências Sociais e da Saúde, Pontifícia Universidade Católica de Goiás, Goiânia, 2021.

SANTOS, C. M. As interações socioprofissionais e os desafios da organização do trabalho no Creas. *In*: MACHADO, L.S. ; MACÊDO, K. B. (org.). **As Relações de Trabalho em Tempos de Crise**: o olhar da Psicodinâmica do Trabalho – Teoria, Método e Casos. Curitiba: Editora CRV, 2022.

SATHE, V. Culture and related corporate realities. **Homewood**, IL, 1985.

SCHEIN, E. H. **Career anchors**: discovering your real values. San Diego: Pfeiffer & Company, 1993.

SCHEIN, E. H. **Cultura organizacional e liderança**. São Paulo: Editora Atlas, 2009.

SCHEIN, E. H. **Organizational culture and leadership**. San Francisco: Jossey Bass, 1986.

SCHEIN, E. H. **Organizational culture and leadership**. San Francisco: Jossey--Bass, 1985.

SCHENATTO, F. J. A. **Modelo dinâmico de gestão da inovação tecnológica**: uma abordagem contextualizada ao ciclo de vida da organização. 2003. Dissertação (Mestrado em Engenharia de Produção) – Universidade Federal de Santa Catarina, Florianópolis, 2003.

SCHNEIDER, D. R. Caminhos históricos e epistemológicos da psicopatologia: contribuições da fenomenologia e existencialismo. **Cadernos Brasileiros de Saúde Mental**, v. 1, n. 2, out./dez. 2009.

SCHWARTZMAN, S.; CHRISTOPHE, M. **A sociedade do conhecimento e a educação tecnológica**. Brasília: SISTEMA S Departamento Nacional, 2005. (Série Estudos Educacionais, 2).

SENGE, P. M. **A quinta disciplina** – arte e prática da organização que aprende. São Paulo: Editora Best Seller, 2002.

SESI – Serviço Nacional da Indústria; SISTEMA S – Serviço Nacional de Aprendizagem Industrial. **Relatório de Atividades 2015**. Goiânia: Departamento Regional de Goiás, 2015.

SESI – Serviço Nacional da Indústria; SISTEMA S – Serviço Nacional de Aprendizagem Industrial. **Relatório de Atividades 2013**. Goiânia: Departamento Regional de Goiás, 2014.

SESI – Serviço Nacional da Indústria; SISTEMA S – Serviço Nacional de Aprendizagem Industrial. **Relatório de Atividades 2012**. Goiânia: Departamento Regional de Goiás, 2013.

SILBIGER, S. **MBA em 10 lições**: as mais importantes lições das melhores faculdades de administração americanas. Rio de Janeiro: Campus, 1996.

SILVA, N.; ZANELLI, J. C. Cultura organizacional. *In*: ZANELLI, J. C.; ANDRADE, J. E. B.; BASTOS, A. V. B. **Psicologia, organização e trabalho no Brasil**. Porto Alegre: Artmed, 2004. p. 407-442.

SINGER, P. I. **Globalização e desemprego**: diagnóstico e alternativas. São Paulo: Contexto, 1998.

SLACK, N.; CHAMBERS, S.; JOHNSTON, R. **Administração da produção**. 2. ed. São Paulo: Atlas, 2002.

SPINK, A. Information science: a third feedback framework. **Journal of the American Society for Information Science**, v. 48, n. 4, p. 741-760, 1997.

SROUR, R. H. **Poder, cultura e** ética **nas organizações**. Rio de Janeiro: Campus, 1998.

SZNELWAR, L.; UCHIDA, S.; LANCMAN, S. A subjetividade no trabalho em questão. **Tempo Social**, v. 23, n. 1, p. 11-30, 2011.

TAVARES, M. G. P. **Cultura organizacional**: uma abordagem antropológica da mudança. Rio de Janeiro: Qualitymark, 1993.

TAVARES, N. R. B. **Formação continuada de professores em informática educacional**. 2001. Dissertação (Mestrado em Educação) – Universidade de São Paulo, São Paulo, 2001.

TERUYA, T. K. **Política de informática na educação e a formação de professores**. 2009. Disponível em: http://www.histedbr.fae.unicamp.br/acer_histedbr/seminario/seminario8/_files/ovwtrqcr.pdf. Acesso em:17 ago. 2015.

TOMAZ, M. de F. **Softwares educacionais e ensino de história**: incluindo novas mídias no processo de ensino. 2005. Disponível em: http://www.pucpr.br/eventos/educere/educere2005/anaisevento/documentos/com/tc. Acesso em: 7 jun. 2015.

TONELLI, M. J. **Os sentidos das máquinas**: novas tecnologias e a aceleração no cotidiano do trabalho. 2000. Tese (Doutorado em Psicologia) – Pontifícia Universidade Católica de São Paulo, São Paulo, 2000.

TURBAN, E. *et al.* **Tecnologia da informação para gestão**: transformando os negócios na economia digital. 6. ed. Porto Alegre: ed. Bookmand, 2010.

UCHIDA, S. Organização do trabalho: vivências de sofrimento e prazer. *In*: MENDES, A. M.; CRUZ, S. C. da; FACAS, E. P. (org.). **Diálogos em psicodinâmica do trabalho**. Brasília: Paralelo 15, 2007.

UCHIDA, S. **Temporalidade e subjetividade no trabalho informatizado**. 1996. 232 f. Tese (Doutorado em Psicologia) – Instituto de Psicologia, Universidade de São Paulo, São Paulo, 1996.

UCHIDA, S. Trabalho informatizado e sofrimento psíquico. **Psicologia USP**, São Paulo, v. 9, n. 2, 1998.

VALA, J. *et al.* **Psicologia social das organizações**: estudos em empresas portuguesas. Lisboa: Celta, 1994.

VALENTE, J. A. Informática na educação no Brasil: análise e contextualização histórica. *In*: **Curso de capacitação em informática aplicada** à **educação especial**. 2003. Disponível em: www.apaedf.org.br. Acesso em: 30 jan. 2024.

VERGARA, S. C.; DAVEL, E. Subjetividade, sensibilidades e estratégias de ação. *In*:

VERGARA, S. C.; DAVEL, E. (ed.). **Gestão com pessoas e subjetividade**. São Paulo: Editora Atlas, 2001, p. 301-313.

WEICK, K. **Making sense of the organization**. Oxford: Blackwell, 2001.

WINNER, L. **La ballena y el reactor**. Barcelona: Gedisa, 1987.

WOOD JR., T. Mudança organizacional: uma abordagem preliminar. **Revista de Administração de Empresas – RAE**, São Paulo, v. 32, n. 3, p. 74-87, jul./ago. 1992.

ZANELLI, J. C. **Interação humana e gestão**: uma compreensão introdutória da construção organizacional. Rio de Janeiro: Editora LAB, 2003.

ZANELLI, J. C. Sobre os temas transdisciplinares em saúde mental e trabalho. *In*: MACÊDO, K. B. *et al.* (org.). **Organização do trabalho e adoecimento** – uma visão interdisciplinar. Goiânia: Ed. da PUC Goiás, 2016.

ZANELLI, J. C.; BORGES-ANDRADE, J. E.; BASTOS, A. V. B. Psicologia, organizações e trabalho no Brasil. *In*: SILVA, N.; ZANELLI, J. C. **Cultura organizacional**. Porto Alegre: Artmed, 2004.

ZANELLI, J.; BORGES-ANDRADE, J. E.; BASTOS, A. V. B. **Psicologia, organizações e trabalho no Brasil**. Porto Alegre: Ed. Artmed, 2009.

ZANELLI, J. C.; BORGES-ANDRADE, J. E.; BASTOS, A. V. B. (org.). **Psicologia, organizações e trabalho no Brasil**. 2. ed. Porto Alegre: Artmed, 2014. 616 p.

ZARTH, P. A. **Os caminhos da exclusão social**. Ijuí: Editora UNIJUÍ, 1998.

ZUBOFF, S. Automatizar/informatizar: as duas faces da tecnologia inteligente. **RAE – Revista Administração de Empresas**, São Paulo, nov./dez. 1994.

ZUBOFF, S. **In the age of the smart machine**: the future of work and power. New York: Basic Books, 1988.